Medicina narrativa
Honrando las historias de enfermedad

Rita Charon

Medicina narrativa

Honrando las historias de enfermedad

Traducción:
Silvana Marrón*, Juan Carlos Claro**,
Carlos Daniel Tajer*

* Sociedad Argentina de Medicina Narrativa (SAMEN)
** Pontificia Universidad Católica de Chile

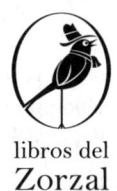

libros del
Zorzal

Título original: *Narrative Medicine: Honoring The Stories Of Illness*

© 2006 by Oxford University Press

© 2024. Libros del Zorzal, SL
Rosselló 186 5º4
(08008) Barcelona
España
info@delzorzal.com.ar
<www.delzorzal.com>

ISBN 978-84-19496-37-9

Depósito legal M-26670-2024

Impreso en China / *Printed in China*

Para George, en memoria,
y Bernard, en el presente y en el futuro

Índice

Prefacio

Invito a los lectores a que observen conmigo y con mis colegas esta forma de práctica clínica que hemos dado en llamar medicina narrativa, definida como la medicina que se practica con competencia narrativa para reconocer, absorber, interpretar y conmoverse con las historias de enfermedad.* Cuando los seres humanos queremos comprender o describir a personas singulares en situaciones concretas que se desarrollan a lo largo del tiempo, recurrimos de forma natural a la narrativa o al arte de narrar historias *(storytelling).*** Cuando intentamos comprender por qué suceden las cosas, ordenamos los acontecimientos en el tiempo, tomando decisiones sobre comienzos, medios y finales o causas y efectos, en virtud de configurar tramas a eventos que de otro modo serían caóticos. Celebramos nuestras relaciones con otros seres humanos recibiendo y aludiendo a historias contadas por otros a lo largo del tiempo —en mitos, leyendas, historias, novelas y textos sagrados—. Buscamos conexiones entre las cosas mediante la metáfora y otras formas de lenguaje figurativo. Al contarnos historias a nosotros mismos y a los demás —en sueños, en diarios, en amistades, en matrimonios, en sesiones de terapia—, vamos creciendo lentamente no sólo para conocer quiénes somos, sino también para llegar a ser quienes somos. Aspectos tan fundamentales de la vida como reconocerse a sí mismo y al otro, conectar con las tradiciones, encontrar significado en los acontecimientos, celebrar las relaciones y mantener el contacto con los demás se logran con el beneficio de la narrativa. Una medicina que se practica con competencia narrativa será más capaz de reconocer a los pacientes y las enfermedades, de transmitir conocimientos y consideración, de unirse humildemente a los pares y de acompañar a los pacientes y sus familias a través de los sufrimientos de la enfermedad. Estas capacidades conducirán a un cuidado más humano, más ético y quizás más eficaz.

---

* En el original, *stories of illness.* Tanto *illness* como *disease* se traducen al castellano como enfermedad. *Illness* refiere a la experiencia subjetiva o padecimiento, mientras que *disease* refiere a la entidad patológica. En la mayoría de los casos, optamos por traducir *illness* como enfermedad, y en algunos otros donde la expresión se asocia a la experiencia subjetiva exclusivamente, como padecimiento, para facilitar la lectura. [N. de T.]

** La traducción literal de *storytelling* es narración de historias, pero no abarca el significado completo del término, que implica un arte que utiliza técnicas narrativas para comunicar un mensaje o idea de manera efectiva. Por ese motivo, lo traduciremos como arte de narrar historias en la mayor parte del texto. [N. de T.]

El campo de la medicina narrativa ha surgido gradualmente de una confluencia de fuentes: humanidades y medicina, atención primaria, narratología contemporánea y el estudio de las relaciones eficaces entre médico y paciente. Prima clínica del campo literatura-y-medicina y prima literaria del cuidado centrado en la relación clínica, la medicina narrativa proporciona a los profesionales de la salud sabiduría práctica para comprender lo que los pacientes sufren en la enfermedad y lo que ellos mismos experimentan en el cuidado de los enfermos. Hace algún tiempo, mientras trabajaba en un artículo titulado provisionalmente "The Narrative Hemisphere of Medicine" ["El hemisferio narrativo de la medicina"], me di cuenta repentinamente de que hay pocas cosas en la práctica de la medicina que no tengan rasgos narrativos, porque la práctica clínica, la docencia y la investigación están indeleblemente marcadas por la narración, la recepción o la creación de historias. La expresión "medicina narrativa" se me ocurrió como una designación unificadora para significar una práctica clínica informada por la teoría y la práctica de leer, escribir, contar y recibir historias. El nombre me atrajo porque, como frase nominal, apunta a una "cosa", y no a una idea (cumpliendo la sentencia de William Carlos Williams de que no hay ideas sino en las cosas), y connota un tipo de práctica junto a un conjunto de relaciones conceptuales en las que anida. La idea no me habría parecido convincente si hubiera sido simplemente una modificación carente de teoría sobre cómo hacemos las cosas o un conjunto abstracto de ideas, pero sin sentido práctico. Ni carente de teoría ni de sentido, la práctica de la medicina narrativa ya ha demostrado su prolífica importancia para la práctica individual, la educación clínica, las normas profesionales sanitarias, la política nacional y las preocupaciones sanitarias mundiales.

¿Qué tienen en común la narrativa y la medicina? ¿Qué podría saber este campo de la medicina narrativa que sea novedoso para ambos? Las respuestas entusiastas y agradecidas de clínicos, estudiantes, académicos de la literatura, escritores y pacientes a los trabajos iniciales de la medicina narrativa me han animado a pensar que estamos desarrollando enfoques útiles para la medicina, la literatura y el sufrimiento. Y lo que es más importante, lo que este campo aporta tanto a la práctica clínica como a la teoría narrativa parece ser exactamente lo que cada campo necesita. Por un lado, la medicina, la enfermería, el trabajo social y otras profesiones de la salud necesitan medios probados para personalizar el cuidado de los pacientes, reconocer los deberes éticos y personales de los profesionales para con los enfermos y propiciar relaciones sanadoras con los pacientes, entre los profesionales y con el público. El fortalecer nuestras capacidades narrativas puede, según sugiero en este libro, ayudar en todos estos esfuerzos.

Mi hipótesis en esta obra es que lo que *le falta* a la medicina actual —singularidad, humildad, responsabilidad, empatía— puede conseguirse, en parte, mediante una formación narrativa intensiva. Los estudios literarios y la teoría narrativa, por su parte, buscan formas prácticas de transformar sus conocimientos conceptuales en una influencia palpable en el mundo, y una conexión con la atención sanitaria puede hacerlo.

Mucho ha cambiado dentro del sistema sanitario, fundamentalmente en los últimos tiempos, para los pacientes y para los profesionales de la salud, lo que hace que los hábitos e ideas incluidos en este libro sean especialmente oportunos. Todos lamentamos la inclusión de los intereses corporativos y burocráticos en la práctica clínica. Las horas de consulta se han acelerado. "Hospitalistas" que son desconocidos para los pacientes están sustituyendo a los médicos que conocen bien a los pacientes, en el cuidado de los enfermos más graves. La pasividad de los profesionales de la salud ante la mercantilización de la atención sanitaria que comenzó con la intrusión del mercado en la atención sanitaria en la década de 1980 nos sigue asombrando y preocupando. Todavía no tenemos un seguro médico nacional en este país,* y el número de no asegurados aumenta. La brecha entre ricos y pobres se ensancha y con ella se ensancha la brecha sanitaria. La corrupción, el fraude y la codicia empresarial están presentes en las industrias relacionadas con la salud, al igual que en todo el panorama empresarial estadounidense. Cada vez vemos con más claridad cómo las decisiones sobre la atención sanitaria no son tomadas por los pacientes, ni siquiera para ellos, sino por y para los accionistas y los ejecutivos de las empresas. Las cuestiones de política sanitaria, al menos en este país, están cínicamente politizadas y son presa de los impulsos ideológicos del poder. La salud mundial se ve empañada por desigualdades inconcebibles e injustas. Conscientes de nuestras pérdidas, a menudo nos sentimos con las manos vacías ante la perspectiva de sistemas de atención más eficaces.

Frente a estos desarrollos desalentadores, hay una impresionante vitalidad y creatividad en la asistencia sanitaria. Las acciones en pro de la mejora de la calidad de la atención sanitaria empiezan a dejarse sentir de forma palpable y mensurable. Estamos haciendo progresos significativos en la comprensión y la enseñanza de habilidades de comunicación, de profesionalismo, de competencia cultural, de trabajo en equipo y de atención centrada en el paciente. Los pacientes han encontrado nuevos aliados en su búsqueda de la salud, sobre todo entre ellos mismos en los grupos de defensoría y apoyo, en la lectura de historias de enfermedad publicadas o en formato electrónico, y en roles

---

* El texto describe la situación de la salud en Estados Unidos. [N. de T.]

legislativos y gubernamentales cada vez más influyentes. La atención médica podría estar en proceso de volverse más segura y efectiva, y al menos se están empezando a reconocer las cuestiones de equidad y dignidad.

Van apareciendo novedades optimistas en el cuidado de los enfermos. Médicos, enfermeros y trabajadores sociales practican hoy nuevas formas de asistencia en comparación con sus rutinas de hace unos pocos años. Escuchar o tomar una historia de vida narrativa está incorporándose lentamente en la práctica clínica, por ejemplo, y la idea de que los enfermeros, médicos y terapeutas son testigos del sufrimiento de los pacientes está empezando a ser escuchada y considerada. Los profesionales de la salud buscamos cada vez con más urgencia medios para establecer nuestra fiabilidad y ser fieles a nuestros propios juramentos profesionales. Nosotros y nuestros pacientes sabemos que hay que dedicar tiempo a desarrollar el conocimiento mutuo en la práctica, que las consultas de ocho minutos no bastan para exponer todo lo que hay que decir, y que la fidelidad a lo largo del tiempo es fundamental para salvaguardar la salud o actuar frente a la enfermedad. Cada vez con más insistencia, nos negamos a ejercer en función de los resultados de otros, sabiendo que el ahorro a corto plazo de unos minutos aquí y allá no puede compensar el daño a largo plazo causado a las relaciones clínicas privadas de tiempo, dignidad y consideración. Movimientos tales como la atención centrada en la relación clínica, la espiritualidad y la medicina, y la ética de la virtud y el cuidado son una señal de nuestro profundo compromiso por mejorar el estado calamitoso de las relaciones médico-paciente y los resultados de nuestra medicina.

En los últimos tiempos, me he sentido honrada e impresionada al reunirme con grupos grandes y diversos de profesionales de la salud y pacientes, tanto en este país como en el extranjero, que anhelan una medicina que tenga sentido, que se preocupe por las personas, tanto por los pacientes como por los cuidadores, y que renueve y respete a todos los que son tocados por ella. Ofrecer la medicina narrativa como una manera de subsanar algunas de estas fallas, como un apoyo a estas fortalezas emergentes y como una respuesta a estos anhelos generalizados sirve para unificar y cohesionar aspectos divergentes de la enfermedad y el cuidado de la salud. Es decir, si podemos proporcionar lo que los pacientes anhelan, proporcionaremos al mismo tiempo lo que los profesionales de la salud buscan: una forma de atención sanitaria que reconozca el sufrimiento, brinde consuelo y honre las historias de enfermedad.

Sin embargo, alcanzar la competencia narrativa no es un objetivo trivial. Aunque todo el mundo crece escuchando y contando historias, el conocimiento sofisticado de cómo funcionan las historias no se alcanza sin un esfuerzo y un compromiso considerables. La teoría narrativa no es fácil de dominar, tal vez no más que la ciencia que absorbemos en nuestro camino hacia la competencia profesional sanitaria. La lectura atenta* requiere práctica, habilidad y mucha experiencia con muchos textos. La designación de practicante de medicina narrativa debe ser obtenida a través de un estudio riguroso y disciplinado a lo largo del tiempo, dominando nuevos conceptos, lenguaje y prácticas en una formación académica prolongada y exigente. Afortunadamente, esta formación en narrativa conlleva beneficios rejuvenecedores de la creatividad, el autoconocimiento, el entendimiento de los demás y un profundo placer estético.

Cuando diseñamos programas de formación narrativa para profesionales de la salud y desarrollamos intervenciones narrativas en nuestras prácticas clínicas, debemos ser conscientes de lo que pedimos a nuestros alumnos. "Escuchar la historia del paciente" se ha convertido, a veces, en un eslogan, como si hacerlo fuera un correctivo rápido que se aplica a un sistema de atención existente. Al explicar las implicaciones de la medicina narrativa para la práctica y la educación, vemos los retos radicales que plantea la decisión de infundir a la medicina una competencia narrativa. Ser competente en habilidades narrativas *abre* la práctica. No se trata simplemente de cambiar algunos hábitos o rutinas. Cambia lo que hacemos con los pacientes, con los colegas, con los estudiantes y con nosotros mismos. Sus implicaciones se extienden a la relación entre profesional sanitario y paciente, la formación de las profesiones sanitarias, los programas de profesionalismo y humanismo en la atención sanitaria y la práctica de la bioética narrativa, así como a los aspectos estructurales de la práctica médica rutinaria, la economía de la atención, los medios para apoyar la atención sanitaria de forma equitativa y el imperativo de mejorar la seguridad y la eficacia del sistema sanitario estadounidense. Los círculos de influencia se amplían hasta llegar a cuestiones globales de justicia y equidad en la atención sanitaria. Poco a poco, nos damos cuenta de que ya no hacemos lo que hacíamos en la consulta, en las salas del hospital o en las actividades profesionales. Descubrimos que hemos incorporado a nuestro trabajo de enfermeros, médicos, trabajadores sociales y terapeutas facultades que transforman nuestra práctica.

La formación narrativa abarca una constelación de aprendizajes. Enseñamos a nuestros estudiantes habilidades fundamentales de lectura atenta y de escritura disciplinada y reflexiva. Los dotamos de las habilidades necesarias para recibir y criticar respetuosa y honestamente lo que escriben sus colegas.

---

* La expresión en inglés *Close Reading* refiere a una forma de lectura que hemos traducido como lectura atenta. En el capítulo 6 del libro, se profundiza sobre este concepto. [N. de T.]

Les presentamos grandes textos literarios y les damos las herramientas necesarias para establecer un contacto auténtico con obras de ficción, poesía y teatro. Presentamos teorías complejas de los estudios literarios y las disciplinas narrativas. En entornos tan diversos como los pases de visitas clínicas en las salas de hospital, las reuniones médicas del servicio de oncología, la clínica de sida y los programas de atención a domicilio, nos reunimos con profesionales de la salud para leer y escribir, para prestar atención y representar todo lo que ocurre en estas vidas llevadas entre enfermos. Como resultado, profundizamos la capacidad de nuestros estudiantes para escuchar lo que les cuentan sus pacientes.

En este libro, he intentado llevar a cabo varias tareas distintas. He intentado escribir un manual para este nuevo campo de la medicina narrativa, detallando las bases teóricas para su práctica desde los estudios literarios, la teoría narrativa, la medicina interna general y la bioética, sin caer en lo arcano ni en lo excesivamente simplificado. He intentado escribir un manual para profesores de lectura y escritura en el contexto médico. Mis colegas y yo hemos ido aprendiendo lecciones lentas y acumulativas sobre cómo enseñar aquellas habilidades narrativas como la lectura atenta, la escritura reflexiva y el ser testigo en cursos para profesionales y estudiantes de la salud, lecciones que se han refinado en muchos entornos y a lo largo de muchos usos. Aunque he presentado estas ideas y procedimientos en innumerables talleres y conferencias a lo largo de los años, me hacía sentido recopilar las directrices que informan mis prácticas docentes en una declaración más o menos coherente. Entiendo que pueden acompañarme en este texto lectores con muchos tipos de formación, y ruego indulgencia a todos los lectores que encontrarán a algunas secciones ingenuamente resumidas y a otras impenetrablemente oscuras.

A lo largo de este libro, ofrezco varias taxonomías: los cuatro tipos de brechas entre pacientes y profesionales de la salud, las cinco características narrativas de la medicina y los cinco elementos de mi método de lectura atenta. Espero que quede claro que estas taxonomías se relacionan entre sí y se apoyan mutuamente: las características narrativas de la medicina "responden", en sentido amplio, a las brechas que encontramos en la atención sanitaria, y el método de lectura ayuda a movilizar la atención hacia las cinco características narrativas de la medicina. Estas taxonomías culminan en la tríada de atención, representación y vinculación,* que he dado en llamar los tres movimientos de la medicina narrativa.

---

* El tercer concepto básico de la medicina narrativa es la *affiliation,* que hemos traducido por vinculación. En castellano, el término "afiliación" remite más a la participación en un club o partido político que a la relación vincular. [N. de T.]

A lo largo de estos capítulos, vuelvo sobre varias ideas y temas. Si fuera poeta, podría presentar estos conceptos o imágenes recurrentes con la simultaneidad con que me vienen. Quiero que aparezcan ante mis lectores todos a la vez, no en serie ni secuencialmente, sino ahí, juntos, siempre informando mutuamente el pensamiento y las acciones representadas en esta obra. La conciencia de las brechas entre enfermos y sanos debe estar presente cuando contemplamos las experiencias de pacientes y familiares con la enfermedad. Los rasgos narrativos de la medicina, como la temporalidad y la ética, no se alternan a la hora de influir en la enfermedad o los cuidados, sino que, en la práctica, deben comprenderse todos a la vez. Crecer en nuestra comprensión de cómo los pacientes se expresan acerca de sí mismos y de sus cuerpos parece un esfuerzo fundamental y duradero en nuestra voluntad y capacidad de cuidar a los enfermos. Las destrezas de la lectura atenta se aplican en todas las áreas y en todo momento en nuestra vida profesional: leyendo fichas clínicas, hablando con pacientes, asesorando a estudiantes y escribiendo y comprendiendo nuestras propias reflexiones sobre los cuidados. Nuestros deberes para con los enfermos y sus cuerpos se iluminan y se cumplen al desarrollar la capacidad de atención y representación. Cuando realizamos un viraje hacia la vinculación y el contacto, sabemos que nuestra competencia narrativa ha producido sus beneficios más valiosos al permitirnos ser testigos del sufrimiento y, con ese acto, aliviarlo.

Cuando me pregunté por qué razón estaba escribiendo este libro, me di cuenta de que procedía de todas las historias en mis archivos, escritas por estudiantes de medicina, médicos, pacientes, enfermeros y trabajadores sociales a lo largo de los años. Me sentaba en mi mesa de cerezo y hacía de médium, de amanuense de todas esas voces que hablaban de la enfermedad y de los esfuerzos por cuidar a los enfermos. Proyectos de investigación lingüística sobre la discriminación por edad en el encuentro clínico, los primeros esfuerzos por desarrollar la Historia Clínica Paralela, historias de sus prácticas clínicas que me enviaban amigos y desconocidos, exámenes finales del currículum de entrevista médica de mis estudiantes de medicina, las historias clínicas de mi padre en su consulta propia… Todos estos textos me hablaban, a veces de forma bastante inquietante, desde mis registros guardados celosamente a lo largo del tiempo. Estos son los textos primarios para este libro. Son los textos que me han inspirado y me han impulsado a pensar una y otra vez por qué esto importa, qué dice, cómo cambia el hecho de estar enfermo y de cuidar a los enfermos.

He obtenido el permiso de todos los escritores identificables —estudiantes, profesionales de la salud y colegas lejanos— para reproducir sus textos. He decidido publicarlos, en su conjunto, de forma anónima, en parte porque "representan" a los muchos otros que podría haber decidido publicar. He señalado a lo largo del texto los casos en que las descripciones de los pacientes se han modificado en aras de la confidencialidad. Cuando no pude mostrar a los pacientes lo que estaba escrito sobre ellos para obtener su consentimiento para la publicación, alteré los detalles del texto para que esas personas fueran irreconocibles, incluso para ellas mismas. Hay varias ocasiones (señaladas en las notas) en las que he combinado aspectos de varios pacientes en una sola descripción. Esto se hizo siempre para preservar la confidencialidad.

Escribir este libro ha electrizado mi propia práctica de la medicina interna general, dándome cosas que probar, formas de mejorar mis rutinas, nuevas curiosidades sobre las experiencias de los pacientes acerca de sus cuerpos y su salud. Hoy en día me entrego a los pacientes de una forma diferente. Creo que me presto a ellos de formas nuevas y clínicamente útiles. Escribo mucho más sobre mis pacientes que antes, confirmando una y otra vez la verdad de que la escritura nos revela cosas que sabemos pero que no sabíamos que sabíamos. Muestro a los pacientes lo que he escrito sobre ellos de forma rutinaria, y ahora los animo explícitamente a que escriban en el curso de sus cuidados rutinarios. Podría seguir, pero las huellas de todas estas lecciones están en los propios capítulos y no necesitan un avance detallado.

Cuando pienso en lo que hacemos con pacientes y colegas, me doy cuenta de lo complejos y tensos que son estos encuentros y de lo *esperanzadores* que resultan. Hay tanto que decir, pero a veces el sufrimiento no puede afirmarse, sino que sólo puede ser insinuado por el otro. A veces, es como si el médico y el paciente fueran planetas alienígenos, conscientes de las trayectorias del otro sólo por rastros de luz dispersa y materia extraña. "De vez en cuando vislumbramos algo", escribe William Carlos Williams, "que nos muestra que una presencia acaba de pasar rozándonos, algo raro, justo cuando la sonriente mujercita italiana nos ha dejado. Por un momento nos quedamos deslumbrados. ¿Qué ha sido eso?".[1] Podemos sentirnos como objetos valiosos pero inescrutables para el otro, cada uno tratando de penetrar en los secretos del otro. Con qué asombro pleno de significado nos encontramos, tratando de comprender todo lo que está siendo emitido por el otro, a veces sin que el emisor lo sepa. ¿*Sabe* el trilobite qué verdades se transponen en sus crestas pétreas?

---

[1] William Carlos Williams, *The Autobiography of William Carlos Williams,* Nueva York, New Directions Books, 1967, p. 360.

¿Se dan cuenta las Pléyades de lo que transmiten a la Tierra? ¿Comprende la bailarina cuyo cuerpo está representado en el jarrón funerario enterrado con el rey egipcio el resultado de sus gestos? Nos situamos en presencia del otro, silenciados por su misterio, su plenitud, su alteridad, en suspenso, a la espera.

Permanecemos en presencia de este cargamento de significado, no sólo llenos de gratitud por poder verlo ahora, sino también llenos de satisfacción por haber ayudado a aprehender su significado. Saber algo sobre el cuerpo nos permite acercarnos a otro. Nos permite acercarnos al yo del otro y, por su reflejo, a nosotros mismos. Las imágenes que recorren las páginas de este libro —mi ánfora, la gran taza vacía de atención de James, la nieve general de Joyce por toda Irlanda, los edificios construidos por la forma, las espirales de atención y representación que culminan en la vinculación—, todas estas imágenes son ilustraciones de nuestra presencia con el otro, ya sea paciente o colega o estudiante.

Tal vez una enfermera de oncología lea lo que ha escrito sobre la fragilidad de la vida cotidiana. Quizá una nueva paciente de 38 años cuente con tímido orgullo que corre 30 kilómetros a la semana. Tal vez un estudiante de medicina revele su rabia por la injusticia de la enfermedad o su tratamiento. Quizás los miembros de una familia se reúnan junto a la cama de su madre, que se está muriendo de un cáncer de ovario muy diseminado. Estamos a la vez *solos* y *acompañados,* somos extraños y similares. La presencia del otro es a la vez misterio e identidad. Estamos simultáneamente fuera de la oscuridad y dentro de la familiaridad del otro. Como los planetas de un sistema solar, giramos alrededor de un sol común y recibimos su calor, al tiempo que albergamos vidas absolutamente distintas. Al final, vivimos los unos con los otros lo mejor que podemos, intentando, como profesionales de la salud, recibir lo que emiten nuestros pacientes e intentando, como pacientes, transmitir esos pensamientos, sentimientos y miedos casi impronunciables. De hecho, somos cuerpos giratorios, atraídos unos por otros y mantenidos en órbita por la gravedad de nuestras tareas comunes.

Los invito a compartir esta experiencia conmigo y a unirse al desarrollo de estas ideas y prácticas. Espero que este marco de la medicina narrativa pueda reunir nuevas combinaciones de nosotros —provenientes de las humanidades, de todas las profesiones sanitarias, del mundo común, del mundo empresarial, del mundo político— y establecer nuevas relaciones entre nosotros, para mirar con ojos renovados lo que significa estar enfermo y ayudar a otros a mejorarse. Henry James dice en alguna parte que las combinaciones son, al final, inagotables y, en el prefacio a *Roderick*

Hudson, que "realmente, universalmente, las relaciones no se detienen en ninguna parte".[2] Deleitémonos con la inagotable diversidad de nuestras combinaciones y la universalidad de nuestras relaciones, nuestras vinculaciones, nuestras cargas y dones compartidos mientras hacemos todo lo posible por curar.

---

[2] Henry James, *Roderick Hudson,* en *The New York Edition: The Novels and Tales of Henry James,* Nueva York, Charles Scribner's Sons, 1909, vol. 1, p. vii.

Agradecimientos

Doy las gracias a los muchos profesores, amigos, colegas, estudiantes y pacientes que han nutrido mi pensamiento y mi escritura a lo largo de este proyecto. Harvey Chertok, Elliot Mishler, Joanne Trautmann Banks y Steven Marcus, cuya sabiduría y experiencia iluminaron mi camino desde el principio, me inspiraron y orientaron en mis estudios de literatura y medicina. He tenido la suerte de pasar mi carrera académica y médica en la Universidad de Columbia, cuyos departamentos de Medicina e Inglés compartieron mi tiempo y fertilizaron mutuamente la impronta de cada uno en la medicina narrativa. La dedicación al cuidado de los pacientes y la voluntad de acompañarme en la exploración literaria ejemplificada por Gwen Nichols, Steven Shea, Ronald Drusin, Edith Langner, Aaron Manson y Steve Albert han tenido una importancia duradera en este trabajo. La libertad que se me ha concedido en Columbia para probar cosas nuevas en mi docencia, investigación, erudición y atención al paciente ha sido profundamente apreciada.

Profeso mi deuda permanente con mis colegas del National Endowment for the Humanities Exemplary Education Project [Proyecto de Educación Ejemplar de la Fundación Nacional para las Humanidades], que se ha reunido regularmente desde 2003 a 2005 para estudiar las consecuencias de la formación narrativa en medicina: Sayantani DasGupta, Rebecca Garden, Craig Irvine, Eric Marcus, Tara McGann, David Plante, Maura Spiegel y Patricia Stanley. Su pensamiento y perspectivas impregnan este texto. Como una de las primeras profesoras de inglés y actual coeditora jefe de *Literature and Medicine,* Maura Spiegel merece una particular gratitud cargada de felicidad. Un agradecimiento especial a Tara McGann por mantener muchos proyectos y programas a flote durante la realización de este libro. Estoy muy agradecida a Benjamin Everett y Cara Rabin por su esmerada atención a mis referencias bibliográficas.

Numerosos colegas de literatura y medicina, incluidos los miembros del consejo editorial de *Literature and Medicine,* han moldeado e inspirado mi pensamiento a lo largo de los años y me han ayudado a saber qué hacer con la intuición de médico residente de que había algo que los médicos podían aprender de las historias. Mi humilde agradecimiento a Kathryn Montgomery, Suzanne Poirier, Anne Hudson Jones, Anne Hunsaker Hawkins, Martha Montello, Julie Connelly, Charles Anderson y David Morris y, en círculos más amplios dedicados a este trabajo, a Arthur Frank, Eric Cassell, Jerome Bruner, Shlomith Rimmon-Kenan, Michael Ondaatje y la difunta Susan Sontag. Mis colegas médicos, especialmente a través del buen trabajo de la Association of American Medical Colleges [Asociación de Facultades de Medicina de Estados Unidos], me han ayudado a ser honesta a lo largo de mi crecimiento literario, permitiendo la transformación de antiguos intereses marginales en humanidades y medicina en compromisos principales en la educación médica. Muchos de estos colegas en estudios literarios y medicina leyeron las primeras versiones de estos capítulos y me ayudaron a entender lo que intentaba decir. Muchos de los asistentes a los ateneos y seminarios de todo el país fueron quizás los involuntarios oyentes de prueba de gran parte de este libro en sus primeras etapas, oyentes cuyas respuestas honestas y desafiantes me ayudaron a dar forma a este trabajo a lo largo del camino, y les doy las gracias por su atención.

Reconozco el apoyo fundamental de la Fundación Fan Fox and Leslie R. Samuels, que financió la investigación sobre los resultados de la Historia Clínica Paralela. Doy las gracias a la Fundación Rockefeller por una estadía en el Centro de Estudios Bellagio en la primavera de 2001, cuando surgió el marco inicial de este trabajo. Una Beca Guggenheim durante 2002 y 2003 me permitió dedicar un año entero a escribir, y el libro no podría haberse completado sin este apoyo. El National Endowment for the Humanities ha sufragado mi tiempo y el de mis colegas en nuestro proyecto de estudio más generativo durante los dos últimos años.

Doy las gracias a los pacientes, estudiantes y colegas que han impulsado este trabajo con sus escritos y relatos y que me han dado su generoso permiso para reproducir sus historias y textos en estas páginas. Reconozco mi deuda con Henry James, siempre presente en mi vida como compañero y modelo, y cuyo pensamiento y lenguaje han transformado los míos.

Una primera versión del capítulo 10 apareció como "The Ethicality of Narrative Medicine" en *Narrative Research in Health and Illness,* editado por Brian Hurwitz, Trish Greenhalgh y Vieda Skultans (pp. 23-36) y publicado por BMJ Books de Londres en 2005. Agradezco a los editores y a la editorial su permiso para reimprimir partes de ese trabajo.

Por último, doy las gracias a Mary Marshall Clark, Nancy Dubler, Richard Frankel, Mary Gordon, Angela Klopstech, Donald Moss y David Plante por su permanente presencia y contacto a lo largo de este periodo. Mi marido, Bernard, como siempre, está detrás de todo lo que hago.

Parte I
¿Qué es la medicina narrativa?

1
Las fuentes de la medicina narrativa

La medicina ha crecido significativamente en su capacidad para diagnosticar y tratar enfermedades biológicas. Los médicos pueden estar orgullosos de su capacidad para erradicar infecciones antes mortales, prevenir infartos, curar leucemias infantiles y trasplantar órganos dañados. Sin embargo, a pesar de estos impresionantes avances técnicos, los médicos carecen a menudo de la capacidad humana para reconocer los problemas de sus pacientes, mostrar empatía hacia los que sufren y acompañarlos honesta y valientemente en sus dificultades hacia la recuperación, en la enfermedad crónica o de cara a la muerte. Los pacientes se lamentan de que sus médicos no los escuchen o parezcan indiferentes a su sufrimiento. La fidelidad y la constancia parecen haberse convertido en víctimas del mercado burocrático preocupado por los costos. En lugar de un guía que los conozca y que esté cerca de ellos tanto en la incertidumbre como en las indignidades de la enfermedad, los pacientes se encuentran con que se los deriva de un especialista y un procedimiento a otro, quizás recibiendo una atención técnicamente adecuada, pero abandonados a las consecuencias y al temor de la enfermedad.[1]

Una medicina científicamente competente no puede por sí sola ayudar al paciente a lidiar con la pérdida de salud y a encontrar sentido a la enfermedad y a la muerte. Además de sus crecientes conocimientos científicos, los médicos necesitan saber escuchar a sus pacientes, comprender lo mejor que puedan los calvarios de la enfermedad, honrar los significados de las historias de enfermedad de sus pacientes y dejarse conmover por lo que contemplan para poder actuar en nombre de sus pacientes. Los enfermeros y los trabajadores sociales dominan estas habilidades mejor que los médicos, pero todos pueden contribuir a reforzar estas capacidades en la atención sanitaria.

---

[1] Véanse Norman Cousins, *Anatomy of an Illness as Perceived by the Patient: Reflections on Healing and Regeneration,* Toronto y Nueva York, Bantam, 1979; Anatole Broyard, *Intoxicated by My Illness, and Other Writings on Life and Death,* Alexandra Broyard (ed.), Nueva York, Clarkson and Potter, 1992; Anne Fadiman, *The Spirit Catches You and You Fall Down: A Hmong Child, Her American Doctors, and the Collision of Two Culture*s, Nueva York, Farrar, Straus and Giroux, 1997, y Simone de Beauvoir, *A Very Easy Death,* Patrick O'Brian (trad.), Nueva York, Pantheon Books, 1965, donde pacientes, familiares y sus aliados exponen claramente las fallas del sistema sanitario.

Médicos, enfermeros y trabajadores sociales empezaron a buscar ayuda en estas áreas en personas que saben de narrativas, que pueden ser definidas como historias con un narrador, un oyente, un curso temporal, una trama y un objetivo. Profesores de literatura, novelistas, narradores y pacientes que han escrito sobre sus enfermedades se han convertido en colaboradores en nuestros centros médicos para enseñar a los profesionales de la salud las habilidades necesarias para escuchar las narrativas de enfermedad, entender lo que significan, lograr interpretaciones ricas y precisas de estas historias y comprender las dificultades de los pacientes en toda su complejidad.[2] Estas son habilidades narrativas que posibilitan a una persona el recibir y entender las historias contadas por otro. Sólo cuando el médico comprende en cierta medida lo que le ocurre a su paciente, la atención médica puede practicarse con humildad, confianza y respeto. Utilizo el término *medicina narrativa* para referirme a la medicina practicada con estas habilidades narrativas de reconocer, absorber, interpretar y conmoverse por las historias de la enfermedad. Como nuevo marco para la atención sanitaria, la medicina narrativa ofrece la esperanza de que nuestro sistema sanitario, quebrado en muchos aspectos, pueda ser más eficaz que hasta ahora en el tratamiento de la enfermedad, reconociendo y respetando a quienes la padecen y nutriendo y sosteniendo a quienes cuidan de los enfermos.

Hace años, cuando acababa de terminar mi residencia en medicina interna, me sentaba en un pequeño consultorio del Hospital Presbiteriano y me familiarizaba con extraños que se convertirían en mis pacientes durante más de veinte años. La mayoría eran mujeres pobres, enfermas y ancianas de color —procedentes de la República Dominicana, Puerto Rico, América Central y el sur de Estados Unidos— que ahora vivían en Washington Heights o Harlem, en Manhattan. De a poco me fui dando cuenta de que mi tarea como internista consistía en desarrollar las habilidades necesarias para asimilar las múltiples y, a menudo, contradictorias historias de enfermedad de mis pacientes. Llegué a comprender que mis pacientes me pagaban por escuchar experta y atentamente las extraordinariamente complicadas narrativas —contadas con palabras, gestos, silencios, trazados, imágenes, resultados de pruebas de laboratorio y cambios en el cuerpo— y cohesionar todas estas historias en algo que tuviera un sentido provisional, es decir, suficiente sentido, sobre el que actuar. Estas historias tenían

---

[2] Joanne Trautmann, *Healing Arts in Dialogue: Medicine and Literature*, Carbondale, Southern Illinois University Press, 1981, y Delese Wear, Martin Kohn, Susan Stocker (eds.), *Literature and Medicine: A Claim for a Discipline*, McLean, Va., Society for Health and Human Values, 1987, documentan los inicios de estas prácticas.

muchos narradores: el propio paciente, sus familiares, amigos, enfermeras de urgencias, internos que dictaban los resúmenes del alta hospitalaria, trabajadores sociales, terapeutas y todos los demás médicos que escribían en la historia clínica. Lo que yo escuchaba y leía eran pistas diagnósticas que me ayudaran a identificar un origen biológico o emocional de los síntomas del paciente, antecedentes autobiográficos que me ayudaran a entender quién era el portador de esos síntomas y razones para establecer conexiones personales entre los dos que estábamos sentados en esa pequeña habitación.

Para realizar todas estas cosas a la vez, tuve que hacer lo que todos los médicos —idealmente— hacen, se den cuenta o no. Tuve que seguir el hilo narrativo del paciente, identificar las metáforas o imágenes utilizadas en la narración, tolerar la ambigüedad y la incertidumbre a medida que se desarrollaba la historia, identificar los subtextos tácitos y escuchar una historia a la luz de otras contadas por este narrador. Al igual que el lector de una novela o el espectador de una obra de teatro, que naturalmente hacen todas estas cosas a la perfección, yo también tenía que ser consciente de mi propia respuesta a lo que oía, dejándome llevar personalmente a la acción en nombre del paciente. Yo era la intérprete de estos relatos de acontecimientos de enfermedad que son, por definición, caóticos y escurridizos. Me di cuenta de que, aunque mi tarea de "escuchar" era muy exigente, la tarea de "contar" del paciente lo era aún más, porque el dolor, el sufrimiento, la preocupación, la angustia y la sensación de que algo no va bien son condiciones muy difíciles, si no imposibles, de expresar con palabras.

Por aquel entonces, el movimiento denominado "literatura y medicina" estaba empezando a crecer, y tuve la suerte de participar en 1982 en un seminario del National Endowment for the Humanities sobre literatura e imaginación clínica. Joanne Trautmann Banks, editora de las cartas de Virginia Woolf y primera crítica literaria nombrada miembro del cuerpo docente de una facultad de medicina, dirigió un programa de formación intensiva de un mes de duración sobre teoría literaria, textos y métodos relevantes para la medicina. Parte de la formación consistió en animarnos a escribir, en prosa narrativa ordinaria, sobre nuestra práctica clínica. Decidí escribir sobre una paciente a la que acababa de ver la semana anterior al comienzo del seminario, porque me sentía insatisfecha por cómo me había comportado con ella y me molestaba haber actuado con brusquedad y desprecio sin conocer su situación. Así que escribí una historia sobre este incidente, rellenando con ficción las lagunas que había en los hechos.

Estaba recogiendo unos papeles de mi oficina, con prisa, y me paró una joven paciente que había venido a pedirme que le firmara un formulario de incapacidad. La había visto un par de veces en el consultorio para evaluar dolores de cabeza que no consideraba muy preocupantes y para los que había recetado paracetamol. Recuerdo que me irritaba, no sólo que pensara que merecía la incapacidad por motivos clínicos tan insignificantes, sino además que se presentara sin cita previa y esperara que le dedicara tiempo a rellenar el formulario. Pero yo llegaba tarde a una reunión y no tenía tiempo de informarme sobre la situación, así que, sin dejar siquiera la pila de papeles que tenía en los brazos, garabateé rápidamente un diagnóstico y firmé el formulario, sin duda transmitiendo mi disgusto por la petición de la paciente.

En mi historia, la paciente —la llamé Luz— tenía la oportunidad de hacer realidad su sueño de convertirse en modelo. Su tía de Manhattan había conocido a un contacto en una gran agencia y había instado a Luz a mudarse con ella desde Yonkers mientras se preparaba para las audiciones. En mi historia, los pagos por incapacidad le darían a Luz un muy necesario ingreso mientras preparaba un portafolio e intentaba hacer realidad su sueño. Escribí la historia desde el punto de vista de Luz, y la historia termina con Luz reflexionando sobre lo apresurada que era su doctora y lo desdeñosa que parecía.

Cuando volví a ver a la paciente en el consultorio, poco después de que terminara el seminario, había estado pensando mucho en ella e intentando adoptar su punto de vista. Había tratado, en mi imaginación, de dar sentido a su comportamiento inexplicable al tiempo que me daba cuenta de lo que mi propio comportamiento debía haber connotado. Así que le pregunté sobre la situación con gran interés y consideración, disculpándome por haberla ignorado tan rápidamente la última vez.

De hecho, lo que estaba en juego era mucho mucho más importante de lo que yo había imaginado. Efectivamente, Luz *necesitaba* la pensión de invalidez para poder mudarse de urgencia a Manhattan. Pero no era para hacer carrera en el mundo de la moda. Luz era la mayor de cinco hijas, a las que su padre y su tío atormentaban en su abarrotado apartamento de Yonkers. Mi paciente había sufrido abusos sexuales desde los 12 años y ahora se negaba a quedarse de brazos cruzados y permitir que les ocurriera lo mismo a sus hermanas pequeñas. A sus 21 años, pensó que podía montar un hogar seguro en Manhattan para protegerse a sí misma y a sus hermanas.

Una vez que supe todo esto, la trabajadora social del proyecto de violencia doméstica y yo presentamos a Luz y a sus hermanas a refugios de emergencia y grupos de apoyo y les dimos los recursos necesarios para enfrentarse a la violencia en su familia. Se mudaron a Manhattan, alejando también a su madre de los familiares varones maltratadores. A lo largo de los años, he cuidado de tres de las cinco hermanas y de su madre. Cuando el padre se convirtió en un enfermo terminal, las mujeres de la familia me pidieron que también fuera su internista.

Luz me enseñó el poder de la imaginación clínica. Aunque sin saber lo que había precedido a su visita aquel día, había registrado sin palabras su urgencia y su necesidad de salir de casa. Hasta que mis impresiones no se expresaron en lenguaje, no supe lo que, de hecho, *sabía* de la paciente. Mi hipótesis sobre la carrera de modelo era errónea —en mi historia, Luz corría *hacia* algo, cuando, en realidad, estaba *huyendo* de algo— y, sin embargo, mis conjeturas sobre la situación de la paciente e intentar, de forma imaginativa, dar sentido a su comportamiento tuvieron algunos beneficios profundos. La hipótesis actuó como un dispositivo protésico o una herramienta con la que llegar a la verdad, como una palanca o un periscopio te permiten ver bajo una roca o sobre un muro. Además, este acto narrativo me ayudó a acercarme a la paciente. Mi ejercicio de escritura me *llevó* a conocer su verdadera situación en lugar de culparla o sospechar que estaba fingiendo. El esfuerzo, exigido por mi narración, de alcanzar y visualizar el punto de vista de Luz me ayudó a cuidar de la paciente poniéndome a su lado, intentando comprender su comportamiento, tomándome en serio su situación y accediendo al conocimiento no dicho que ya había desarrollado sobre sus fortalezas y su deseo.

En los años siguientes, me he dado cuenta de que estas habilidades narrativas se emplean no sólo en el encuentro entre un paciente y un médico, sino incluso en todo el ejercicio de la práctica médica: la enseñanza, la investigación, la comprensión y el diagnóstico de enfermedades, la reflexión sobre la propia vida en la medicina, la interacción con los colegas de profesión y el cumplimiento de las responsabilidades públicas de la medicina.

La vía narrativa hacia una medicina eficaz

Los profesionales de la salud y los pacientes se encuentran en una encrucijada. Juntos, tenemos que descubrir los medios para mantener las inmensas capacidades de nuestras ciencias biomédicas al tiempo que intentamos aliviar el sufrimiento y la pérdida ocasionados por las enfermedades graves. El precio de una medicina tecnológicamente sofisticada parece ser un tratamiento impersonal y calculador por parte de grupos rotatorios de especialistas que, al estar consumidos por los elementos científicos de la atención sanitaria, parecen estar alejados de las experiencias humanas ordinarias que rodean al dolor, el sufrimiento y la muerte. Ya sea para protegerse de la tristeza de atender a personas muy enfermas o para garantizar la objetividad de su juicio clínico, los médicos parecen actuar aislados de la inmediatez de los pacientes enfermos y moribundos, separados de las personas enfermas por profundas diferencias en cómo conceptualizan la enfermedad, qué creen que la causa, cómo deciden tratarla y cómo responden emocionalmente a su presencia. Los pacientes anhelan médicos que comprendan por lo que están pasando y que, en consecuencia, los acompañen a lo largo de su enfermedad. Una medicina practicada sin una conciencia genuina y necesaria de lo que viven los pacientes puede cumplir sus objetivos técnicos, pero es una medicina vacía o, en el mejor de los casos, una medicina a medias.[3]

Aunque no lo demuestren, los médicos también anhelan una medicina distinta de la actual burocracia fragmentada en la que se ha convertido la asistencia sanitaria. En todas partes —en los centros médicos académicos de alto nivel, en los hospitales de las ciudades pequeñas y en las comunidades rurales—, los médicos buscan medios para reflexionar sobre su práctica, para hablar con los demás de forma seria e íntima sobre sus vidas en torno a la enfermedad, para comprender con la máxima precisión y claridad emocional posibles lo que sus pacientes experimentan en una enfermedad grave.[4] En mis numerosas visitas a lejanos centros médicos, doctores, enfermeras y trabajadores sociales asisten a talleres en los que pueden escribir sobre su vida con los pacientes, rumiar juntos sus sentimientos y fracasos y repasar con alegría sus triunfos. Lo que los participantes en mis talleres entienden urgentemente (aunque quizá de forma preverbal) es que el yo es el instrumento terapéutico más poderoso del cuidador y que los

---

[3] Muchas de las patografías escritas por pacientes o sus familiares sobre sus enfermedades documentan estos problemas. Véanse William Styron, *Darkness Visible: A Memoir of Madness,* Nueva York, Vintage, 1992; Reynolds Price, *A Whole New Life: An Illness and a Healing,* Nueva York, Atheneum, 1994; o Nancy Mairs, *Waist-High in the World: A Life among the Nondisabled,* Boston, Beacon, 1996. Los profesionales de la salud también están profundamente preocupados por el vacío de la medicina contemporánea. Véanse Melvin Konner, *Medicine at the Crossroads: The Crisis in Health Care,* Nueva York, Pantheon, 1993; Arthur Kleinman, *The Illness Narratives: Suffering, Healing, and the Human Condition,* Nueva York, Basic Books, 1988; Rachel Remen, *Kitchen Table Wisdom: Stories That Heal,* Nueva York, Berkley, 1997, y Bernard Lown, *The Lost Art of Healing: Practicing Compassion in Medicine,* Nueva York, Ballantine, 1996.

[4] Véanse las secciones periódicas tituladas "A Piece of My Mind", en el *Journal of the American Medical Association,* "On Doctoring", en *Annals of Internal Medicine,* o "Narrative Matters", en *Health Affairs,* como ejemplos de escritos reflexivos, publicados en revistas médicas profesionales, que atestiguan el creciente deseo y la necesidad de los médicos de contar su vida en la medicina y de luchar por comprender lo que viven sus pacientes.

profesionales de la salud eficaces tienen que encontrar los medios para el autoconocimiento, la autocrítica indulgente y el sustento interior.[5]

Los médicos con largas vidas en la medicina en su haber saben lo que se ha roto con los recientes cambios impulsados por la economía. Se unen a los médicos de atención primaria y a los defensores de la atención sanitaria centrada en el paciente en su creencia de que los médicos deben crecer con sus pacientes, conociendo sus cuerpos y sus vidas a lo largo de las décadas.[6] Saben cómo el conocimiento que los médicos adquieren sobre las familias, los miedos y las esperanzas de sus pacientes y la confianza que ganan a través de una atención diligente son fundamentales para proporcionar a sus pacientes una atención sanitaria eficaz.[7] No sólo las dimensiones personales de la enfermedad sino también sus dimensiones biológicas se ponen de manifiesto únicamente con el tiempo: para entender qué enfermedad puede tener un paciente, se requiere una curiosidad académica y longitudinal sobre el estado de salud de esa persona. Las enfermedades se declaran

---

[5] El psicoanalista británico Michael Balint hizo la observación de que el propio ser es el instrumento terapéutico más poderoso, en su libro de 1957 *The Doctor, His Patient, and the Illness,* Londres, Tavistock, 1957. Dennis Novack, Anthony Suchman, William Clark, Ronald Epstein, Edith Najberg y Craig Kaplan, "Calibrating the Physician: Personal Awareness and Effective Patient Care", en *Journal of the American Medical Association,* núm. 278, 1997, pp. 502-509, analizan y resumen los últimos trabajos realizados en el campo de la reflexión en la atención sanitaria. Diane Meier y Anthony Beck aplican estas preocupaciones a la toma de decisiones clínicas individuales en "The Inner Life of Physicians and the Care of the Seriously Ill", en *Journal of the American Medical Association,* núm. 286, 2001, pp. 3007-3014.

[6] Véanse Christine Laine y Frank Davidoff, "Patient-Centered Medicine: A Professional Evolution", en *Journal of the American Medical Association,* núm. 275, 1996, pp. 152-156; William T. Branch, *Office Practice of Medicine,* Philadelphia, Saunders, 1994; Thomas Delbanco, "Enriching the Doctor-Patient Relationship by Inviting the Patient's Perspective", en *Annals of Internal Medicine,* núm. 116, 1992, pp. 414-418; Eric Cassell, *Doctoring: The Nature of Primary Care Medicine,* Nueva York, Oxford y Milbank Memorial Fund, 1997, y Laurence Savett, *The Human Side of Medicine: Learning What It's Like to Be a Patient and What It's Like to Be a Physician,* Westport, Conn., Auburn House, 2002.

[7] Algunos ejemplos recientes son William T. Close, *A Doctor's Life: Unique Stories,* Marbleton, Wyo., Meadowlark Springs Productions, 2001; Jerome Groopman, *The Measure of Our Days: A Spiritual Exploration of Illness,* Nueva York, Penguin, 1998, y John Stone, *In the Country of Hearts: Journeys in the Art of Medicine,* Nueva York, Delacorte Press, 1990. Véase la revisión de estudios basados en evidencia sobre las consecuencias de la continuidad asistencial en Richelle J. Koopman, Arch G. Mainous, Richard Baker, James M. Gill y Gregory E. Gilbert, "Continuity of Care and Recognition of Diabetes, Hypertension, and Hypercholesterolemia", en *Archives in Internal Medicine,* núm. 163, 2003, pp. 1357-1361.

a lo largo del tiempo, no en una única visita al médico. El médico que ha acompañado a un paciente durante un periodo prolongado de tiempo dispondrá del conjunto de conocimientos biológicos necesarios sobre ese individuo para una visión diagnóstica oportuna y precisa, junto con una necesaria alianza terapéutica, vigorosa, para implicar al paciente en una atención eficaz.[8]

Si los médicos parecen alejados de sus pacientes y de sí mismos, también parecen alejados de sus estudiantes, entre ellos, de otros profesionales de la salud y de la sociedad a la que deben servir. Las presiones de tiempo y dinero han erosionado la mentoría personal y el modelo de conducta que antaño caracterizaban la formación médica. El ambiente competitivo —y deficiente— de la mayoría de los hospitales docentes deja poco espacio para el crecimiento dedicado de jóvenes profesionales o el estímulo de aquellos en el apogeo de sus carreras.[9] En lugar de dedicarse al desarrollo profesional de sus miembros, las organizaciones médicas profesionales se dedican más a menudo a ejercer presión legislativa o a posicionarse en el mercado. Las batallas territoriales amenazan con socavar las alianzas respetuosas con enfermeros, asistentes médicos, trabajadores sociales, fisioterapeutas y psicólogos, lo que hace que muchos profesionales de la salud se sientan aislados, desconfiados y luchando unos contra otros en lugar de trabajar juntos en beneficio del paciente. La amenaza de litigios por mala praxis hace que los médicos sientan que deben practicar una medicina rígida y suspicaz. Y, como la medicina ha tenido que replegarse sobre sí misma a la defensiva, está menos preparada para entablar un diálogo honesto y consecuente con el público sobre cuestiones tan importantes como la equidad en la atención sanitaria, los límites del poder médico y los ideales de atención sanitaria previstos por este país —y en los que ha invertido—.

En las últimas dos o tres décadas, las facultades de medicina, los programas de residencia y las sociedades profesionales han respondido a la necesidad de humanizar la medicina. Además de dotar a los estudiantes y a los médicos de sofisticados conocimientos y habilidades técnicas, los educadores médicos están trabajando duro para capacitar a los médicos a ejercer con empatía, confianza y sensibilidad hacia cada paciente. El enfoque biopsicosocial, la medicina de atención primaria, la bioética y el profesionalismo en medicina han surgido desde la década de 1960 para ampliar

---

[8] Agradezco a Peter Watkins que me haya ayudado a comprender este punto fundamental.

[9] Kenneth Ludmerer, *Time to Heal: American Medical Education from the Turn of the Century to the Era of Managed Care,* Nueva York, Oxford University Press, 1999.

la limitada visión de los médicos en la enfermedad biológica y animarlos a tener en cuenta las necesidades emocionales, sociales y familiares de los pacientes.[10] Estos movimientos han dado lugar a varios avances importantes: formación en habilidades de comunicación en las facultades de medicina, investigación y enseñanza de las dimensiones social y emocional de la salud y la enfermedad, sensibilidad a los aspectos éticos del cuidado de la salud y atención al propio bienestar y conciencia personal de los médicos.[11]

Hasta hace poco, sin embargo, estos esfuerzos no habían tenido mucha repercusión, porque nadie sabía muy bien cómo describir los rasgos que faltan en medicina ni cómo enseñarlos. La mayoría coincide en que las facultades de medicina y los programas de formación no pueden entrenar a los adultos para que sean empáticos, respetuosos, altruistas y éticamente responsables, ya que esos rasgos se desarrollan y nutren desde la infancia. De hecho, se afirma que la empatía innata de los médicos, el respeto por el sufrimiento ajeno y el discernimiento ético *disminuyen* en el transcurso de la formación médica y que los médicos se endurecen contra el sufrimiento

---

[10] George Engel, "The Need for a New Medical Model: A Challenge for Biomedicine", en *Science,* núm. 196, 1977, pp. 129-136; John Stoeckle (ed.), *Encounters between Patients and Doctors—An Anthology,* Cambridge, MIT Press, 1987; Albert Jonsen, *The Birth of Bioethics,* Nueva York, Oxford University Press, 1998, y P. P. Reynolds, "Reaffirming Professionalism through the Education Community", en *Annals of Internal Medicine,* núm. 120, 1994, pp. 609-614. Las transformaciones en estos ámbitos dentro de la educación y la práctica médicas son, de hecho, sorprendentes e impresionantes, aunque no parecen haber tenido mucha repercusión en la atención médica rutinaria que reciben los pacientes. Para un resumen de los avances en medicina humanista, véanse Moira Stewart, Judith B. Brown, Wayne W. Weston, Ian R. McWhinney, Carol L. McWilliams y Thomas Freeman, *Patient-Centered Medicine: Transforming the Clinical Method,* Abingdon, UK, Radcliffe Medical Press, 2003; Jeremiah Barondess, "Medicine and Professionalism", *Archives of Internal Medicine,* núm. 163, 2003, pp. 145-149; Eric Cassell, *The Nature of Suffering and the Goals of Medicine,* Nueva York, Oxford University Press, 2004, y Rachel Remen, *My Grandfather's Blessings: Stories of Strength, Refuge, and Belonging,* Nueva York, Riverhead Books, 2000.

[11] Mack Lipkin Jr., Samuel Putnam y Aaron Lazare (eds.), *The Medical Interview: Clinical Care, Education, and Research,* Nueva York, Springer-Verlag, 1995; David Mechanic, *Medical Sociology,* Nueva York, Free Press, 1978; Tom L. Beauchamp y James F. Childress, *The Principles of Biomedical Ethics,* Nueva York, Oxford University Press, 1994; C. P. Tresolini y el Pew-Fetzer Task Force, *Health Professions Education and Relationship-Centered Care,* San Francisco, Pew Health Professions Commission, 1994, y Ronald A. Carson, Chester R. Burns y Thomas R. Cole (eds.), *Practicing the Medical Humanities,* Hagerstown, Md., University Publishing Group, 2003.

que presencian durante su formación.[12] ¿Cómo, entonces, vamos a avanzar más allá de la incómoda situación de saber cuál es el problema pero ser incapaces de solucionarlo?

Aun cuando los educadores médicos no pueden exigir a un estudiante que responda al sufrimiento de un paciente con compasión, podrían equipar a los estudiantes con los *prerrequisitos* de la compasión: la capacidad de percibir el sufrimiento, de aportar rigor interpretativo a lo que perciben, de manejar las inevitables oscilaciones entre identificación y distanciamiento, de ver los eventos de enfermedad desde múltiples puntos de vista, de prever las ramificaciones de la enfermedad y de ser movidos por ella a la acción. Aquellos que abrazan el profesionalismo ya han aprendido que, por mucho que la medicina valore el altruismo y la responsabilidad, no se puede obligar a los médicos a practicar con estas características a menos que se los ayude a desarrollar las habilidades previas necesarias para reflexionar en su trabajo, a reconocer los deberes que les incumben por el hecho de ser médicos, a sentirse recompensados por la humilde intimidad que ofrece la medicina de confianza y a unirse a sus colegas jurando respetar los ideales de la medicina. Y, por urgente que parezca la necesidad nacional de un discurso franco y de decisiones consensuadas sobre nuestro sistema sanitario, no se puede esperar que los médicos y otros profesionales de la salud tomen la iniciativa en la apertura de los complejos y arriesgados debates que deben tener lugar si no se los dota de las habilidades necesarias para respetar múltiples perspectivas, escuchar y mediar entre voces opuestas, y reconocer y prestar atención a una multiplicidad de fuentes de autoridad contradictorias.

Para aportar a la medicina lo que hoy le falta, tenemos que conceptualizar los problemas en términos lo bastante amplios como para vislumbrar el conjunto y lo bastante prácticos como para sugerir soluciones factibles. Creo que nos ayuda ver que muchos de los fracasos de la medicina contemporánea son consecuencias concéntricamente ampliadas del mismo conjunto de problemas fundamentales. Ya sea en la situación entre un médico y un paciente, en la propia persona del médico, entre colegas médicos y no médicos de las profesiones sanitarias o en el diálogo con la sociedad en general, los profesionales de la medicina a menudo parecen aislados de un auténtico compromiso, poco acostumbrados a reconocer las perspectivas

---

[12] Jodi Halpern, *From Detached Concern to Empathy: Humanizing Medical Practice,* Nueva York, Oxford University Press, 2001; Susan Phillips y Patricia Benner (eds.), *The Crisis of Care: Affirming and Restoring Caring Practices in the Helping Professions,* Washington DC, Georgetown University Press, 1994, y Fred Hafferty, "Beyond Curriculum Reform: Confronting Medicine's Hidden Curriculum", en *Academic Medicine,* núm. 73, 1998, pp. 403-407.

de los demás y, por lo tanto, incapaces de desarrollar empatía, y no logran comprender ni honrar los significados de todo lo que presencian.

Para saber lo que sufren los pacientes a manos de la enfermedad y, por tanto, para ser de ayuda clínica, es necesario que los médicos *entren* en el mundo de sus pacientes, aunque sólo sea imaginariamente, y que vean e interpreten estos mundos desde el punto de vista de los pacientes. Para llegar a diagnósticos precisos, se requiere el tipo de conocimiento tácito y vívido de la enfermedad y la salud que sólo se consigue mediante la inmersión en la historia natural de las enfermedades y el escrutinio de los cambios que se producen en el cuerpo de cada paciente durante largos períodos de tiempo. Hacer balance de los costos y beneficios de una vida vivida alrededor de enfermos y moribundos implica reflexión y autoexamen, mientras que hacerse disponible a los pacientes como instrumento terapéutico exige un arriesgado autoconocimiento y conciencia personal. Cumplir con los propios deberes hacia colegas y estudiantes, admitir los errores y reducir las posibilidades de que se produzcan y comprometerse con los ideales de la medicina... todo ello se deriva de la propia fidelidad a una comunidad profesional afín, aunque disciplinada (y potencialmente disciplinaria). Y para tomar decisiones significativas con el público en relación con temas de salud se requieren sofisticados poderes de comunicación para abrir debates cargados de miedo sin desencadenar una ira a la defensiva y para iluminar, a pesar de las múltiples perspectivas contrapuestas, objetivos comunes y deseos compartidos.

Para lograr todos estos objetivos —una atención empática y eficaz de cada paciente, una reflexión sincera, idealismo profesional y un discurso social responsable sobre la política sanitaria—, se requiere un conjunto unificado de habilidades. Para hacer todas estas cosas, hace falta lo que los psicólogos y los literatos llaman conocimiento narrativo, es decir, el tipo de conocimiento que Luz me enseñó hace años. Si las narrativas son historias que tienen un narrador, un oyente, un curso temporal, una trama y un punto, entonces el conocimiento narrativo es lo que utilizamos de forma natural para darles sentido. El conocimiento narrativo proporciona a una persona una comprensión rica y resonante de la situación de otra persona a medida que se desarrolla en el tiempo, ya sea en textos como novelas, historias de periódicos, películas y escrituras o en escenarios de la vida como tribunales, campos de batalla, matrimonios y enfermedades. Como escribe el crítico literario R. W. B. Lewis, "la narrativa trata de experiencias, no de proposiciones".[13]

---

[13] R. W. B. Lewis, *The American Adam: Innocence, Tragedy, and Tradition in the Nineteenth Century*, Chicago, University of Chicago Press, 1955.

A diferencia del conocimiento científico o epidemiológico, que trata de descubrir cosas sobre el mundo natural que son universalmente ciertas o que al menos parecen ciertas para cualquier observador, el conocimiento narrativo permite a un individuo comprender acontecimientos concretos que le ocurren a otro individuo no como un ejemplo de algo que es universalmente cierto, sino como una situación singular y significativa. El conocimiento no narrativo intenta iluminar lo universal trascendiendo lo particular; el conocimiento narrativo, al observar de cerca a los seres humanos individuales que se enfrentan a las condiciones de la vida, intenta iluminar lo universal de la condición humana revelando lo particular.[14]

La medicina puede beneficiarse de aprender lo que los académicos de la literatura, los psicólogos, los antropólogos y los narradores saben desde hace tiempo, es decir, qué son las narrativas, cómo se construyen, cómo transmiten sus conocimientos sobre el mundo, qué ocurre cuando se cuentan y escuchan historias, cómo organizan la vida los narradores y cómo permiten a quienes viven la vida reconocer lo que significa. Utilizar el conocimiento narrativo posibilita a una persona comprender la difícil situación de otra participando en su historia través de complejas habilidades de imaginación, interpretación y reconocimiento. Con ese conocimiento, entramos en los mundos narrativos de los demás y los aceptamos, al menos provisionalmente, como verdaderos. Nuestra curiosidad genuina y nuestro compromiso con la verdad nos permiten mirar a través de la penumbra de la historia de los demás mientras intentamos ver el cuadro completo y reflexionamos sobre lo que podría significar. Reconocemos los papeles que desempeñamos en la vida de los demás y lo implicados que estamos en nuestra creación compartida de sentido. Nos conocemos a nosotros mismos gracias a la visión de los demás y somos capaces de ofrecernos a nosotros mismos como instrumentos del aprendizaje de los demás.[15]

---

[14] Para descripciones útiles y no técnicas del conocimiento narrativo, véase Jerome Bruner, *Actual Minds, Possible Worlds,* Cambridge, Harvard University Press, 1986. Véanse también obras fundamentales escritas por literatos y narratólogos, como Seymour Chatman, *Story and Discourse: Narrative Structure in Fiction and Film,* Ithaca, Cornell University Press, 1978; Shlomith Rimmon-Kenan, *Narrative Fiction: Contemporary Poetics,* Londres, Routledge, 2002; W. J. T. Mitchell (ed.), *On Narrative,* Chicago, University of Chicago Press, 1981; Paul John Eakin, *How Our Lives Become Stories: Making Selves,* Ithaca, Cornell University Press, 1999, y Wallace Martin, *Recent Theories of Narrative,* Ithaca, Cornell University Press, 1986.

[15] Véanse las obras recientes de médicos y enfermeros que avalan el uso de la narrativa en sus prácticas. Trisha Greenhalgh y Brian Hurwitz (eds.), *Narrative Based Medicine: Dialogue and Discourse in Clinical Practice,* Londres, bmj Books, 1998; Kathryn Montgomery Hunter,

Esta forma de conocer el mundo, que da sentido a las dificultades contadas de los otros —que es arriesgada, exigente, autodestructiva, que abre horizontes—, parece ser al menos parte de lo que le falta a la medicina actual. La medicina narrativa —o la medicina practicada con competencia narrativa— está a la vez en sintonía con el paciente individual, es enriquecedora para el profesional individual, es diligente a la hora de generar e impartir el conocimiento médico y es consciente de las responsabilidades que conlleva la confianza pública en la medicina.[16] La medicina narrativa puede ayudar a responder a muchas de las acusaciones urgentes contra la práctica y la formación médicas: su impersonalidad, su fragmentación, su frialdad, su egoísmo, su falta de conciencia social.

La medicina narrativa no sólo describe un ideal de atención sanitaria, sino que también proporciona métodos prácticos para desarrollar las habilidades necesarias para alcanzar ese ideal. La medicina narrativa reconoce que algunas de las habilidades que faltan actualmente en la medicina son, de hecho, habilidades narrativas, que sabemos qué son las habilidades narrativas y que sabemos cómo enseñarlas. Los departamentos de literatura, los cursos de escritura creativa, los departamentos de antropología y etnografía y los programas de formación en psicoterapia, entre muchos otros, han desarrollado métodos bien probados para enseñar a los estudiantes a leer, escribir e interpretar textos; a adoptar sistemáticamente los puntos de vista de los demás; cómo reconocer y honrar lo particular junto con lo universal; cómo identificar el significado de las palabras, silencios y comportamientos de los individuos; cómo, como lector u oyente, entrar en auténtica relación con un escritor o un narrador o un texto, y cómo aportar los propios pensamientos y sensaciones para alcanzar el estatus del lenguaje. Sabemos cómo educar a los alumnos en estas habilidades. Pero no lo hemos hecho en las facultades de medicina ni en las de enfermería. Al reconocer estas habilidades como competencias fundamentalmente narrativas, la medicina está empezando a saber cómo proporcionarlas.

Doctors' Stories: The Narrative Structure of Medical Knowledge, Princeton, Princeton University Press, 1991; Rita Charon, "The Narrative Road to Empathy", en Howard Spiro *et al.* (eds.), *Empathy and the Practice of Medicine: Beyond Pills and the Scalpel,* New Haven, Yale University Press, 1993, pp. 147-159; Melinda Swenson y Sharon Sims, "Toward a Narrative-Centered Curriculum for Nurse Practitioners", en *Journal of Nursing Education,* núm. 39, 2000, pp. 109-115, y C. Skott, "Caring Narratives and the Strategy of Presence: Narrative Communication in Nursing Practice and Research", en *Nursing Science Quarterly,* núm. 14, 2001, pp. 249-254.

[16] Rita Charon, "Narrative Medicine: A Model for Empathy, Reflection, Profession, and Trust", en *Journal of the American Medical Association,* núm. 286, 2001, pp. 1897-1902.

Cómo la competencia narrativa entra a la medicina

Una mujer de 85 años con asma grave viene a verme. La conozco desde hace veinte años. A lo largo de los años, hemos conseguido reducir drásticamente sus hospitalizaciones y visitas a urgencias, por lo que ella está agradecida y yo, orgullosa. Hoy se sienta y llora. Sé que su nieto de 28 años se ahogó la semana pasada en el océano frente a Miami. Sé que su hijo, el padre de este joven muerto, murió tiroteado en las calles de Harlem a los 36 años. Se sienta a mi lado y llora. Su inglés y mi español nos permiten entendernos. Su dolor es insoportable. Sufriendo de nuevo la pérdida de su hijo en virtud de la pérdida de su nieto, se siente abrumada por su dolor. Sí, reza a un Dios que aún siente cerca; sí, se consuela con la presencia de su hija; sí, se permite hablar de sus dos hombres perdidos. Sabe que el tiempo curará su dolor y sabe que debe esperar. Lloro con ella, incapaz de comprender su agonía, pero capaz de honrar su estado de desamparo. La escucho hablar de su angustia, sabiendo que contar su relato es terapéutico. La veré la semana que viene, y la siguiente, no para arreglar nada, sino simplemente para velar con ella, para escucharla, para contemplar, asombrada, su fe, su poder y su amor.

La medicina se está uniendo a otras disciplinas, como la antropología, la historia, la psicología, las ciencias sociales, el derecho e incluso las matemáticas, en el reconocimiento de la naturaleza elemental e insustituible del conocimiento narrativo.[17] Se ha producido un cambio narrativo en todos estos campos del aprendizaje humano, que desafía a académicos y profesionales, desde los estudios religiosos hasta el psicoanálisis y el trabajo policial, a concentrarse no sólo en los hechos, sino también en las circunstancias en que estos hechos son relatados.[18] Aunque los académicos de la literatura,

---

[17] Sobre la influencia de la narrativa en la psicología, véanse Theodore Sarbin (ed.), *Narrative Psychology: The Storied Nature of Human Conduct,* Nueva York, Praeger, 1986; Jerome Bruner, *Acts of Meaning,* Cambridge, Harvard University Press, 1990, y Karen M. Seeley, *Cultural Psychotherapy: Working with Culture in the Clinical Encounter,* Northvale, NJ, Jason Aronson, 2000. John Allen Paulos describe la relación entre estadística e historias en *Once upon a Number: The Hidden Mathematical Logic of Stories,* Nueva York, Basic Books, 1998. Hayden White esboza la dependencia de la historia de los procesos narrativos en *Tropics of Discourse: Essays in Cultural Criticism,* Baltimore, Johns Hopkins University Press, 1978. Alasdair MacIntyre reconoce lo narrativo del pensamiento ético en *After Virtue: A Study in Moral Theory,* Notre Dame, Ind., Notre Dame University Press, 1984. Son sólo algunos ejemplos de esta corriente intelectual muy extendida hacia modos narrativos de pensamiento y práctica.

[18] Véase a Martin Kreiswirth detallando lo que ha llamado el giro narrativista en las ciencias sociales y las humanidades en "Trusting the Tale: The Narrativist Turn in the Human Sciences", en *New Literary History,* núm. 23, 1992, pp. 629-657.

los psicólogos, los autobiógrafos y los historiadores definen la narrativa de forma algo diferente, cada uno de estos usuarios de la narrativa comparte ideas fundamentales: que el conocimiento y la práctica narrativos son lo que los seres humanos utilizan para comunicarse entre sí sobre acontecimientos o estados de cosas y son, como tales, una fuente importante tanto de identidad como de comunidad. El giro narrativista que ha invadido muchos campos pone de manifiesto la centralidad de la narración en muchas actividades humanas, desde la enseñanza preescolar hasta la puesta en práctica de la fe religiosa. Contar historias, escucharlas y actuar movidos por ellas se reconoce como el núcleo de muchos de nuestros esfuerzos por encontrar, crear y honrar el sentido de nuestras vidas y las de los demás.

La narrativa es un imán y un puente, que atrae y une diversos campos del saber humano. El narrador de Ozark* sabe algo que ayuda al abogado en el tribunal. El agente de policía que entrevista a la víctima adopta métodos desarrollados por el antropólogo. La riqueza y el entusiasmo de los estudios narrativos actuales, ya sea en las ciencias sociales, en el periodismo o en una clase sobre Henry James, surgen del reconocimiento de nuestras preocupaciones comunes y de nuestros objetivos compartidos. En una época de especialización y fragmentación, resulta muy satisfactorio descubrir los profundos y nutritivos lazos que nos mantienen unidos: todos somos narradores, somos testigos de las penurias de los demás, celebramos nuestro patrimonio común como oyentes alrededor de la fogata, forjamos nuestras identidades en las historias que contamos.

Como empresa en la que un ser humano presta ayuda a otro y comparte conocimientos con él, la medicina nunca ha estado exenta de preocupaciones narrativas. Al igual que los actos narrativos, la práctica clínica requiere el compromiso de una persona con otra y es consciente de que el compromiso auténtico es transformador para todos los participantes. La competencia narrativa permite a los cuidadores comprender por lo que pasan sus pacientes, alcanzar esa comprensión iluminada de la experiencia del otro que les proporciona precisión diagnóstica y orientación terapéutica. Y, como se ha visto más recientemente, esta misma competencia narrativa aumenta el poder de todos los profesionales de la salud para comprender, a través de la reflexión, lo que significa ser cuidador en sus propias vidas y en las de sus familias. Los hace mejores profesores, mejores investigadores, mejores colegas con todos los demás profesionales de la salud. Los capacita

---

* Los narradores de Ozark (Ozark storytellers) son conocidos por su gran capacidad e histrionismo para relatar historias de tradición oral de esa región del centro de Estados Unidos. [N. de T.]

para enfrentarse con mayor eficacia a conversaciones serias con el público sobre las opciones que nos impone la medicina y nos da el privilegio de considerar esas opciones.

La competencia narrativa, que no sustituye en absoluto a la competencia científica, permite poner todo lo que sabe un profesional al servicio —ahora— de este paciente que sufre asma y pena. Permite al médico, a la enfermera o al trabajador social proporcionar unos cuidados que fortalezcan y no menosprecien, unos cuidados que profundicen y no emboten la búsqueda de sentido del paciente ante la enfermedad. Y lo que es más importante, la medicina practicada con competencia narrativa puede salvar algunas de las diferencias entre enfermos y sanos, permitiendo a todos reconocer su propio viaje. Mediante la competencia narrativa, los cuidadores pueden hacer lo que hace cualquiera que presencia el sufrimiento —en una familia, entre amigos, en las noticias, en el escenario, en la acción, en la calle, en el hospital—: uno sabe, uno siente, uno responde y uno *se une* al que sufre.[19] Es como si las cabezas del narrador y del lector se inclinaran sobre el sufrimiento que ha sucedido en el intento de interpretarlo y comprenderlo.

Un joven vino a verme referido por su mujer, que había sido mi paciente durante algún tiempo. Ella me dijo que él llevaba años padeciendo síntomas molestos, pero que no había querido someterse a una evaluación médica. El paciente, un hombre musculoso de porte serio y rígido, describió un dolor abdominal intenso, una terrible dificultad para su tránsito intestinal y síntomas intestinales que interferirían drásticamente en su rendimiento laboral y su tiempo de ocio. Me sorprendió su estoica aceptación de estos síntomas intrusivos durante muchos años, y me di cuenta de la presión con la que se contenía durante nuestra conversación.

Llegó el momento de la exploración física. En lugar de ponerse la bata de algodón, como le había pedido, mi paciente permanecía encorvado sobre el fregadero de acero inoxidable, cerca de la camilla, con los puños apretados, la cabeza inclinada, de espaldas a mí, inmóvil. No sabía qué estaba pasando, pero sabía que no debía moverme. Me senté en mi escritorio, un cuarto de espaldas a él, con la mirada inclinada hacia abajo, detenida por el campo de fuerza de su inmovilidad. Formábamos parte de un cuadro, representando sin palabras lo que, se me ocurrió, debía de ser una vieja verdad.

---

[19] Eric Cassell, "The Nature of Suffering and the Goals of Medicine", en *New England Journal of Medicine*, núm. 306, 1982, pp. 639-645; Charles Aring, "Sympathy and Empathy", en *Journal of the American Medical Association*, núm. 167, 1958, pp. 448-452; Patricia Benner y J. Wrubel, *The Primacy of Caring*, Menlo Park, Calif., Addison-Wesley, 1989, y Louise M. Rosenblatt, *Literature as Exploration*, Nueva York, Modern Language Association, 1995.

Cuando habló, fue para decir: "Es por lo que pasó la última vez que estuve en el hospital". Y así supe que debía tener mucha precaución, lentitud y delicadeza al tocarlo, para que el examen físico no fuera una agresión, sino un esfuerzo por ayudarlo.

Llamar a esta práctica médica "medicina narrativa" aporta a los profesionales de la salud y a los pacientes un conocimiento crítico y una práctica de muchos otros campos del aprendizaje y la acción humanos. Lo que Luz y yo hicimos al reorganizar la imaginación clínica forma parte de lo que se ha convertido en un movimiento internacional hacia la incorporación de los estudios narrativos en la educación y la práctica médicas. En la actualidad, la medicina está empezando a reconocer la necesidad de conocimientos y habilidades narrativas en el cuidado de los enfermos. Del mismo modo que la medicina puede hacer más hoy en día gracias a todo lo que ha aprendido de las disciplinas científicas, la medicina puede hacer más hoy en día en virtud de todo lo que ha aprendido de las disciplinas narrativas. La medicina narrativa ha llegado a comprender que los pacientes y cuidadores ingresan como un todo —con sus cuerpos, vidas, familias, creencias, valores, historias y esperanzas para el futuro—, en la enfermedad y la sanación; y sus esfuerzos por mejorar o ayudar a otros a mejorar no pueden ser fragmentados y separados de las partes más profundas de sus vidas. En parte, esta integridad se refleja —si no se produce— en las sencillas y complejas historias que se cuentan unos a otros, ya sea en entrevistas médicas, llamadas telefónicas de emergencia en la noche o los rituales sin palabras del examen físico. Sin actos narrativos, el paciente no puede transmitir a nadie por lo que está pasando. De forma más radical y quizás igualmente cierta, sin actos narrativos, el paciente no puede comprender por sí mismo lo que significan los acontecimientos de la enfermedad. Y sin contar o escribir sobre el cuidado de un paciente en una forma narrativa compleja, el cuidador podría no *ver* el padecimiento del paciente en su forma narrativa completa, texturizada, emocionalmente poderosa y consecuente. Queda por demostrar —aunque parece una hipótesis de lo más convincente— que esa visión narrativa es necesaria para ofrecer una atención compasiva y eficaz a los enfermos.

No tanto una nueva especialidad como un nuevo marco para el trabajo clínico, la medicina narrativa proporciona a médicos, enfermeras y trabajadores sociales las habilidades, tradiciones y textos necesarios para proporcionar una atención clínica matizada, respetuosa y singular a los enfermos, al tiempo que logran un contacto genuino con las esperanzas e ideales de sí mismos y de sus colegas como profesionales de la salud. Como resultado, la atención sanitaria que practican se centra en la difícil situación de cada paciente, de cada cuidador, de cada institución sanitaria y de toda la sociedad que sufre y que intenta curarse.

2

Cerrando las brechas en la atención sanitaria

La medicina narrativa es una iniciativa muy práctica. Surge de los acontecimientos cotidianos del consultorio del médico o del enfermero, justo al lado de la abarrotada sala de espera, los cajones de la mesa llenos de recetas en blanco y martillos de goma, las gasas, los escalpelos, las agujas y la solución desinfectante,* los teléfonos sonando y las pantallas de ordenador llenas de resultados de pruebas de laboratorio. O surge en la anónima habitación de un hospital, donde desconocidos escuchan sin querer, a través de la cortina de tela verde, a un médico dar a un paciente malas noticias, noticias tristes, noticias de derrota y, a veces, aunque parezca raro, noticias de éxito y curación. Aquí se encuentran unos extraños, uno preparado para desplegar sus conocimientos clínicos y el otro preparado para lo peor.

Además de necesitar un diagnóstico y un tratamiento expertos, los enfermos graves necesitan simultáneamente que quienes los atienden reconozcan que algo valioso los ha abandonado, que una tristeza profunda y sin nombre se ha instalado en su hogar. Parecería que aquellos a quienes se ha confiado el cuidado de los enfermos deberían, por naturaleza, tener grandes reservas de consuelo, de esperanza, de ternura y de fortaleza hacia aquellos que luchan contra el dolor de la enfermedad, la incomodidad del tratamiento y la carga de todas las pérdidas.

En *Devociones,* John Donne escribe: "Así como la enfermedad es la mayor desdicha, la mayor desdicha de la enfermedad es *la soledad*".[1] Un médico que reconoce al paciente frente a la enfermedad, que respeta la fortaleza del paciente a pesar del miedo, que acompaña al paciente a través del territorio de la enfermedad que el médico conoce bien y que honra el significado del sufrimiento del paciente proporciona no sólo conocimiento de las enfermedades, sino también conocimiento de la dirección ya sea hacia la salud o hacia la capacidad de vivir auténticamente sin salud. Un médico así proporciona *compañía* para combatir el aislamiento y, con ella, una fe animadora en la capacidad del paciente para soportar lo que venga.

---

* *Betadine:* solución desinfectante de iodo povidona. [N. de T.]

[1] John Donne, *Devotions upon Emergent Occasions,* Ann Arbor, University of Michigan Press, 1959.

El Premio Pulitzer de Teatro del año 2000 recayó en una joven autora, desconocida hasta que publicó la obra *Wit*.[2] Margaret Edson captó la atención del público teatral y de la cultura en general por su representación de la erudita literaria Vivian Bearing en su terrible experiencia con un cáncer de ovario. La obra pone de manifiesto las diferencias entre esta paciente y todos los profesionales de la salud que intentan atenderla: el arrogante oncólogo que le miente, el joven médico-científico tan interesado en obtener datos para su proyecto de investigación que permanece ciego al sufrimiento de la paciente, la enfermera que no logra actuar con eficiencia frente al dolor que reconoce en Vivian. La profesora Bearing es una estudiosa de la obra de John Donne, una experta en los valientes sonetos de Donne sobre la muerte. *Wit* se desarrolla con Donne como telón de fondo, y todo lo que le ocurre a Vivian está iluminado por el inmenso poder de la visión poética de Donne sobre la muerte.[3]

Cuando la obra se estrenó en un teatro de Union Square en Nueva York, los productores tuvieron que contratar a psicólogos para que guiaran los debates sobre la obra después del estreno: ¡los espectadores se negaban a salir de la sala! Muchos acudían una y otra vez a ver la obra y luego se quedaban en sus butacas, algunos llorando, necesitados de hablar juntos sobre lo que habían presenciado. Evidentemente, los neoyorquinos reconocían que esta descripción de la atención sanitaria rutinaria era cierta o, al menos, algo a lo cual temer.

Odié la obra las varias veces que la vi. Me sentí atacada por lo que consideré una caricatura burda y unidimensional de médicos y enfermeras. Me sentí a la defensiva ante la acusación generalizada de que la medicina es una actividad cruel. No podía valorar los méritos literarios de la obra, porque≠ me sentí profundamente herida por su ataque. Muchos de mis colegas del sector sanitario aceptaron más humildemente el mensaje de Edson, organizaron lecturas o presentaciones de la obra en sus hospitales y facultades de medicina y asignaron la obra como lectura obligatoria a sus estudiantes de medicina.

Me he dado cuenta de que Edson ha hecho un gran servicio a la medicina al ofrecer, en su síntesis creativa, el retrato de una mujer compleja, aplastada por una enfermedad incurable, que descubre sus propias fallas como profesora y erudita en virtud de las fallas de sus médicos. Aquí, recuerda una sesión con su eminente profesor de Donne, E. M. Ashford, en la que discutían el Santo Soneto Diez:

---

[2] Margaret Edson, *Wit*, Nueva York, Faber and Faber, 1993.

[3] Wayne Booth, "The Ethics of Medicine, as Revealed in Literature", en Rita Charon y Martha Montello (eds.), *Stories Matter: The Role of Narrative in Medical Ethics*, Nueva York, Routledge, 2002, pp. 10-20.

E. M.: El soneto comienza con una valiente lucha contra la muerte, en la que se recurre a todas las fuerzas del intelecto y del drama para vencer al enemigo. Pero en última instancia trata de la superación de las barreras aparentemente insuperables que separan la vida, la muerte y la vida eterna.

En la edición que eligió, este significado profundamente simple se ve sacrificado por la puntuación exagerada:

Y la Muerte —*M mayúscula*— no será más —*¡punto y coma!*—.

Muerte —*M mayúscula*— *coma* —morirás— *¡signo de exclamación!*

La edición de Gardner de los Sonetos Sagrados... dice:

Y la muerte no será más, *coma*, Muerte morirás.

(Mientras recita esta línea, hace un pequeño gesto en la coma).

Nada más que un suspiro —una coma— separa la vida de la vida eterna. Es muy sencillo. Con la puntuación original restaurada, la muerte ya no es algo para representar en un escenario, con signos de exclamación. Es una coma, una pausa.

De esta manera, la manera *intransigente,* uno aprende algo de este poema, ¿no te parece? Vida, muerte. Alma, Dios. Pasado, presente. Sin barreras insuperables, sin punto y coma, sólo una coma.

VIVIAN: La vida, la muerte... Ya veo. Es un concepto metafísico. ¡Es ingenio!...

E. M.: *No es ingenio,* Srta. Bearing. Es la verdad. (14-15)

La verdad de la situación no es un concepto metafísico. La verdad de la enfermedad es el dolor, el aislamiento y la desesperanza, en la que incluso aquellos designados para cuidar de Vivian —incluido el residente de oncología Jason— se convierten en peligros, su presencia sólo expone su soledad:

VIVIAN: *(Al público)* En aislamiento, estoy aislada. Por una vez puedo utilizar un término literal. La quimioterapia que erradica mi cáncer también ha erradicado mi sistema inmunitario. En mi estado actual, todo ser vivo es un peligro para mi salud...

(JASON *entra para comprobar la entrada y salida del goteo por la vía venosa*).

JASON: *(Quejándose para sus adentros)* Realmente no tengo tiempo para esto...

VIVIAN: ... especialmente los profesionales de la salud. (46-47)

Y más tarde, cuando está muy cerca de la muerte, una muerte acelerada por el agresivo protocolo de investigación de quimioterapia, su oncólogo, el doctor Kelekian, y Jason muestran cuán agresivamente se han atrincherado contra su condición:

> KELEKIAN: Dr. Bearing, ¿le duele algo? (KELEKIAN *extiende la mano para la historia clínica;* JASON *se la entrega. Leen).*
>
> VIVIAN: *(Se incorpora, sin que el personal se dé cuenta)* ¿Me duele algo? No lo puedo creer. Sí, tengo un maldito dolor. *(Furiosa)* Tengo una fiebre de 38° con picos de 40°. Y tengo metástasis óseas en la pelvis y en ambos fémures. *(Gritando)* Hay cáncer carcomiendo mis malditos huesos, y no sabía que podía haber tanto dolor en esta tierra.
>
> *(Se deja caer de espaldas en la cama y les grita audiblemente).* Oh, Dios. (71)

Los pacientes y sus familias que asisten a las representaciones de *Wit* se sienten reconocidos o incluso reivindicados por el salvaje retrato que hace la obra de la atención sanitaria contemporánea, porque, sospecho, esa atención inhumana y, por tanto, ineficaz se representa todos los días en hospitales de todo el mundo. Los profesionales de la salud no entienden por lo que pasan los pacientes a menos que ellos mismos estén enfermos, por lo que los pacientes sienten abismos insalvables entre ellos y quienes se supone que deben cuidarlos. El aislamiento de cada uno es agobiante: el paciente aislado por el miedo a la enfermedad; el profesional aislado por el conocimiento de esta. También hay divisiones peligrosas, por ejemplo, entre enfermeros y médicos, entre cirujanos y fisioterapeutas, entre trabajadores sociales y psiquiatras y entre enfermeros a domicilio y enfermeros de hospital. Estas divisiones les impiden a todos dar lo mejor de sí mismos.

Los profesionales de la salud pueden tener conocimientos sobre la enfermedad, pero a menudo ignoran el abismo al que se asoman habitualmente los pacientes. No tienen ni idea, la mayoría de las veces, de la profundidad y el alcance del miedo y la rabia que conlleva el padecimiento. No tienen ni idea de lo mucho que cambia todo cuando el marido, la madre o el hijo están gravemente enfermos. Lo que antes parecía importante —el pago de la hipoteca, el ascenso, el Dow Jones, Oriente Medio— se marchita en comparación con el recuento de glóbulos blancos del bebé o el resultado de la TAC de cráneo de mamá. La esposa llora en la ducha y se pregunta: "¿Por qué no lo hice ir al médico cuando empezó a tener problemas para respirar? ¿Por qué no lo hice dejar de fumar? ¿Por qué seguí cocinando filetes?", mientras su marido yace, solo, a kilómetros de distancia, sin ella, en su estrecha cama de la unidad de cuidados coronarios. Todo está como perdido. Su visión de la vida se reduce a la pálida muñeca de su marido rodeada por una etiqueta de plástico con el nombre del hospital, su pálido antebrazo vendado con tubos intravenosos.

Más tarde, el cardiólogo hace su ronda en la unidad coronaria y le dice a la esposa: "Tiene una obstrucción grave en dos de sus arterias coronarias y creemos que tenemos que hacer una operación de *bypass* de urgencia de inmediato". ¿Qué significa esto? ¿Vivirá? ¿Morirá? Abrirán el corazón de su marido como si fuera una fruta magullada; se desangrará en las manos enguantadas de unos desconocidos. Pero ¿se pondrá bien? ¿Vivirá? ¿Morirá?

Pálida y con aspecto cansado, la esposa aprieta con fuerza la muñeca de su marido: más vale que no le desprenda la vía intravenosa, piensa el cardiólogo, las enfermeras han tenido problemas para ponerla en marcha. La mujer del paciente tartamudea algo sobre la alergia de su marido a la anestesia y sobre pedir una segunda opinión en Cornell. ¿No se da cuenta de lo enfermo que está su marido? Enviarlo al otro lado de la ciudad para una segunda opinión es demasiado arriesgado. Podría no sobrevivir al viaje en ambulancia. No confía en mí como médico de su marido, piensa el cardiólogo con el corazón encogido. ¿Cómo puedo hacer lo correcto ante sus sospechas?

Este médico, este paciente y esta familia están perdidos. Son incapaces de utilizar los poderes de la medicina para ayudarlos a menos que puedan comunicarse entre sí. A menos que encuentren la forma de comprender la perspectiva del otro, están condenados. La cardiopatía del marido acabará con él mientras su cardiólogo y su mujer discuten sobre el tratamiento adecuado, separados por diferencias de lenguaje y conocimiento, divididos por la desconfianza y el miedo.

Empezamos a comprender lo que *falta* en este escenario imaginario. En una repetición del escenario representado en *Wit*, lo que falta es la capacidad del profesional de la salud para comprender la difícil situación de este paciente y esta esposa. Este médico no está dotado de la imaginación, la capacidad de ver desde el punto de vista del otro, el conocimiento de los miedos y esperanzas humanos y el oído para el lenguaje y el silencio necesario para comprender plenamente la difícil situación de su paciente y de la esposa de su paciente. Si tan sólo el médico estuviera preparado, de forma rutinaria, para lidiar con la presencia estremecedora, impactante e inarticulada del miedo; ojalá estuviera sintonizado con los terrores inevitables y exorbitantes que trae consigo la enfermedad. Por *supuesto* que la esposa piensa que ella ha estado matando lentamente a su marido. Por *supuesto* que ya se imagina su vida como viuda, sus hijos como parcialmente huérfanos. Esta es la naturaleza de la enfermedad, que transporta a la gente ordinaria a imaginar pérdidas extraordinarias.

Las divisiones

Como médica, puedo hablar con cierta experiencia sobre lo que he observado que ocurre entre médicos y pacientes. Creo que las relaciones de los pacientes con las enfermeras, los trabajadores sociales y los fisioterapeutas son menos problemáticas que las que mantienen con los médicos, debido en parte a cuestiones de poder, género y clase, entrenamiento clínico y las expectativas de los pacientes sobre los diferentes profesionales.[4] Aunque las barreras aquí descritas existen sin duda en situaciones clínicas con todos los profesionales de la salud, no puedo hablar de sus consecuencias con otras profesiones distintas a la médica. Sospecho que las diferencias entre las enfermeras o los trabajadores sociales y sus pacientes no son tan terribles como las de los médicos; en un mundo ideal —quizá en un mundo de atención sanitaria narrativa—, los médicos aprenderán de los enfermeros y los trabajadores sociales a achicar ese abismo y reducir las inevitables diferencias entre todos nosotros.

A pesar de la complejidad y las consecuencias de los acontecimientos que se desarrollan en el consultorio médico, los participantes suelen estar mal preparados para su encuentro. Hablan idiomas diferentes, tienen creencias distintas sobre el mundo material, se rigen por diferentes y tácitos códigos de conducta y están dispuestos a culparse unos a otros si las cosas van mal. Muchos pacientes se sienten abandonados por sus médicos, ignorados en su sufrimiento, incrédulos cuando describen sus síntomas u objetivados por una atención impersonal.[5] Como personifica en parte el doctor Kelekian de *Wit,* la ambición intelectual, la competencia científica, el privilegio profesional y

---

[4] Véanse Barbara Ehrenreich y Deirdre English, *Witches, Midwives, and Nurses: A History of Women Healers,* Old Westbury, NY, Feminist Press, 1973, y Susan Reverby, *Ordered to Care: The Dilemma of American Nursing, 1850-1945,* Nueva York, Cambridge University Press, 1987, donde se analizan las situaciones de género, clase y poder dentro de la medicina y la enfermería.

[5] Muchos pacientes han publicado acusaciones de este tipo sobre la crueldad de la atención médica. Además de Margaret Edson, *Wit, op. cit.,* véase Louise DeSalvo, *Breathless: An Asthma Journal,* Boston, Beacon Press, 1997; Kathlyn Conway, *Ordinary Life: A Memoir of Illness,* Nueva York, W. H. Freeman, 1996, y Jay Neugeboren, *Open Heart: A Patient's Story of Life-Saving Medicine and Life-Giving Friendships,* Nueva York, Houghton Mifflin, 2003.

la codicia de muchos médicos eclipsan con demasiada frecuencia los objetivos primarios de servicio de la medicina. Lamentablemente, los pacientes se han visto obligados a elegir entre consideración y capacidad, entre compasión y ciencia.[6] Al mismo tiempo, muchos médicos se sienten agraviados por las extravagantes esperanzas que los pacientes han llegado a depositar en los poderes de la medicina. Se sienten incapaces de estar a la altura de las expectativas y exigencias desmesuradas de los pacientes de que el tratamiento médico revierta los resultados de comportamientos poco saludables, malas elecciones de salud o una mala suerte azarosa e injusta. Al darse cuenta de lo "lentas" que son sus reparaciones reales, los médicos se preparan para decepcionar a los pacientes o para ser demandados por no ser tan eficaces como todo el mundo parece creer que son.

Lo que se escenifica en estos consultorios médicos es la división entre el enfermo y el sano o, en palabras de Susan Sontag, la constatación de que "la enfermedad es el lado nocturno de la vida, una ciudadanía más onerosa".[7] A diferencia de otras divisiones —género, raza, clase, lugar, edad, tiempo— que separan a un ser humano de otro, la división entre el enfermo y el sano es caprichosa, impredecible, a veces reversible, pero finalmente irrevocable. No perdona a nadie. Uno se precipita con la velocidad de una caída montaña abajo de un lado a otro de la línea divisoria; uno se convierte tras años de cambios malignos silenciosos, célula a célula, en una persona con cáncer. El mundo se transforma tras el diagnóstico de una enfermedad grave, no sólo en los aspectos cotidianos —ahora con dolor, ahora con pastillas, ahora con pantuflas, ahora con una silla de ruedas— sino también en los más profundos pozos de significado —ahora con límites, arrepentimientos, separaciones forzadas, planes finales—.

La brecha entre los enfermos y los sanos es indeciblemente ancha. Abiertos a la fuerza por la vergüenza, la rabia, la pérdida y el miedo, estos abismos pueden ser insalvables. Y, sin embargo, para mejorarse, el paciente necesita sentirse incluido entre los que no están enfermos. El enfermo

---

[6] La elección entre simpatía y ciencia se plasma en el impresionante paso de la medicina occidental convencional a los cuidados alternativos y complementarios. Lo que los masajistas, los acupunturistas y los sanadores holísticos aportan que los médicos no ofrecen es atención y cuidado, y su falta de rigor científico se pasa por alto por los beneficios de sus cuidados. En *Sympathy and Science: Women Physicians in American Medicine,* Nueva York, Oxford University Press, 1985, la historiadora de la medicina Regina Morantz-Sánchez escribe sobre la dicotomía de género de la medicina entre la simpatía y la ciencia; algunas de las primeras médicas parecen elegir la primera mientras desdeñan la otra, o quizá sólo la desean.

[7] Susan Sontag, *Illness as Metaphor,* Nueva York, Vintage, 1979.

necesita seguir siendo, de algún modo, el mismo que era antes de la enfermedad. Para que el enfermo acepte los cuidados de extraños sanos, esos extraños tienen que formar un vínculo, un pasaje entre el enfermo y los sanos que lo atienden.

Tenemos que ver los abismos con claridad si queremos salvarlos. Aquí describo cuatro tipos diferentes de brechas que contribuyen a las separaciones entre médico y paciente. Me parecen las más urgentes entre las muchas divisiones que nos separan. Cada una de ellas refleja una dimensión peculiar de la diferencia entre el enfermo y el sano:

- *La relación con la mortalidad:* los médicos y los pacientes difieren fundamentalmente en su comprensión natural de la mortalidad. Los médicos, que conocen materialmente la muerte, aceptan la percepción real y presente de que somos mortales y moriremos, mientras que los pacientes, en función de sus propias experiencias personales con la enfermedad y la muerte, no suelen desarrollar una comprensión tan concreta. Los médicos pueden considerar la muerte como una derrota técnica, mientras que los pacientes la ven como algo impensable e inevitable.
- *Los contextos de la enfermedad:* los médicos tienden a considerar los acontecimientos de la enfermedad de forma bastante limitada, como fenómenos biológicos que requieren intervención médica o conductual, mientras que los pacientes tienden a ver la enfermedad en el marco y el ámbito de toda su vida. El concepto de enfermedad que tiene el médico puede ser incompatible con el concepto que tiene el paciente de la misma enfermedad. Se trata de dos cosas distintas.
- *Creencias sobre la causalidad de la enfermedad:* los profesionales de la salud y los pacientes pueden tener ideas profundamente contradictorias sobre las causas de los síntomas y las enfermedades, y formas fundamentalmente distintas de pensar sobre esas causas. Dado que las creencias sobre la causalidad dictan la acción y atribuyen significado a la enfermedad, al tratamiento y a la persona enferma, estas contradicciones pueden alterar la atención.
- *Las emociones de vergüenza, culpa y miedo:* estas emociones, entre otras, saturan la enfermedad y aumentan enormemente el sufrimiento que causa. A menos que se reconozcan y examinen explícitamente, estas emociones y el sufrimiento que causan pueden separar irrevocablemente al médico del paciente, impidiendo así una atención eficaz.

La relación con la mortalidad

León Tolstói escribe, en el magnífico relato *La muerte de Iván Ilich*, sobre un abogado de San Petersburgo que cae gravemente enfermo. Aunque fue escrito a mediados del siglo xix, quizá no haya habido en la literatura una descripción más elocuente, precisa y valiente de la enfermedad terminal y la muerte. Cuando el médico visita a Iván Ilych, ahora un enfermo terminal y agotado, este encuentra ofensiva la salud del médico:

> E Iván Ilych empezó a lavarse. Con pausas para descansar, se lavó las manos y luego la cara, se limpió los dientes, se cepilló el pelo y se miró en el espejo. Quedó espantado por lo que vio, especialmente por la manera lánguida en que su pelo se pegaba a su pálida frente. [...]
>
> Siempre lo mismo. Ahora surge un fulgor de esperanza, luego ruge un mar de desesperación, y siempre el dolor; siempre el dolor, siempre la ansiedad, y siempre lo mismo. [...] "Le diré a él, al doctor, que piense en otra cosa... porque es imposible, imposible, seguir de este modo". [...]
>
> Suena la campanilla de la puerta. ¿Será el doctor? Sí, es él. Viene fresco, despabilado, grueso, alegre, con expresión que parece decir: "¡Ea, está asustado por algo, pero lo arreglaremos inmediatamente!".
>
> El doctor se frota las manos enérgica y reconfortantemente. [...]
>
> "Entonces, ¿cómo está?". [...]
>
> Iván Ilych lo mira como diciendo: "¿De verdad nunca se avergüenza de mentir?". Pero el médico no quiere entender esta pregunta, e Iván Ilych dice: "Tan terrible como siempre. El dolor nunca me abandona y nunca cede. Si tan sólo algo..."
>
> "Sí, los enfermos siempre sois así".[8]

Lo que a Iván le parece insoportable es el contraste entre su cuerpo aterradoramente consumido y el del médico, sano, rollizo y alegre. Quienquiera que ocupe el papel de médico —independientemente de su estado de salud física real— representará la salud para la persona diagnosticada de

---

[8] León Tolstói, "The Death of Ivan Ilych", en *The Death of Ivan Ilych and Other Stories*, trad. de Aylmer Maude, Nueva York, Signet, 1960, pp. 95-156.

enfermedad. Lo que los distingue, fundamentalmente, es que Iván se está muriendo y el médico no.

Al igual que Iván, el recientemente declarado enfermo mira a través del escritorio o la mesa de exploración para ver al no enfermo, ejemplificado en ese momento por el médico que echa un vistazo a la historia clínica, resumiendo los números, evaluando las posibilidades del paciente, ajeno al horror del paciente ante su cambio de estado, aparentemente satisfecho de estar libre de la enfermedad. La presencia de la salud en el consultorio puede ser irritante, burlona. "¿Qué dioses intervinieron en tu favor… —puede preguntar en silencio el paciente— … que te has librado del sida que padezco, del cáncer de pulmón que padezco, de la diabetes que padezco? ¿Qué dioses no intervinieron en mi favor para protegerme la vista, la función de mis riñones, mi mente?". Esta conciencia de la mortalidad, tan diferente para el paciente y para el médico, señala la posición actual de uno en la trayectoria de la vida, calculando qué parte de la vida se ha vivido y qué parte queda por vivir.

Un anciano se estaba muriendo. Había sufrido un gran infarto cerebral, que lo dejó parcialmente paralizado y con la capacidad de decir una sola palabra, el nombre de su esposa, "Sarah". Una y otra vez gritaba: "Sarah, Sarah". Su rítmico lamento de una sola palabra me dijo a mí, una inexperta estudiante de medicina de tercer año, todo lo que no podía expresar con palabras. Su lamento me transmitió que estaba perdido, que se sentía solo, que quería estar con quienes pudieran reconocerlo, incluso en su estado alterado. Durante el tiempo que ayudé a cuidarlo, llegué a conocer muy bien su cuerpo. Lo examiné y le saqué sangre con toda la ternura que pude y poco a poco llegando a saber cómo no hacerle daño. Creo que llegó a reconocerme, o al menos a mis manos en su cuerpo.

Sarah y su hija solían estar en su habitación, firmes ante su sufrimiento, desconsoladas incluso antes de su muerte por ya haberlo perdido. Ellas también se lamentaban, con un vocabulario no más elocuente que esa su única palabra.

La noche que murió, recuerdo que yo estaba de guardia y pasé frecuentemente por su habitación. Recuerdo muy específicamente cómo estaba acostado de lado y que agitaba sus delgados brazos delante de la cara y luego los doblaba con las palmas hacia fuera, como si quisiera protegerse de algún visitante indeseado. En retrospectiva, me pregunté si había visto a la muerte viniendo por él, si había sabido antes que los demás que se lo llevaban. Siempre me pregunto lo que debió sufrir al saberlo.

Recuerdo que al día siguiente todo nuestro equipo tuvo que ir a su autopsia. El patólogo mostró los órganos de mi paciente en bandejas rectangulares de acero inoxidable: sus riñones encogidos, su corazón hinchado. Intenté ocultarles mis lágrimas a mi interno y a mi residente, pero cómo lloré al verlo tan finalmente muerto, tan finalmente sin vida, a este hombre al que había intentado cuidar, a este hombre al que había visto declinar.

Al día siguiente de su muerte, su mujer y su hija vinieron a recoger sus pertenencias al hospital. Su hija me hizo un regalo para agradecerme por haber cuidado a su padre, una pequeña bufanda que he conservado durante las muchas mudanzas que he hecho a lo largo de las décadas. La conservo como un recuerdo de él y de todo lo que él y su familia me enseñaron sobre la pena, la muerte y el amor.

Pensar en este hombre y en su familia me ayuda a reflexionar sobre la solemnidad de lo que hacemos cada día. Este momento cambió sus vidas: para su hija, hay un antes y después de la muerte de su papá. Para su mujer, ahora es viuda. Para él, por supuesto, no podemos saberlo. Para mí, como estudiante de medicina inexperta que presenciaba su primera muerte, fue una profunda, triste y aterradora comprensión de que me había entregado al misterio, a una pérdida irrevocable, a una tristeza irremediable. También fue el comienzo de mi experimentar estos trágicos acontecimientos humanos dentro de la cápsula de la patología, del deber técnico y de la inevitable culpa por la impotencia de la medicina.

Como resultado de estos elementos rutinarios del entrenamiento médico, los médicos sufren dos creencias ilusorias contradictorias sobre su propia mortalidad. Por un lado, las duras pruebas de la etapa de formación, durante la cual se ven inundados por la enfermedad y la muerte de otras personas, pueden transmitir la creencia irracional de que ese contacto íntimo con la enfermedad y la muerte les confiere inmunidad. El consuelo del residente, para los insoportables meses de cuarenta horas seguidas de entrenamiento, es la creencia irracional de que nunca morirá. Pero igualmente poderosa es la opuesta y clara comprensión de que todos deben morir, de que nadie escapa a la muerte y de que la muerte nunca es fácil. Cuando escribí a un antiguo estudiante de medicina para pedirle permiso para reproducir en este libro la descripción de una muerte de la que había sido testigo y sobre la que había escrito, me contestó sobre su vida como residente de cirugía general en un ajetreado servicio de trauma: "Resulta extraño recordar un solo fallecimiento a estas alturas de la residencia, cuando los muertos de West Harlem parecen haber volado entre mis pies como tantas hojas otoñales".

Los pacientes sufren sus propias creencias ilusorias sobre la muerte. Dependiendo de su propio contacto con la muerte —en el ejército, como paciente hospitalizado, con pérdidas familiares, a través de experiencias personales de violencia política o trauma natural—, un paciente puede sentir la muerte como un enemigo personal o como una abstracción distante. Algunos pacientes sienten que han evitado la muerte muchas veces y que, como los gatos, seguirán encontrando más y más vidas dentro de sí mismos. Otros —quizá por razones religiosas o psicológicas— sienten que su propia ración se está acabando o que su propio postre está llegando a su fin. Como nos recuerda Susan Sontag, la constante exposición en los medios de comunicación de la violencia de la guerra, la represión y las catástrofes naturales conmociona al espectador y, al mismo tiempo, le inculca el rechazo a la destrucción repetida e indescriptible de seres humanos.[9] Si la guerra de Vietnam se combatió como si fuera en nuestras salas de estar y la invasión de Irak ocurrió como en un videojuego, la relación del profano contemporáneo con la muerte es muy detallada, en virtud de la red global de imágenes e información que ahora nos rodea, dejándonos familiarizados con la muerte, pero seguros de que sólo ocurre muy lejos. Y, sin embargo, en parte porque el sistema sanitario actual aísla a la gente de la muerte trasladándola del hogar a los hospitales, la gente tiene poca idea concreta de lo que realmente ocurre cuando se acerca la muerte, de qué es ese paso de los vivos a los muertos.[10]

La conciencia de la mortalidad, aunque muy diferente para el médico y el paciente, no tiene por qué separarlos. ¿Qué pasaría si los médicos preguntaran, de forma rutinaria, por la valoración que cada paciente hace de su estado de salud actual o por lo cerca que se siente de su fin? Los médicos querrían saber algo sobre la valoración sincera que hace cada paciente de su estado de salud, tanto de la supervivencia como de la fragilidad, tanto de la esperanza como de la resignación.[11] Y quizá los médicos podrían compartir

---

[9] Susan Sontag, *Regarding the Pain of Others,* Nueva York, Farrar Straus and Giroux, 2002.

[10] Cuando el cirujano Sherwin Nuland escribió *How We Die: Reflections on Life's Final Chapter,* Nueva York, Knopf, 1994, pretendía llenar este vacío en el conocimiento de los profanos sobre lo que realmente les ocurre a las personas en el transcurso de la muerte. La combinación de prosa patológica, fenomenológica y lírica del libro atestigua las dimensiones extraordinariamente complejas de estos momentos al final de nuestras vidas. El movimiento Hospice, por supuesto, trata de familiarizarse con la inevitabilidad de la muerte y el consuelo disponible para todos los implicados, al admitirla entre nosotros. Véanse las publicaciones recientes de Michael Kearney y Timothy Quill sobre el cuidado de los enfermos terminales.

[11] Véanse, por ejemplo, los trabajos en curso que caracterizan la contribución del optimismo del paciente a los resultados clínicos de salud y recuperación. Michael Scheier, Karen A. Matthews, June F. Owens, Richard Schulz, Michael W. Bridges, George J. Magovern y

con los pacientes parte de su realismo sobre la muerte. En lugar de parecer regodearse en estar libres de una enfermedad evidente, los médicos podrían llegar a alcanzar un equilibrio entre sus dos creencias ilusorias sobre la muerte y luego ayudar a los pacientes a lograr una percepción equilibrada de su propia relación con el final de su vida.

Los médicos pueden contemplar la muerte con la preocupación de haberla causado —ya sea de forma intencional, pasiva, por negligencia o error—, y los pacientes pueden contemplarla como algo que temen, desafían o desean. La muerte divide no sólo a los médicos de los pacientes, sino también a todos los enfermos de todos los sanos y al yo vivo del yo moribundo. Y, sin embargo, si la muerte parece dividir a menudo, también une como el elemento universalizador y, en última instancia, humanizador de la vida. En la escena final del magnífico relato de James Joyce "Los muertos", Gabriel reflexiona mientras se enfrenta al conocimiento del amante de su esposa, fallecido hace mucho tiempo, Michael Furey, y a las muertes futuras que tan fácilmente puede imaginar:

> La nevada era general en toda Irlanda. Caía sobre cada parte de la oscura llanura central, sobre las colinas sin árboles, caía suavemente sobre el pantano de Allen y, más al oeste, caía suavemente en las oscuras olas rebeldes del Shannon. Caía, también, sobre cada parte del solitario cementerio de la colina donde yacía enterrado Michael Furey. Yacía densamente esparcida sobre las torcidas cruces y lápidas, en las puntas de las pequeñas rejas, sobre las áridas espinas. Su alma se desvaneció lentamente mientras oía la nieve caer tenuemente por el universo y caer tenuemente, como el descenso de su último fin, sobre todos los vivos y los muertos.[12]

Charon* es un nombre serio para un médico, que recuerda a Caronte, el barquero de la mitología griega que transporta a los muertos a través del río Estigia hasta el Hades. Mi abuelo, el doctor Ernest Charon, mi padre, el doctor George Charon, y yo estamos marcados por este triste

---

Charles S. Carver, "Optimism and Rehospitalization after Coronary Artery Bypass Graft Surgery", en *Archives of Internal Medicine,* núm. 159, 1999, pp. 829-835, y Michael Scheier y Charles S. Carver, "Effects of Optimism on Psychological and Physical Well-Being: Theoretical Overview and Empirical Update", en *Cognitive Therapy and Research,* núm. 16, 1992, pp. 201-228.

[12] James Joyce, "The Dead", en *Dubliners,* Nueva York, Viking Press, 1961, pp. 223-224.

nombre. La primera vez que un paciente reconoció el significado de mi nombre fue en las salas del hospital, cuando yo era estudiante de medicina de tercer año. Un hombre de 26 años se estaba muriendo de un carcinoma hepatocelular con múltiples metástasis. El primer día que me incorporé al equipo, leyó mi etiqueta roja de estudiante y me dijo: "¿Así que esto es?". Murió dos días después de una hemorragia pulmonar. Horrorizada por haber contribuido al sufrimiento de este desafortunado joven, pensé que debía cambiarme el nombre. Sin embargo, no lo hice, dándome cuenta poco a poco de que la tarea de Caronte es la nuestra: conocer lo mejor que podamos cómo recorrer ese viaje, cómo reconocer esa orilla.

Los contextos de la enfermedad

Cualquier fenómeno debe contextualizarse para poder entenderse. Situamos los acontecimientos en el espacio y los historiamos en el tiempo, registrando su contigüidad con acontecimientos relacionados y separándolos al mismo tiempo de otros que nos distraen. Los esfuerzos por dar sentido a cualquier cosa —la batalla de Gettysburg o *Las alas de la paloma*— requieren decisiones fundamentales sobre los ámbitos en los que deben considerarse. Las diferencias de interpretación proceden, en gran parte, de las diferencias en la forma en que contextualizamos el asunto en cuestión.[13]

El contexto de los acontecimientos de la enfermedad puede delimitarse, por ejemplo, en torno a la arteria coronaria descendente anterior izquierda de nuestro paciente en la Unidad Coronaria, o en torno a las vidas de este paciente, su esposa, la experiencia de su familia en el pasado y sus esperanzas para el futuro. Hace años, el psiquiatra George Engel propuso lo que denominó el marco "biopsicosocial" para la medicina, sugiriendo que la medicina tenía que tener en cuenta no sólo los cambios biológicos de la enfermedad, sino también las consecuencias familiares, comunitarias y

---

* Charon es la grafía inglesa utilizada para hacer referencia al personaje de la mitología griega que en castellano se designa con el nombre de Caronte. [N. de T.]

[13] Véase W. J. T. Mitchell (ed.), *The Politics of Interpretation,* Chicago, University of Chicago Press, 1983, una serie de ensayos en los que se examinan estas operaciones intelectuales fundamentales. Véase también E. D. Hirsch, *Validity in Interpretation,* New Haven, Yale University Press, 1967, para un estudio de la interpretación como ejercicio de dominio, y Wolfgang Iser, quien, en *The Range of Interpretation,* Nueva York, Columbia University Press, 2000, sugiere que la interpretación es un modo de traducción.

sociales de la enfermedad.[14] El trabajo de Engel fue esencial para desafiar a la práctica médica y a las facultades de medicina a mirar más allá de la fisiopatología hacia los factores sociales y culturales que permiten la enfermedad, que alteran el comportamiento de los pacientes frente a la enfermedad o que influyen en la eficacia del tratamiento médico. Una sólida labor de investigación en sociología médica, medicina conductual y estudios culturales de la salud y la enfermedad sigue ampliando los conocimientos de la medicina sobre lo que, en definitiva, constituye la salud y lo que significa una respuesta eficaz a ella.[15] El sociolingüista Elliott Mishler describe de la mejor manera los contextos que chocan en el consultorio del médico. Examinó entrevistas médicas rutinarias grabadas y transcritas y distinguió entre los tramos de conversación originados en lo que él denomina el Mundo de la Medicina y los originados en el Mundo de la Vida. En su estudio fundamental de 1986, *The Discourse of Medicine: Dialectics of Medical Interviews* [El discurso de la Medicina. Dialéctica de las entrevistas médicas], Mishler traza el curso de las conversaciones que oscilan entre un extremo y otro del significado. Mientras el médico entrevista a una paciente con dolor abdominal, se entera de su considerable consumo de alcohol:

"¿Desde cuándo bebes tanto?".

"Desde que murió mi marido".

"¿Cuánto hace de eso?".[16]

Se abre un abismo entre el médico que coloca los síntomas de la paciente en orden cronológico y les adjudica, quizás, un sentido biológico y la paciente que ofrece sus síntomas en el orden de desarrollo de su vida dándoles, quizás, un sentido personal.

Una paciente horrorizada relató cómo un médico la insultó gravemente durante su primera visita. "Me preguntó si mis dos hijas tenían el mismo padre. ¿Qué estaba pensando de mí?". Mientras la paciente sentía que la habían tomado por una mujer ligera, el médico, sin duda, estaba siguiendo

---

[14] George Engel, "The Need for a New Medical Model: A Challenge for Biomedicine", en *Science,* núm. 196, 1977, pp. 129-136.

[15] Véanse David Morris, *Illness and Culture in the Postmodern Age,* Berkeley, University of California Press, 1998; Phil Brown, *Perspectives in Medical Sociology,* Long Grove, Ill., Waveland Press, 2000; David Mechanic, *Medical Sociology,* Nueva York, Free Press, 1978; Arthur Kleinman, Veena Das y Margaret Lock (eds.), *Social Suffering,* Berkeley, University of California Press, 1997, para ejemplos en estos vastos campos de comentario social sobre la enfermedad biológica.

[16] Elliott G. Mishler, *The Discourse of Medicine: Dialectics of Medical Interviews,* Norwood, NJ, Ablex Press, 1984, p. 85.

su rutina de la primera visita, empezando por la historia de la enfermedad actual, la historia médica pasada y la historia social. Cuando llegó a la llamada historia familiar, quizás intentó ahorrar tiempo dibujando el árbol genealógico al mismo tiempo que recogía la información sobre las enfermedades familiares del nuevo paciente. Uno no sabe dónde dibujar el símbolo de cada hijo sin conocer la identidad de ambos progenitores, y así, la pregunta del médico sobre el padre de sus hijas era simplemente una pregunta formal del Mundo de la Medicina, mientras que la paciente la tomaba como una pregunta de sentido del Mundo de la Vida.

Este choque de contextos opone el impulso reductor del médico al impulso multiplicador del paciente. El reduccionismo de la medicina estrecha su mirada, eliminando lo que prolifera en torno a los fenómenos biológicos de la enfermedad, en la vida generativa y fecunda del paciente. Es como si la medicina fuera ametafórica. Lo que está en juego en este conflicto es la singularidad de la vida del paciente. El médico debería aprender a preguntarse qué es *diferente* en esta enfermedad tal y como se manifiesta en este paciente concreto. Al mismo tiempo, el médico debería preguntarse qué tiene de único este paciente como huésped de esta enfermedad. La medicina clínica sólo está empezando a adaptar los enfoques terapéuticos de las enfermedades a cada paciente. Sólo recientemente los investigadores clínicos han distinguido entre la forma en que los hombres y las mujeres experimentan los síntomas de una enfermedad y cómo responden a los tratamientos para ellos.[17] Sólo recientemente hemos empezado a comprender, a nivel genético y molecular, por qué algunas enfermedades ocurren con más frecuencia o actúan de forma más agresiva en algunas razas que en otras.

El reciente crecimiento de la atención centrada en el paciente es una respuesta a la estrechez de la contextualización de la medicina.[18] La atención centrada en el paciente es un movimiento conceptual y clínico, surgido

---

[17] Sólo en la década de 1990, los NIH [National Institutes of Health] insistieron en que las mujeres y los miembros de razas minoritarias participaran en ensayos clínicos de fármacos experimentales debido a la incapacidad de generalizar la respuesta terapéutica de un sexo a otro o de una raza a otra. La revista *Journal of Gender-Specific Medicine*, de reciente aparición, informa sobre hallazgos propios en pacientes masculinos o femeninos, respetando sus diferencias ineludibles a lo largo de la entrega de atención médica.

[18] Véase el informe del Committee on Quality of Health Care in America, Institute of Medicine, *Crossing the Quality Chasm: A New Health System for the 21st Century,* Washington DC, National Academy Press, 2001, pp. 48-51, para un resumen de la evolución de la atención centrada en el paciente.

tanto en Estados Unidos como en el Reino Unido, que hace hincapié en las perspectivas y deseos del paciente en todos los aspectos de la atención sanitaria. Esta atención respeta las preferencias de los pacientes, atiende sus necesidades de información y educación, implica a familiares y amigos, garantiza la continuidad y la coordinación de la atención y aborda los aspectos emocionales de la enfermedad. Una de las líderes del movimiento, Moira Stewart, señala que "los pacientes quieren una atención centrada en el paciente que [...] busque una comprensión integrada del mundo del paciente, es decir, su persona en su totalidad, sus necesidades emocionales y sus problemas vitales; que encuentre una base común sobre cuál es el problema y llegue a un acuerdo mutuo sobre el tratamiento [...] y que mejore la relación continua entre el paciente y el médico".[19] La atención centrada en el paciente es, en efecto, una atención sanitaria sin las brechas.[20]

A medida que la medicina madure, quizá sus profesionales desarrollen la habilidad de registrar los contextos singulares que dan sentido a cada situación clínica y asuman la responsabilidad de aprender sobre aspectos singulares de las vidas de sus pacientes. Tales esfuerzos están destinados a mejorar la eficacia clínica, no sólo orientando la elección de las intervenciones terapéuticas, sino también alertando a los médicos de todas las consideraciones que podrían ayudar o dificultar que los pacientes sigan las recomendaciones médicas y se conviertan en verdaderos socios en la

---

[19] Moira Stewart, "Towards a Global Definition of Patient Centred Care", en BMJ, núm. 322, 2001, p. 444.

[20] Véase Moira Stewart, Judith B. Brown, Wayne W. Weston, Ian R. McWhinney, Carol L. McWilliams y Thomas Freeman, *Patient-Centered Medicine: Transforming the Clinical Method*, Abingdon, UK, Radcliffe Medical Press, 2003. La Agencia para la Investigación y la Calidad de la Atención Sanitaria de Estados Unidos ofrece recursos en Internet para ayudar a pacientes y proveedores a tomar decisiones de atención sanitaria individualizadas, desde la elección de cirugía o espera vigilante para la hbp [hiperplasia prostática benigna] hasta la elección de un plan de atención sanitaria para los pacientes en función de sus síntomas y preferencias individuales. Investigadores del Reino Unido estudian también la influencia de la toma de decisiones compartida en los resultados y ofrecen orientación a los pacientes a través del Centro para la Calidad de la Información Sanitaria. Véanse Halsted Holman y Kate Lorig, "Patients as Partners in Managing Chronic Disease: Partnership Is a Prerequisite for Effective and Efficient Health Care", en BMJ, núm. 7234, 2000, pp. 526-527, y Michael Barry, Floyd Fowler, Albert G. Mulley Jr. *et al.*, "Patient Reactions to a Program Designed to Facilitate Patient Participation in Treatment Decisions for Benign Prostatic Hyperplasia", en *Medical Care*, núm. 33, 1995, pp. 771-782, como ejemplos de la voluminosa literatura sobre la importancia de reconocer y respetar las preferencias de los pacientes a la hora de adecuar su atención sanitaria.

consecución y el mantenimiento de la mejor salud a su alcance. Y lo que es aún más importante, estas asociaciones pueden ayudar a igualar el terreno en el que todos nos encontramos como enfermos y como sanos, contribuyendo a nuestros esfuerzos por ver con claridad nuestros cuerpos y nuestras vidas en el tiempo, en relación y en significado.

Creencias sobre la causalidad de la enfermedad

Las *causas* de las enfermedades pueden entenderse de formas divergentes e incluso contradictorias, lo que a menudo da lugar a diferencias desconcertantes y perjudiciales entre médicos y pacientes. Los médicos pueden estar convencidos de que las reacciones celulares autoinmunes de las articulaciones, probablemente de origen viral y genético, causan los síntomas de la artritis reumatoide. ¿Qué ocurre cuando la paciente está convencida de que el dolor de sus manos se debe a todas las tareas domésticas que ha realizado durante décadas? Los médicos occidentales pueden atribuir los trastornos convulsivos a focos anormales de actividad eléctrica en el tejido neuronal del cerebro, mientras que los padres hmong de una niña con epilepsia atribuyen los ataques a la incapacidad de los espíritus ancestrales de su familia para calmarse.[21] Es probable que prescribir metotrexato para la artritis o difenilhidantoína para las convulsiones no funcione, no sólo porque probablemente no traguen las pastillas, sino también porque las otras causas —biológicas o no— seguirán ejerciendo su poder sobre el comportamiento, las expectativas y sensaciones de los pacientes. Las ideas sobre las causas y las curas de las enfermedades, que son tanto cuestiones de creencias como de hechos, están profundamente arraigadas en la cultura, la religión y la familia de cada uno, y las discrepancias entre las ideas causales del médico y el paciente son inveteradamente difíciles de mediar.

Las creencias sobre la causa de la enfermedad —o etiología— recapitulan ideas propias muy arraigadas sobre cómo se organiza el universo. (Recuerdo que una vez asistí a un seminario en el que el disertante hablaba de la etiología de la tuberculosis. Seguí todo lo que dijo con gran interés y sólo al final del seminario me enteré de que la palabra que estaba diciendo no era "etiología", sino "ideología", pronunciada con la "i" corta.* En ambos

---

[21] El brillante estudio de Anne Fadiman (*The Spirit Catches You and You Fall Down: A Hmong Child, Her American Doctors, and the Collision of Two Cultures,* Nueva York, Farrar, Straus and Giroux, 1997) sobre la forma en que la cultura hmong entiende la enfermedad es un ejemplo admonitorio para todos los profesionales de la salud que trabajan con miembros de otras culturas.

casos, todo el debate tenía sentido). Los médicos pueden estar convencidos de la causa de una enfermedad sólo mediante pruebas científicas replicables, mientras que los pacientes pueden verse influidos en sus creencias sobre la etiología por la fe, la cultura, la tradición familiar y las nociones míticas/mágicas sobre la biología humana. Las creencias de los médicos sobre la etiología se revisan cada vez que se dispone de nuevos conocimientos o datos. Su insistencia en la verdad de un hecho causal sólo se ve igualada por su certeza en la verdad de una afirmación contrapuesta más convincente. Es decir, los motivos por los que las personas con formación científica suscriben una creencia causal son a la vez rígidos y revisables, mientras que los motivos de una creencia profana en la causalidad de la enfermedad pueden basarse menos en hallazgos de última hora y más en un sentido duradero y significativo del funcionamiento del mundo. Y así, cuando el cardiólogo y la mujer del paciente se reúnen en la unidad de cuidados coronarios, no sólo está en juego la necesidad de una operación a corazón abierto: toda su forma de entender el universo está en conflicto mientras analizan el futuro de este paciente y marido.

Los enfrentamientos sobre la etiología oponen lo general a lo particular.[22] Los médicos, por regla general, ofrecen explicaciones de una enfermedad que "se aplican" a más de una persona, y un hallazgo, una teoría o un método deben ser generalizables si han de ser clínicamente útiles. Los pacientes, por otra parte, no suelen preocuparse si lo que es cierto para su enfermedad lo es *sólo* para ellos. Es más: se dan cuenta del valor de reconocer lo que es cierto sólo para su enfermedad, con la esperanza de que sus cuidadores también reconozcan la importancia de estos fenómenos únicos. Lo que es cierto sólo de su enfermedad es cierto sólo de ellos, y así la experiencia de estar enfermo —aunque sea un pequeño consuelo— al menos revela algo duradero sobre uno mismo.

Se puede rastrear el desarrollo de las creencias de la medicina occidental acerca de la enfermedad desde sus raíces hipocráticas y galénicas hasta el presente atendiendo a las diferencias entre lo general y lo particular.[23] Los anticontagionistas de la década de 1840 en Inglaterra, por ejemplo,

---

* En inglés, ideología y etiología pueden confundirse de acuerdo a las pronunciaciones "et" o "id" al inicio de la palabra. [N. de T.]

[22] Rita Charon, "To Build a Case: Medical Histories as Traditions in Conflict", en *Literature and Medicine*, núm. 11, 1992, pp. 115-132.

[23] Estoy en deuda con Eric Cassell por su tutorial privado sobre la epistemología de la medicina moderna. Aquí cito en gran medida no sólo sus escritos, sino también sus conversaciones y su inspiración. Véase en particular el capítulo 1, "Ideas in Conflict: The Rise and

entendían que el cólera estaba causado por fuerzas miasmáticas o globales o religiosas que se ejercían en el medio ambiente con poca atención a las conductas específicas de la mujer de limpieza o el fabricante de arneses, mientras que los contagionistas creían que el cólera era causado por sucesos específicos dentro de los cuerpos y proximidades de los pacientes afectados.[24] En la actualidad, los "investigadores cuantitativos" se enfrentan con acritud a los "investigadores cualitativos" a la hora de realizar estudios sobre la salud y la enfermedad: un grupo sólo acepta hallazgos que puedan reproducirse y generalizarse y el otro se ocupa de los aspectos de la enfermedad que son singulares y, bueno, narrativos.[25]

En 1923, el doctor F. G. Crookshank publicó una crítica contundente acerca de la postura sesgada que la medicina occidental tiene sobre la naturaleza de la enfermedad. Dicha crítica apareció como suplemento de *The Meaning of Meaning*, escrito y editado por los eminentes literatos y teóricos de la estética I. A. Richards y C. K. Ogden. Crookshank cuestionó la noción errónea y peligrosa de pensar que una enfermedad es una cosa. Recordó a sus lectores que la gente se inventa enfermedades para tener medios conceptuales para atender a los síntomas y formas confiables de tratarlas. Y sin embargo, ruega Crookshank, en el universo, las enfermedades no pueden ser medidas como entidades individuales. Por el contrario, son formas de hablar:

> Es un vulgar error médico hablar, escribir y, en última instancia, pensar, como si estas *enfermedades* que nombramos, estas *referencias generales* que *simbolizamos,* fueran cosas únicas con existencias externas. [...] Sin embargo,

---

Fall of New Views of Disease", en *The Nature of Suffering and the Goals of Medicine,* Nueva York, Oxford University Press, 2004, pp. 3-15.

[24] Véase Arnold Weinstein (ed.), "Contagion and Infection", en *Literature and Medicine,* núm. 22, 2003, pp. 1-115, número especial para una colección de ensayos sobre la naturaleza del contagio y sus teorías dentro del auge de la medicina occidental. Véanse también Harris Coulter, *Divided Legacy: A History of the Schism in Medical Thought,* vol. 1, Washington DC, Weehawken, 1975, y Robert Hudson, *Disease and Its Control: The Shaping of Modern Thought,* Westport, Conn., Greenwood Press, 1983, para obtener resúmenes útiles de estos avances.

[25] Un brote casi risible de este enfrentamiento se publicó en el *Journal of General Internal Medicine* en 1998. Véase el ensayo de Roy Poses y A. M. Isen ("Qualitative Research in Medicine and Health Care: Questions and Controversy", en *Journal of General Internal Medicine,* núm. 13, 1998, pp. 32-38), en el que refutaban maliciosamente los hallazgos de los investigadores cualitativos y el aluvión de respuestas indignadas.

en la jerga hospitalaria, las "enfermedades" son "entidades mórbidas" y los estudiantes de medicina creen con cariño que estas "entidades" existen de algún modo *in rebus Naturae* y que fueron descubiertas por sus profesores del mismo modo que lo fue América por Colón.[26]

Crookshank concluye esta sección calificando la noción de las enfermedades como entidades de "herencia de Galeno":

> Que nuestra agrupación de casos similares como casos de la misma enfermedad es puramente una cuestión de justificación y conveniencia, susceptible en cualquier momento de sustitución o ajuste, no se admite en ninguna parte; y se mantiene la esperanza de que un día conoceremos todas las enfermedades que "hay", y todo lo que hay que saber sobre ellas.

Aunque la búsqueda del diagnóstico *siempre* forma parte de un esfuerzo por curar o al menos aliviar sus síntomas, la búsqueda del diagnóstico puede eclipsar o incluso reemplazar el intento de aliviar el sufrimiento. En palabras de Eric Cassell:

> Cuando un paciente padece un cáncer muy extendido del que se desconoce el [origen] primario, los médicos suelen hacer todo lo posible por encontrar el lugar de origen, a pesar de que ello pueda causar grandes molestias al paciente sin ofrecerle *ningún* beneficio. Lo hacen porque la teoría de la enfermedad (el concepto de que cuando la gente está enferma siempre se puede descubrir una enfermedad cuyas características constantes proporcionan una base racional para la enfermedad y para la acción de los médicos) dicta la importancia de hacer un diagnóstico: conocer la enfermedad […] La necesidad de conocer la enfermedad entra en conflicto con el principio más fundamental: "Por encima de todo, no hagas daño".[27]

El esfuerzo, en definitiva, por asignar causalidad a los síntomas es un esfuerzo por *saber* y, por tanto, controlar. Si un psiquiatra elige un número hasta el segundo punto decimal del DSM-IV para significar la condición de un paciente mentalmente enfermo o un paciente que afirma que sus cefaleas provienen de las tormentas, todos los que sufren o intentan aliviar el

---

[26] F. G. Crookshank, "The Importance of a Theory of Signs and a Critique of Language in the Study of Medicine", en C. K. Odgen e I. A. Richards, *The Meaning of Meaning*, suplemento 2, Nueva York, Harcourt, Brace and World, 1923, p. 342.

[27] Eric Cassell, *The Nature of Suffering and the Goals of Medicine, op. cit.*, p. 5.

sufrimiento se esfuerzan por desterrar lo desconocido de sus padecimientos y reemplazarlo por lo conocido.

Aunque, en retrospectiva, la hipótesis de la causalidad sea errónea —el quiasma no causa el cólera, pero la toxina del *Vibrio cholera* sí—, la hipótesis ha servido para limitar temporalmente la incertidumbre, dando al menos la impresión de una acción decidida frente a la enfermedad y cierta ayuda para tolerar la incertidumbre que queda.

Después de que su cordial y alegre médico abandona a Iván Ilych, habiéndole mentido, llega el especialista:

> A las once y media llegó el célebre especialista. De nuevo empezaron los ruidos y las conversaciones significativas en su presencia y en otra habitación, sobre los riñones y el apéndice, y las preguntas y respuestas, con tal aire de importancia que, de nuevo, en lugar de la verdadera cuestión de la vida y la muerte que ahora sólo le enfrentaba a él, surgió la cuestión del riñón y el apéndice que no se comportaban como debían y que ahora serían atacados por Miguel Danilovich y el especialista y obligados a enmendar sus caminos.[28]

Iván muere solo, doblemente herido por su enfermedad y por el engaño de sus médicos y familiares, que no tienen el valor de afrontar con él lo desconocido, "la verdadera cuestión de la vida y la muerte". Nada aliviará la incertidumbre de los pacientes ante la enfermedad, pero quizá sus médicos puedan ayudarlos a articular la incertidumbre y así vivir con ella de forma menos dolorosa. Nuestros enfrentamientos, al final, sobre las causas de la enfermedad significan la necesidad desesperada de respuestas, de saber, de certeza sobre por qué aparece la enfermedad y cómo remediarla. El puente sobre este abismo puede no venir de un mayor conocimiento o de epistemologías compartidas, sino de la valentía de afrontar las contingencias de la salud, la enfermedad y la muerte.

Las emociones de la vergüenza, la culpa y el miedo

Las emociones de la vergüenza, la culpa y el miedo erigen las brechas más infranqueables entre médicos y pacientes. Empezaré por la vergüenza. Para algunas personas, hablar de lo que ocurre en el interior del cuerpo es vergonzoso. Los pacientes a menudo no se sienten cómodos hablando con los médicos —especialmente del sexo opuesto— sobre sus prácticas sexuales, hábitos intestinales, abuso de sustancias o problemas emocionales.

---

[28] León Tolstói, "The Death of Ivan Ilych", *op. cit.*, p. 143.

Preguntas acerca de estos temas muchas veces quedan sin hacerse por ver-güenza o humillación.[29] Si los pacientes se avergüenzan de hablar de estos síntomas, a los médicos les da vergüenza oírlos o no encuentran la ecua-nimidad para preguntar sobre ellos. Además, algunos médicos no pueden preguntar sobre aspectos concretos de los síntomas de los pacientes porque temen ceder al voyeurismo o a la curiosidad no profesional. Y así, el médi-co y el paciente confabulan en sus experiencias de vergüenza o en sus tác-ticas para evitarla, todo ello truncando la atención a aspectos importantes de la salud y la enfermedad.

Si la vergüenza es la experiencia interior que uno debe ocultar a los demás, su contrapartida, la culpa, es la comprensión arrepentida de haber hecho algo mal. La culpa satura las vidas de pacientes y profesionales de la salud. Parte de la culpa que experimentan los pacientes está justificada: el fumador que desarrolla un cáncer de pulmón o un enfisema *sabe* de su responsabilidad en haberlos provocado y, por lo tanto, sufre una forma de desesperación más compleja que la que sufriría alguien que no hubiera tenido nada que ver con lo que le ocurrió.[30] Los movimientos para medica-lizar afecciones como el alcoholismo, la obesidad o la drogadicción pueden entenderse, en parte, como esfuerzos por eximir a los enfermos de toda la responsabilidad culpable de su situación y echar la culpa a la química del cerebro o a la propensión genética. Por otra parte, la enfermedad parece inducir una culpa irracional en los pacientes que buscan *algo* que puedan haber hecho para causar su linfoma, su cáncer de mama o su esclerosis múltiple, casi como si identificar algo concreto en su experiencia como la

---

[29] Véase el histórico estudio del psiquiatra Aaron Lazare, "Shame and Humiliation in the Medical Encounter", en *Archives of Internal Medicine,* núm. 147, 1987, pp. 1653-1658. Lazare sostiene que gran parte de los procedimientos rutinarios y de los "manierismos" de la visita al consultorio son manifestaciones de los intentos de gestionar tanto la humillación del paciente como la posible vergüenza del médico. Afirma que una medicina ajustada a proteger al paciente de la vergüenza o la humillación indebidas mejorará considerablemente su eficacia.

[30] Una encuesta de patografías publicadas recientemente no logra identificar narraciones de enfermedades sobre el cáncer de pulmón en un fumador. El clarividente "Of Dragons and Garden Peas: A Cancer Patient Talks to Doctors", en *New England Journal of Medicine,* núm. 304, 1981, pp. 699-701, de Alice Trillin, se esfuerza en señalar que el autor/paciente no era fumador. Algunas patografías sobre enfermedades cardíacas, por ejemplo, Jay Neu-geboren, *Open Heart, op. cit.,* afirman que el autor no es fumador, obeso, sedentario ni con-sumidor de una dieta rica en grasas. Véase en William Styron, *Darkness Visible: A Memoir of Madness,* Nueva York, Vintage, 1992, una patografía en la que el autor admite haber contribuido al menos a un aspecto (el consumo de alcohol) de su enfermedad.

causa próxima de una enfermedad fuera preferible a aceptar su injusticia azarosa, incluso a costa de asumir ellos mismos parte de la responsabilidad de su enfermedad.[31]

La culpa de los profesionales de la salud es un poderoso motor de su comportamiento. Estamos agobiados y también respaldados por un sentido muy desarrollado de la responsabilidad personal. Cuando inevitablemente erramos en el curso de la práctica, debemos lidiar con el tremendo dolor de la culpa. David Hilfiker fue quizá el más audaz al publicar el relato de un error realmente terrible en el *New England Journal of Medicine:* había abortado un feto vivo creyendo erróneamente que se había producido la muerte fetal.[32] Desde la valiente revelación de Hilfiker, ha habido muchos muchos relatos de este tipo, tanto en la literatura profesional como en la profana, confesando errores graves y asimilando la culpa generada. Puesto que esperamos que la culpa lleve a la cautela y aumente la seguridad en el futuro, apoyamos las muestras públicas de responsabilidad personal como las reuniones clínicas de morbimortalidad (reuniones profesionales de un departamento clínico en las que se analizan los malos resultados clínicos para identificar fuentes de error corregibles) y las evaluaciones de prácticas propensas a error, más orientadas a sistemas, respaldadas por *To Err Is Human* [Errar es humano], del Instituto de Medicina.[33] Con la expectativa de una actitud más indulgente hacia los errores médicos, muchos profesionales de la salud y pacientes esperan que se hable abiertamente de los errores, por el bien

---

[31] Véase Richard Zaner, "Broader's Hill", en *Conversations on the Edge: Narratives of Ethics and Illness,* Washington DC, Georgetown University Press, 2004, p. 101, para un análisis de la dificultad de "vivir ante el horrible acontecer de los sucesos fortuitos".

[32] David Hilfiker, "To Face Our Mistakes", en *New England Journal of Medicine,* núm. 310, 1984, pp. 118-122. Véase también su libro más reciente sobre los errores en la práctica médica, *Healing Our Wounds: A Physician Looks at His Work,* Nueva York, Pantheon, 1985. Véanse también Atul Gawande, *Complications: A Surgeon's Notes on an Imperfect Science,* Nueva York, Picador, 2003, y Charles Bosk, *Forgive and Remember: Managing Medical Failure,* Chicago, University of Chicago Press, 2003, donde se examinan —el primero por un cirujano y el segundo por un sociólogo— los errores y la respuesta de la profesión médica a ellos. En gran parte, lo que hay que manejar no es sólo el resultado del error en sí sobre el bienestar del paciente, sino también las secuelas de culpa y miedo en el profesional que cometió el error.

[33] Comité sobre la Calidad de la Atención Sanitaria en América, Instituto de Medicina, *To Err Is Human.*

tanto de los pacientes como de los profesionales que sufren el silencio y el encubrimiento inducidos por la culpa.[34]

La culpa puede impedir que paciente y médico comprendan la perspectiva del otro y logren un buen tratamiento médico. La predisposición de los pacientes a culpar —y demandar— a sus médicos por los malos resultados lleva a muchos médicos a actuar de forma defensiva y a tratar a los pacientes con desconfianza. (Los litigios por mala praxis son, por supuesto, un fenómeno muy complejo. Algunos estudiosos del fenómeno han descubierto que los pacientes demandan a sus médicos cuando consideran que no se les ha escuchado[35]). Los médicos también culpan a sus pacientes de haber causado sus propias enfermedades: "¿Qué espera ella, si fuma un paquete al día durante veinte años? ¿Qué quiere él después de desayunar huevos con tocino todos los días?". Los médicos suelen culpar a los pacientes de las cosas más extrañas. "Paciente entrega mala historia", suelen decir los médicos cuando no pueden seguir la compleja historia de una enfermedad. "Paciente no adherente", dice el médico cuyo consejo de tomar ciertos medicamentos es rechazado. Denominaciones como "obesidad mórbida" y "promiscuidad sexual" transforman una descripción física o de comportamiento no sólo en un juicio moral del paciente, sino también en una acusación de que el paciente ha causado lo que le aqueja. Los residentes de un hospital municipal de Nueva York solían llamarlo "Hospital de Enfermedades Autoinfligidas". En cuanto se identifica al paciente como causante de la enfermedad, la responsabilidad del médico pasa de curar a censurar. "No se puede esperar que revirtamos los efectos de décadas de abuso físico", se convencen los médicos entre sí y a sí mismos. Culpar al paciente da al médico una excusa para no curar la enfermedad: ¡si tan sólo el paciente se hubiera comportado!

De todos los factores emocionales que separan al médico del paciente, el más poderoso e importante de afrontar es el miedo. Los pacientes acuden a la consulta del médico, incluso para una revisión rutinaria, con miedo en

---

[34] Véase Nancy Berlinger, "Broken Stories: Patients, Families, and Clinicians after Medical Error", en *Literature and Medicine,* núm. 22, 2003, pp. 230-240. Véanse también los relatos escritos por pacientes o sobrevivientes de errores clínicos graves, como Sandra Gilbert, *Wrongful Death: A Medical Tragedy,* Nueva York, W. W. Norton, 1995.

[35] Wendy Levinson, Debra Roter, J. P. Mulhooly, V. T. Dull y Richard M. Frankel, "Physician-Patient Communication: The Relationship with Malpractice Claims among Primary Care Physicians and Surgeons", en *Journal of the American Medical Association,* núm. 227, 1997, pp. 553-559.

el corazón. "¿Qué me dirá ahora?", se pregunta el hombre sedentario de 48 años cuyo padre murió repentinamente de un infarto a los 49 años. "¿Me obligará a hacerme una mamografía?", piensa la mujer de mediana edad que cuidó de su tía durante una larga y lenta muerte por cáncer de mama. "¿Pueden saber si mi bebé la tiene?", piensa la joven embarazada aquejada de anemia falciforme, hospitalizada ya 52 veces en su corta vida, con la mirada puesta en los ictus, las infecciones y siempre con dolor, atormentada por la posibilidad de legar esta maldición a su hijo que aún no ha nacido.

A menos que el médico haya estado enfermo recientemente o tenga antecedentes de enfermedad en la familia, no estará en sintonía con el miedo del paciente. Los médicos saben racionalmente que los pacientes temen por su salud y comprenden en abstracto que los pacientes se sientan aprensivos mientras esperan el informe de una biopsia o el resultado de una prueba diagnóstica. Sin embargo, la profundidad de la angustia no puede ser apreciada por la persona sana. Del mismo modo que el dolor es difícil de recordar una vez que ha pasado, el miedo es difícil de imaginar cuando no se está asustado. El médico que lleva a cabo su rutina, con la historia clínica abierta y la pantalla del ordenador mostrando que el colesterol LDL del hombre de 48 años es de 167 y que la mamografía de la mujer de mediana edad está pendiente, no puede entrar en el estado de miedo del paciente. Suele ser un miedo silencioso. El cuerpo dice —con temblores, náuseas, palidez, sudor— lo que las palabras no pueden decir: Moriré y mis hijos perderán a su padre a los 14 años como me pasó a mí; desarrollaré la horrible enfermedad que mató a la tía Bernadette; mi bebé sufrirá como yo.

También el médico experimenta emociones profundas y dolorosas en su cuidado de los enfermos. Aunque el sufrimiento del paciente debe seguir siendo la esencia de la medicina, es innegable que los médicos también sufren por las enfermedades de sus pacientes. La prueba más conmovedora de este sufrimiento emocional se encuentra en los cientos de memorias de sus etapas de formación escritas por estudiantes de medicina y médicos.[36] Aunque las especificidades del sufrimiento pueden cambiar —paralelamente a las realidades tecnológicas de la práctica—, el núcleo del sufrimiento sigue siendo el mismo: vergüenza por ser incapaz, culpa y rabia ante la culpa, y miedo a todos los moribundos.

---

[36] Véanse, por ejemplo, Samuel Shem, *The House of God,* Nueva York, Dell, 1978; Charles LeBaron, *Gentle Vengeance: An Account of the First Years at Harvard Medical School,* Nueva York, Marek, 1981; Perri Klass, *A Not Entirely Benign Procedure: Four Years as a Medical Student,* Nueva York, Putnam, 1987, y Rafael Campo, *The Desire to Heal: A Doctor's Education in Empathy, Identity, and Poetry,* Nueva York, W. W. Norton, 1997.

Lamentablemente, sin embargo, estos sufrimientos duales no están unidos. Se puede tomar una metáfora de la psicología infantil. Antes de que los bebés desarrollen la capacidad intersubjetiva de responder unos a otros, se dedican a lo que los psicólogos llaman juego paralelo, en el que juegan alegremente unos junto a otros sin una verdadera interacción. Sólo cuando los bebés maduran en la capacidad de relación son capaces de disfrutar del juego colaborativo, es decir, de jugar *con* en lugar de simplemente jugar *junto a*. En esta etapa, las contribuciones únicas de cada "jugador" influyen y dan significado a la actividad del otro, anunciando el comienzo de una relación genuina. Del mismo modo, pacientes y médicos parecen participar en sufrimiento paralelo, en la que ambas partes sufren, pero lo hacen aisladas una de la otra. Sólo con la capacidad de abrirse a una intersubjetividad genuina pueden estos dos participantes acercarse a una relación auténtica en la que el sufrimiento no los separe, sino que sea compartido. Una vez compartido, el sufrimiento se atenúa.

Qué poder adquiriría nuestra atención médica si estos dos protagonistas pudieran valorar las emociones del otro y participar plenamente en su sufrimiento conjunto. El reconocimiento intersubjetivo del médico por el paciente y del paciente por el médico profundizaría el conocimiento, estabilizaría la presencia y demostraría el compromiso. Este reconocimiento mutuo, que trasciende el sufrimiento paralelo, permitiría a ambos reflexionar en su viaje común y, en virtud de estar "juntos" en él, disminuiría el sufrimiento del otro. Los efectos prácticos de este cambio en la prestación de asistencia sanitaria serían impresionantes, ya que darían lugar a un conocimiento más preciso de la experiencia de enfermedad de los pacientes y a una comprensión realista de los poderes de la medicina para contrarrestar la enfermedad. Se reconocerían y afrontarían en mayor medida las dificultades del paciente, mientras que los cuidados se prestarían teniendo plenamente en cuenta la incertidumbre y las limitaciones de nuestra ciencia. Al reconocer la reciprocidad de su trabajo conjunto, el paciente y el médico sacarían lo auténtico del otro. Juntos, mantendrían el rumbo.

Puentes a nuestro alcance

Este encuentro entre el profesional de la salud y el paciente es la esencia de la medicina. Pueden surgir muchos escollos: el profesional puede no ser lo bastante inteligente, paciente o imaginativo; el paciente puede no ser lo bastante confiado, valiente o receptivo. Sin embargo, de este encuentro poco auspicioso entre dos personas diferentes surge la sanación que la medicina pueda proporcionar. Tal vez la atención de síntomas rutinarios, triviales o reversibles pueda llevarse a cabo a pesar de estas diferencias. Pero cuando se enfrentan a enfermedades graves, potencialmente mortales, que aparecen de forma aleatoria, injusta y sin previo aviso, ¿cómo pueden estas dos personas avanzar hacia la salud?

Recuerdo haber atendido a un anciano gravemente enfermo en el hospital. Yo era una residente, privada de sueño, no acostumbrada a mi autoridad, insegura sobre qué hacer por este paciente. Estaba irremediablemente enfermo, en cama desde hacía meses, con una gran herida cutánea en forma de cráter en la parte baja de la espalda, infectada. Tenía una grave infección en la sangre y le fallaban los riñones. Múltiples ictus lo habían dejado en coma durante muchos meses en la residencia de ancianos. Y, sin embargo, su mujer se sentaba junto a su cama todo el día, todos los días. Recuerdo sus blusas de buen gusto y sus perlas. Todos los días me preguntaba: "¿Se va a poner bien?". Y yo llamaba al cirujano plástico para que atendiera la herida de mi paciente. Con el tiempo aprendí a desbridar la herida yo misma, porque los de plástica no venían. Los cirujanos no podían hacer nada para salvar la vida de mi paciente. Yo no sabía que ya no tenía salvación. Yo estaba sola con su esposa en sus perlas, su vida que se venía abajo, y no podía conseguir que vinieran los plásticos. Estábamos en ello, juntos, los tres: un hombre gravemente enfermo que se esforzaba por morir, su mujer desconsolada por su pérdida e incapaz de concebir su vida sin él, y yo, la residente, que deseaba como una loca salvarlo.

Lo único que aprendí de la medicina al tratar de atender a mi paciente fue su angustia, su aislamiento y su impotencia ante la enfermedad, la edad y el tiempo. Desde el punto de vista clínico, teníamos poco que ofrecer a este hombre. No sabía, entonces, que no hay límites a lo que una puede dar como médica. No sabía que se me permitía, como médica, aportar mi presencia, mi atención, mi consideración. La mujer del paciente no tenía por qué estar completamente sola en su calvario; yo podría haberla acompañado con valentía y visión en lugar de ceder, con ella, al miedo de la enfermedad.

Lo que no sabía hacer por mi paciente y su mujer era llegar al corazón de su sufrimiento. Sabía cómo controlar el estado de los líquidos y los antibióticos del hombre e incluso sabía, más o menos, cuándo suspender los cuidados agresivos, pero no sabía cómo controlar el hecho de que se estuviera muriendo. No sabía cómo manejar el miedo y la pérdida de su mujer. Tampoco sabía qué hacer con mi propio sufrimiento ante el suyo.

Lo que necesitaba, ahora puedo verlo en retrospectiva, era ser capaz de imaginar la difícil situación de la mujer de mi paciente y comprender que necesitaba honestidad, apoyo y valor por mi parte, su médica de cabecera.

Con unas habilidades narrativas más sofisticadas que las que tenía como médica residente, habría sido capaz de articular mi propio temor a la incompetencia y a la falta de juicio clínico y, por tanto, de buscar una mejor orientación por parte de mis supervisores. Podría haber sido capaz de identificar recuerdos personalmente significativos —de la larga y lenta muerte de mi propia abuela— agitados por la terrible experiencia de la paciente. Podría haberme imaginado mejor la situación del propio paciente, dándome cuenta de la injusticia de seguir sometiéndolo a procedimientos tan dolorosos —si es que era sensible al dolor— como el raspado quirúrgico profundo de su herida sacra. Y al reflexionar críticamente sobre mis propias acciones profesionales y complementar mi juicio con el de médicos más experimentados, me habría puesto a disposición de este paciente y de su esposa —y de sus hijos o hermanos o amigos, cuya presencia ni siquiera me había planteado— para vivir las pérdidas de su enfermedad terminal. Si hubiera reconocido más claramente las experiencias del paciente y su familia y hubiera reivindicado mis propios miedo, horror y tristeza, podría haber liberado el ímpetu colectivo natural en todos nosotros para ofrecer ayuda a los frágiles y heridos. Así las cosas, permanecí alejada de mi paciente por su proximidad a una muerte que me resultaba inaceptable, por mi reducción de la complejidad de su vida plena, por el desajuste entre el cálculo de su mujer y el mío sobre el camino que estábamos recorriendo, por mi vergüenza ante mi propia inexperiencia y mi emoción incontrolable, y por mi tristeza paralizante por todos nosotros.

El Santo Soneto Diez de Donne, por supuesto, comienza con estas líneas:

> Muerte, no seas orgullosa, aunque algunos te hayan llamado
> poderosa y terrible, pues tú no eres eso;
> pues aquellos a quienes tú piensas que doblegas
> no mueren, pobre muerte, ni tampoco a mí puedes matarme.
> Del descanso y el sueño, que no son sino tus reflejos,
> mucho placer, luego de ti mucho más debe fluir
> y mucho antes nuestros mejores hombres contigo se van,
> descansan de sus cuerpos, y de la entrega de sus almas.

Dirigiendo el poema directamente a la muerte —y no a Dios o a Satanás, como la mayoría de los Sonetos Sagrados—, Donne personifica y *rebaja* aquello que nos hace mortales. Al despojar a la pobre muerte de su altivez, Donne logra una expansividad de la vida a pesar de su mesurado final. Si "mucho antes nuestros mejores hombres contigo se van", entonces los que nos vamos, incluido mi paciente, también somos de los mejores.

Los médicos y los pacientes comprometidos con la salud de sus relaciones clínicas pueden salvar las distancias entre médico y paciente creadas por diferentes nociones de mortalidad, causalidad, contexto y emociones. En los capítulos siguientes, esbozo específicamente cómo los métodos narrativos pueden ayudar a salvar cada una de estas brechas. Si con la ayuda de la narrativa podemos comprender nuestra relación con la mortalidad y el tiempo, los contextos singulares en los que surge la enfermedad, los roles centrales de la causalidad y la contingencia en la salud y la enfermedad, y las fuerzas emocionales que impiden una relación genuina y ética, entonces los pacientes y los médicos pueden encontrar su camino para unirse en la sombra de la muerte, para respetar lo que es único en cada uno, para unirse en una consideración auténtica, y para enfrentarse a lo desconocido con valentía, justicia y esperanza.

3
Características narrativas de la medicina

Las brechas en el cuidado de la salud deben ser salvadas para lograr alcanzar un tratamiento efectivo. He propuesto que los medios narrativos podrían ayudar a conseguirlo, porque los profesionales de la salud y los pacientes tienen en común formas narrativas de conocer y experimentar el mundo y el propio yo. Antes de diferenciarnos en médicos, enfermeras y pacientes, estamos unidos *y podemos reunirnos.* Más aún, las brechas específicas que separan a los médicos de los pacientes —creencias sobre la mortalidad, la contextualización de la enfermedad, la comprensión de la etiología de la enfermedad y los factores emocionales que conducen al sufrimiento— tienen correlatos directos en los aspectos narrativos de la medicina.

La medicina es en sí misma una empresa más influenciada narrativamente de lo que se cree. Su práctica está impregnada de atención a los horizontes temporales de la vida, del compromiso de describir lo singular, del impulso de descubrir la trama (aunque gran parte de lo que ocurre en su ámbito es, lamentablemente, aleatorio y sin trama) y de la conciencia de la naturaleza intersubjetiva y ética de la sanación. Los invito a examinar conmigo cinco características narrativas de la medicina: temporalidad, singularidad, causalidad/contingencia, intersubjetividad y ética. Todas estas condiciones o estados complejos son aspectos activos de la práctica clínica habitual. También son aspectos fundamentales de la práctica narrativa. Se alinean con las brechas que acabamos de considerar en una configuración casi uno a uno, ayudándonos a examinar y quizás incluso a zanjar cada una de estas grietas complejas y profundas. Richard Horton, editor de *Lancet,* escribe en *Health Wars* que existe "un cisma en la práctica médica que está en el centro del desafío actual de la medicina. La solución consiste en encontrar la manera de volver a conectar al médico con el paciente a través de un puente de entendimiento común y formas compartidas de conocer la enfermedad. Necesitamos nada menos que una nueva filosofía del conocimiento médico".[1] Sugiero que esta nueva filosofía del conocimiento médico es narrativa, y que el aprendizaje y el desarrollo de competencias en estas dimensiones narrativas de la práctica médica pueden ofrecer a todos nosotros la ayuda que

---

[1] Richard Horton, *Health Wars: On the Global Front Lines of Modern Medicine,* Nueva York, New York Review of Books, 2003, p. 58.

necesitamos urgentemente cuando intentamos superar las brechas en la atención sanitaria y mejorar la eficacia de nuestra asistencia.

Como entidad viva, la narrativa tiene muchas dimensiones y poderes. El novelista valora su fuerza creativa; el historiador confía en sus impulsos ordenadores; el autobiografista rescata su vínculo con la identidad; el antropólogo requiere que se reconozca su especificidad. Lo que está claro es que la narrativa *hace* cosas por nosotros, quizá cosas que no pueden hacerse de otro modo. Las estructuras narrativas, como las novelas, los artículos periodísticos y las cartas a los amigos, nos permiten contar sucesos, describir personajes, sugerir las causas de los acontecimientos, representar el paso del tiempo y utilizar la metáfora para transmitir significados, que de otro modo serían difíciles de expresar. Como instrumento de autoconocimiento y comunión, la narrativa es una compañera insustituible —y a menudo silenciosa o al menos transparente— de los seres humanos cuando crean y subrayan significados, haciendo frente a las contingencias de la vida moral y mortal.

Los académicos de la narrativa tienen algunos acuerdos sobre sus elementos básicos. Textos como *Narrative Fiction,* de Shlomith Rimmon-Kenan, *Historia y discurso,* de Seymour Chatman, y *Discurso del relato,* de Gérard Genette, publicados originalmente entre 1978 y 1983, identificaron características centrales de la narrativa que siguen siendo respaldadas por los teóricos de la narrativa que los sucedieron.[2] Estos teóricos coinciden, a grandes rasgos, en definir las principales características de la narrativa. Algún acontecimiento ocurre o se produce una situación dentro de una secuencia temporal y un marco específico a y por personajes o agentes, y el estado inicial deriva en un estado alterado. Esta situación es representada para el lector u oyente por un interlocutor o registro que absorbe y relata el acontecimiento desde un punto de vista particular. Los grandes objetos de la habitación, por así decirlo, en la teoría narrativa se pueden sintetizar en tiempo, personajes, narrador, trama y las relaciones que se obtienen entre

---

[2] Shlomith Rimmon-Kenan, *Narrative Fiction: Contemporary Poetics,* Londres, Routledge, 2002; Seymour Chatman, *Story and Discourse: Narrative Structure in Fiction and Film,* Ithaca, Cornell University Press, 1978; Gérard Genette, *Narrative Discourse: An Essay in Method,* trad. de Jane Levin, Ithaca, Cornell University Press, 1980, son los textos narratológicos clásicos. Véanse también textos narratológicos publicados recientemente, como H. Porter Abbot, *The Cambridge Introduction to Narrative,* Cambridge, Cambridge University Press, 2002; Brian Richardson, *Narrative Dynamics,* Columbus, Ohio State University Press, 2002, y Gerald Prince, *A Dictionary of Narratology,* ed. rev., Lincoln, University of Nebraska Press, 2003.

el narrador y el oyente, que concuerdan con las características narrativas de la medicina que estamos explorando. Con estos sencillos componentes, las historias se construyen, se cuentan, se viven y se entienden. La rama de los estudios literarios llamada narratología analiza cómo se construyen las historias, cómo se cuentan y cómo se reciben, para entender mejor lo que significan y cómo ejercen su profundo efecto sobre nosotros.

La evolución de la narratología comenzó con los formalistas rusos Vladímir Propp y Boris Tomashevski, el fenomenólogo Roman Ingarden y los lingüistas Ferdinand de Saussure y, en las décadas de 1950 y 1960, Émil Benveniste, que desarrollaron taxonomías muy complejas para describir al narrador de un texto, las propiedades genéricas de la narración, un número bastante limitado de personajes (o actores o agentes) y un catálogo de elementos de acción discretos que podían combinarse para formar la trama.[3] Estos primeros formalistas aspiraban a un examen científico del texto, es decir, a un sistema reproducible y generalizable de comprensión y descripción de la anatomía de una historia. En las décadas de 1960 y 1970, estas preocupaciones formalistas alimentaron lo que se conoció como estructuralismo, un movimiento impulsado por los antropólogos y lingüistas franceses Claude Lévi-Strauss, A. J. Greimas, Claude Bremond, Roland Barthes y Gérard Genette. Combinando la lingüística y la antropología con los estudios literarios tradicionales, los estructuralistas prestaron atención a las convenciones semióticas de las obras que estudiaban, a las reglas y normas lingüísticas que codifican el significado y a la labor social y cultural que se lleva a cabo a través del discurso. Estos intereses contrastaban con la otra gran corriente del formalismo angloestadounidense, la Nueva Crítica, que surgió en la misma época. Los académicos de la Nueva Crítica T. S. Eliot, Ronald Crane, Cleanth Brooks y William Empson estudiaron aspectos intratextuales de la poesía, como la ironía y la ambigüedad, con escaso interés por los mundos personales o culturales del que surgía el texto.[4]

---

[3] Véase el primer capítulo de David Herman, *Narratologies: New Perspectives in Narrative Analysis,* Columbus, Ohio State University Press, 1999, para un resumen de los desarrollos del formalismo ruso, el estructuralismo francés y el estudio de la semiótica y la lingüística que dieron lugar a la narratología tal y como la conocemos hoy en día. Jonathan Culler, *Structuralist Poetics: Structuralism, Linguistics, and the Study of Literature,* Ithaca, Cornell University Press, 1975 es también un adecuado examen del desarrollo de estas ideas.

[4] Para más información sobre la Nueva Crítica, véanse Cleanth Brooks, *The Well-Wrought Urn,* Nueva York, Harcourt and Brace, 1947, y William Empson, *Seven Types of Ambiguity,* Harmondsworth, UK, Penguin, 1961.

Aunque a estas alturas, en tiempos postestructuralistas, no creemos que una historia pueda diseccionarse científicamente para revelar el mismo significado a más de un observador, los académicos de la literatura tienen hoy una gran deuda de claridad con la labor de los estructuralistas por haber reconocido que las estructuras de los textos son las fuentes de su significado. Sin embargo, en retrospectiva, llama la atención la inversión de los esfuerzos. Los primeros estructuralistas pensaban que podrían desterrar la singularidad de los textos y sustituirla por un conocimiento medible y generalizable (¡con valor predictivo!) de los textos paradigmáticos y otros similares, que podrían desarrollar métricas con las que analizar las tramas y los tiempos de las historias y que podrían prescindir del lector en favor de las leyes del lenguaje. Fracasaron en estas tareas. Sin embargo, sus fracasos han llevado a la comprensión de la brillante singularidad de cada texto narrativo y la irrepetibilidad de cualquier situación narrativa, tan complejos e individualizados han resultado ser los actos de escritura y lectura. El campo de estudio que inspecciona cómo se construyen las historias y cómo funcionan sigue renovándose. Últimamente, la narratología —o los nuevos formalismos, el pluralismo con el que a menudo se designa a sí misma la narratología— se ocupa de la subjetividad, la raza, el cuerpo y la cultura en los textos escritos, así como en los textos orales, cinematográficos y visuales. "El concepto *narrativa* ha llegado a abarcar una amplia gama de fenómenos semióticos, conductuales y, en general, culturales; ahora hablamos de narrativas de la sexualidad, por ejemplo, así como de narrativas de la historia, narrativas de la nacionalidad e incluso, lo que es más notorio, narrativas de la gravedad".[5] A la vista de los usos democráticos que se han dado a las teorías y prácticas narrativas, su teoría se ha vuelto más pluralista, populista y accesible a escritores y pensadores con intereses muy diversos.[6] En la actualidad, los académicos de la narrativa se han comprometido a examinar de cerca no los textos muertos, sino la textualidad y el discurso vivos, dondequiera que surjan, ya que la narrativa "*constituye* una lógica por derecho propio, que proporciona a los seres humanos uno de sus recursos

---

[5] David Herman, introducción a *Narratologies, op. cit.*, p. 20. Véanse también Michael Kearns, *Rhetorical Narratology*, Lincoln, University of Nebraska Press, 1999; Mieke Bal, *Narratology: Introduction to the Theory of Narrative*, Toronto, University of Toronto Press, 1997, y James Phelan, *Narrative as Rhetoric: Technique, Audiences, Ethics, Ideology*, Columbus, Ohio State University Press, 1996, para formulaciones centradas en la teoría narrativa contemporánea.

[6] Véanse Monika Fludernik, "The Diachronization of Narratology", *Narrative*, núm. 11, 2003, pp. 331-348, y Bruno Latour, "Why Has Critique Run out of Steam? From Matters of Fact to Matters of Concern", en *Critical Inquiry*, núm. 30, 2004, pp. 225-248.

primarios para organizar y comprender la experiencia".[7] Encuentran que un compromiso con la forma, en W. J. T. Mitchell, "es también, en definitiva, un compromiso con las prácticas políticas emancipadoras y progresistas, unido a una escrupulosa atención a los medios éticos".[8]

Al igual que los abogados, los profesores, los historiadores y los periodistas, los profesionales de la salud se han dado cuenta de que deben comprender estos componentes básicos de las historias para poder realizar su trabajo.[9] Un síntoma o una enfermedad es, en efecto, un acontecimiento que le ocurre a un personaje, a veces causado por algo identificable, dentro de un tiempo y un entorno específicos, que tiene que ser contado de uno a otro desde un punto de vista particular. Sin embargo, los profesionales de la salud carecen a menudo de los medios para reconocer explícitamente la temporalidad en la que se desarrollan las vidas y las enfermedades, para captar y valorar la singularidad de cada persona o personaje, para afrontar tanto la búsqueda de la causalidad como el reconocimiento de la contingencia subyacente en la vida en general y en la enfermedad en particular, y para comprender las exigencias intersubjetivas y éticas del contar la propia historia y recibir las historias de los demás.

Temporalidad

Henry James escribe, en el tercer y último (e inacabado a su muerte) libro de su autobiografía: "Nunca somos viejos, es decir, nunca dejamos fácilmente de ser jóvenes, durante *toda* la vida al mismo tiempo: la juventud es un ejército, todo el batallón de nuestras facultades y nuestras frescuras, nuestras pasiones y nuestras ilusiones, en una marcha considerablemente reacia hacia el país enemigo, el país de la frescura general perdida".[10]

---

[7] David Herman, "Story Logic in Conversational and Literary Narratives", *Narrative,* núm. 9, 2001, pp. 130-137. Véase también David Herman, *Story Logic: Problems and Possibilities of Narrative,* Lincoln, University of Nebraska Press, 2002.

[8] W. J. T. Mitchell, "The Commitment to Form; or, Still Crazy after All These Years", en *PMLA,* núm. 118, 2003, p. 324.

[9] Véase Martin Kreiswirth, "Trusting the Tale: The Narrativist Turn in the Human Sciences", en *New Literary History,* núm. 23, 1992, pp. 629-657. Un reciente y concurrido simposio de un año de duración sobre la narración de historias en la Universidad de Nueva York ha mostrado y fomentado el interés por las historias de grupos como el profesorado de Derecho, psicoanalistas, historiadores estadounidenses, artistas escénicos y medievalistas.

[10] Henry James, *The Middle Years,* en *Autobiography,* ed. de Frederick Dupee, Princeton, Princeton University Press, 1983, p. 547.

La imagen de James de la juventud invadiendo el territorio enemigo del futuro da una nitidez particular a las historias que los clínicos escuchan en su trabajo diario. Nos sentamos en nuestros consultorios y oímos a los pacientes hablar de la derrota —o el miedo a ella— de su juventud y su salud, a manos no necesariamente de la enfermedad, sino del tiempo. Las enfermedades degenerativas —de las que mueren la mayoría de nuestros pacientes hoy en día— no son tanto patologías como consecuencias del paso del tiempo.[11]

El ser humano hace balances del paso del tiempo a través de la narrativa, el único tipo de relato que tiene en cuenta la cronología, la duración y el orden temporal. En su exhaustivo *Tiempo y narración,* el filósofo Paul Ricoeur afirma que lo narrativo habita en la temporalidad y que, a la inversa, el tiempo habita en lo narrativo. "Entre la actividad de narrar una historia y el carácter temporal de la experiencia humana existe una correlación que no es meramente accidental, sino que presume una forma transcultural de necesidad. Dicho de otro modo, *el tiempo se vuelve humano en la medida en que se articula a través de un modo narrativo, y la narrativa alcanza su pleno significado cuando se convierte en una condición de la existencia temporal*".[12] Desde el poder de *Las mil y una noches* para posponer las secuelas del tiempo, pasando por las magistrales reimaginaciones de Proust de los momentos íntimos de su vida, hasta la recreación de Joyce de un día en la vida de Leopold Bloom, un día que contiene, recapitula y cuestiona todo lo que podríamos considerar como significado humano, las narrativas proporcionan las huellas, así como las fuentes de nuestra condena y nuestra celebración del tiempo.

Las narrativas nos enseñan de dónde venimos y hacia dónde vamos, permitiéndonos comprender el significado de nuestras propias vidas.[13] Los cuentos de hadas, los cuentos para dormir, los mitos familiares y las

---

[11] Véase Rita Charon, "Medicine, the Novel, and the Passage of Time", en *Annals of Internal Medicine,* núm. 132, 2000, pp. 63-68, para una descripción de la dependencia de la medicina de una conciencia matizada de la temporalidad.

[12] Paul Ricoeur, *Time and Narrative,* 3 vols., trad. de Kathleen McLaughlin y David Pellauer, Chicago, University of Chicago Press, vol. 1, p. 52. Énfasis en el original.

[13] Véanse las numerosas introducciones generales a la teoría narrativa que iluminan el desarrollo humano a medida que este se desarrolla en el tiempo. Jerome Bruner, *Actual Minds, Possible Worlds,* Cambridge, Harvard University Press, 1986, y *Making Stories: Law, Literature, Life,* Nueva York, Farrar, Straus and Giroux, 2002; Theodore Sarbin y Karl Scheibe (eds.), *Studies in Social Identity,* Nueva York, Praeger, 1983; Paul John Eakin, *How Our Lives Become Stories: Making Selves,* Ithaca, Cornell University Press, 1999.

leyendas tradicionales de las fiestas contribuyen a que los niños comprendan de dónde vienen. Las familias, los pueblos, las naciones y las culturas se basan en los puntos en común que ofrecen los relatos compartidos —el Génesis, el viaje de Colón, el Pasaje del Medio,* el Holocausto— para identificar qué es lo que los une en el presente. La práctica patrimonial de continuar los nombres a lo largo de una línea de sangre puede leerse como un recordatorio narrativo —o incluso una metáfora— de la progresión familiar en el tiempo. Las novelas, las memorias, las obras de teatro, las películas y lo que nosotros mismos escribimos son formas de conocimiento que nos ayudan a preguntarnos hacia dónde vamos o, más salvajemente, *para* qué sirve todo esto. Al respetar los inicios, los medios y finales de los sucesos humanos, las narrativas solicitan a cada lector y cada autor que reconozcan la presencia obligatoria del ser humano en el flujo y la fluctuación del tiempo.

Puede que la narrativa sea el descubrimiento más importante que ha hecho el ser humano para enfrentarse al problema del tiempo. El filósofo y literato Georg Lukács escribe: "Casi podríamos decir que toda la acción interior de la novela no es más que una lucha contra el poder del tiempo".[14] Académicos y escritores como Henri Bergson, Marcel Proust, Gérard Genette y Fredric Jameson intentan todos, cada uno en su momento, enfrentarse a la doble sumisión y dominio del tiempo a medida que pasa, el tiempo a medida que nos marca, el tiempo que malgastamos y usamos y atravesamos y el que va más allá de él, y es a través del pensamiento narrativo —en la ficción, en la historia, en el ensueño, en los sueños— que los seres humanos son capaces de llegar a un acuerdo al menos provisional con el implacable y misericordioso paso del tiempo.[15]

Tanto la escritura como la lectura son actividades que se realizan en el tiempo, y ambas actividades dejan huellas de su viaje del pasado al presente y al futuro. En la introducción a *La copa dorada* escrita para la *New York Edition* de 1909, James explicita su viaje como lector a través de un texto que él mismo había escrito hacía unos siete años. En un tropo

---

* *The Middle Passage* en el original: Pasaje del Medio refiere a los viajes forzados de africanos esclavizados desde África a América durante varios siglos. [N. de T.]

[14] Georg Lukács, *The Theory of the Novel: A Historico-Philosophical Essay on the Forms of Great Epic Literature,* Cambridge, MIT Press, 1971, p. 122.

[15] Henri Bergson, *Time and Free Will: An Essay on the Immediate Data of Consciousness,* Londres, G. Allen, 1913; Fredric Jameson, "The End of Temporality", en *Critical Inquiry,* núm. 29, 2003, pp. 695-718; Marcel Proust, *A la recherce du temps perdu,* 3 vols, París, R. Laffont, 1987.

sobrecogedor, James imagina su acto de lectura como un paseo sobre la nieve recién caída, sus pasos marchando por un territorio que él mismo había inventado, pero creando nuevas huellas a través de él. "Era, con toda sensatez, como si estando la materia clara todavía allí, incluso como una brillante extensión de nieve distribuida sobre una llanura, mi pisada exploradora, al aplicarse sobre ella, hubiera desaprendido completamente el antiguo ritmo y se encontrara cayendo naturalmente en otro, que a veces podía, de hecho, coincidir más o menos con las huellas originales, pero que la mayoría de las veces podía quebrar, o casi, la superficie en otros lugares".[16] *Leía un libro diferente del que había escrito,* porque su nuevo acto de lectura tenía lugar en una nueva posición temporal.

El tiempo ficcional, que no es un elemento indiferenciado de las historias, se diferencia en orden, duración, frecuencia, tiempo-relato y tiempo-discurso. Los lectores comparan el tiempo que tardan en leer un pasaje con el tiempo que podría haber tardado en producirse la acción del pasaje para llegar a la llamada velocidad del texto. El orden de algunas historias es cronológico, empieza por el principio y se mueve secuencialmente por las acciones descritas. A menudo, sin embargo, una historia se cuenta en episodios retrospectivos o *flashbacks* (los narratólogos los llaman analepsis) en los que el narrador recuerda o informa sobre acontecimientos del pasado. A veces hay prolepsis, o episodios prospectivos *(flash-fowards),* en las que el lector tiene acceso a acontecimientos futuros. Los lingüistas de la época estructuralista establecieron una distinción fundamental entre diacronía y sincronía; a grandes rasgos, la diacronía es la condición del tiempo que transcurre, de estar "dentro" de la secuencia, mientras que la sincronía es un estado eterno epifánico de estar llegando. La diacronía contiene frecuencia y repetición, mientras que la sincronía no tiene hábito ni antecedente. La diacronía es longitudinal; la sincronía es transversal.

El tiempo de lectura de una narración, o la cantidad literal de tiempo que se tarda en leerla, es un determinante extrañamente poderoso de la influencia del texto. Vivir en el mundo narrativo de Hans Castorp y sus compañeros de Berghof durante el tiempo que se tarda en leer *La montaña mágica* transmite, como no podría hacerlo el argumento por sí solo, lo que Mann quiere decirnos sobre el tiempo. Wayne Booth sostiene que la lectura de una novela permite al lector vivir en su clima y habitar el mundo de sus personajes durante el "tiempo suficiente" para familiarizarse con el

---

[16] Henry James, *The Art of the Novel: Critical Prefaces,* Boston, Northeastern University Press, 1984, p. 336.

espacio de la historia e intimar con su gente. Los relatos breves no pueden ofrecer al lector este contacto transformador, en función del tiempo que uno pasa en la obra.[17]

Vemos que los relatos de acontecimientos de la medicina, también, "no son más que una lucha contra el poder del tiempo". Los seres humanos luchan por aceptar la delimitación, en el tiempo, de su propia existencia, participando en muchas de las batallas locales contra la inmortalidad en presencia de médicos y enfermeras, ya sea en la sala de partos, en la sala de emergencias, en la sala de espera fuera del quirófano, en el hospicio. Mientras espera el nacimiento del primer nieto, el adulto mayor siente el pellizco de la senectud y la grandeza de la fecundidad. Cuando la hija alcanza la edad a la que murió su madre, se resigna al deber o se enfurece contra su fatalidad. Y cuando los médicos ofrecen cuidados paliativos, el paciente se somete a contar los días, sin importar el descaro con que se desairó al tiempo saludable en el pasado. La fragmentación temporal y la ruptura que se ven especialmente en las narrativas posmodernas son exactamente lo que ocurre cuando la enfermedad excluye la coherencia narrativa a lo largo del tiempo, dejando al paciente capaz de decir solamente: "¿Y ahora qué?".

Cuando el médico o la enfermera entran en la habitación para hacer algo —palpar, cortar, medicar, suturar—, permanecen dentro del tiempo vectorizado, es decir, un estado del tiempo en el que un acontecimiento lleva a otro e incluso puede conceptualizarse como si lo hubiera causado, mientras que el paciente habita en una perdurabilidad atemporal. No se trata sólo de la diferencia entre pasividad y actividad, sino también de la distinción más insondable entre vivir dentro y fuera del tiempo, entre diacronía y sincronía. Cuando el pediatra John Lantos describe la diferencia entre ser paciente y ser médico, lo hace en términos literarios, sugiriendo que los pacientes habitan en el enfoque modernista de lo interior, mientras que los médicos ponen en práctica la opción premodernista de actuar, causar hazañas.[18] No sólo difiere la naturaleza de las acciones llevadas a cabo por los enfermos y los sanos, sino que también sus estados temporales de ser difieren según su tempo, durabilidad, evanescencia y quietud. El "punto de quietud del mundo que gira", de T. S. Eliot, se refiere, en efecto, a

---

[17] Wayne Booth, *The Company We Keep: An Ethics of Fiction,* Berkeley, University of California Press, 1988.

[18] John Lantos, "Reconsidereing Action: Day-to-Day Ethics in the Work of Medicine", en Rita Charon y Martha Montello (eds.), *Stories Matter: The Role of Narrative in Medical Ethics,* Nueva York, Routledge, 2002, pp. 154-159.

la intemporalidad dentro de la envoltura del tiempo que, tal vez, explique mejor la morada del enfermo en la temporalidad.[19]

El tiempo es el eje necesario de la medicina: en el diagnóstico, la prevención, la paliación o la curación. El tiempo es también el ingrediente insustituible de la relación curativa: tiempo para escuchar, tiempo para reconocer, tiempo para cuidar. La medicina se transforma si se practica con un verdadero respeto por el tiempo y la puntualidad.[20] Los médicos dotados de sentido temporal podrían no hacer esperar a los pacientes durante un fin de semana el resultado de una biopsia, al darse cuenta de que el miedo a una enfermedad es casi tan doloroso como la realidad de esta. Las disputas sobre las demoras en la sala de espera podrían tomarse en serio: los médicos nunca somos puntuales, y nuestra suposición de que a los pacientes no les importa que los hagan esperar es un mensaje omnipresente y poderoso sobre la valía diferencial. Algunos médicos han cambiado radicalmente su política de citas, comprometiéndose a ver a los pacientes el mismo día que llaman, y han descubierto que estos horarios de inmediatez son, como se ve, fáciles de gestionar.

La temporalidad fundamenta la mayoría de los actos diagnósticos y terapéuticos. Necesitamos tiempo y continuidad para comprender qué enfermedad afecta a un paciente, para dejar que una enfermedad se declare por sí misma. Y, sin embargo, por muy expertos que seamos, nunca gobernaremos el tiempo; por mucho que alarguemos la esperanza de vida hasta el país de la frescura general perdida, la muerte llegará. ¿En qué podría, finalmente, convertirse la práctica de la medicina si se reforzara con un sentido real, terrenal y vivido de la mortalidad? Nuestro sistema sanitario actual asume que todo el mundo vive para siempre, alejándose de la idea de que las vidas empiezan y acaban, según sus propias trayectorias, pero

---

[19] T. S. Eliot, "Burnt Norton", en *Four Quartets,* Londres, Faber and Faber, 1959, p. 15.

[20] Véase Kenneth Ludmerer, *Time to Heal: American Medical Education from the Turn of the Century to the Era of Managed Care,* Nueva York, Oxford University Press, 1999, para un examen riguroso de la dificultad de la medicina contemporánea para dedicar tiempo a los ingredientes importantes de la curación. Como corresponde a un capítulo sobre la narratividad de estas características de la práctica clínica, puedo señalar las funciones y memorias literarias de los médicos como las representaciones más ricas y precisas de la naturaleza y los problemas de la temporalidad en la práctica. Véase, en primer lugar, Thomas Mann, *The Magic Mountain,* trad. de H. T. Lowe-Porter, Nueva York, Vintage Books, 1969. También, la biografía realista *A Fortunate Man,* Nueva York, Pantheon Books, 1967, de John Berger y Jean Mohr; las memorias ficcionalizadas de Martin Winckler, *The Case of Dr. Sachs,* trad. de Linda Asher, Nueva York, Seven Stories Press, 2000, y el cuento surrealista de Franz Kafka, "A Country Doctor", en *The Complete Stories,* ed. de Nahum N. Glatzer, Nueva York, Schocken Books, 1976.

dentro de los límites biológicos de la especie. Somos nosotros, los profesionales de la salud, como conservadores del cuerpo, los que debemos modelar la valentía de afrontar la sombra del fin, la honestidad de desistir de falsas promesas y la humildad de recordarnos nuestra limitada porción en la tierra.

Un estudiante de medicina de tercer curso describió en su Historia Clínica Paralela una lección temprana sobre temporalidad:[21]

Una mujer de 57 años con ELA terminal ingresó negándose a comer, beber y recibir tratamiento no paliativo. Debíamos controlar su dolor hasta que muriera. Aunque había otros pacientes en nuestro servicio, el residente y yo girábamos alrededor de la paciente con esta horrible enfermedad como tímidos cometas. Estaba paralizada, no podía hablar, sufría dolores tremendos y, lo peor de todo, estaba totalmente lúcida. Cada par de horas respiraba con un agudo estridor e indicaba que tenía dolor, y nosotros preparábamos enormes bolos de morfina y se los pasábamos por la vía venosa. Un minuto después se quedaba en silencio y dormía un rato hasta que se despertaba dolorida. Entonces repetíamos la rutina.

Después de unos cuantos ciclos, el interno me dijo que las dosis de narcóticos que le estábamos administrando eran enormes y que otro bolo esa tarde probablemente le provocaría un fallo respiratorio. Le pregunté qué haríamos si tuviera más dolor. Me dijo que le daríamos más morfina.

Cuando volvió el dolor, le ofrecí morfina y sus ojos azules la aceptaron. Mientras el residente preparaba la jeringa que acabaría con su vida, yo permanecía de pie junto a la cama, con las emociones a flor de piel. Entonces, en ese fatídico momento, estornudé. Sus ojos se encontraron con los míos y sus labios se movieron en la última comunicación que tendrían con otra persona. Dijeron: "Que Dios te bendiga".

Singularidad

Lo que distingue al conocimiento narrativo del conocimiento universal o científico es su capacidad para captar lo singular, irreplicable o inconmensurable.

---

[21] La Historia Clínica Paralela es un método, desarrollado en Columbia, para animar a los profesionales y estudiantes sanitarios a escribir, en un lenguaje no técnico, lo que presencian sobre las experiencias de sus pacientes y lo que ellos mismos sufren al cuidar de los enfermos. Se les pide que escriban aquello que no pertenece a la historia clínica del hospital pero que debe escribirse en alguna parte. Véase el capítulo 8 para un análisis detallado del método.

A pesar de los principios organizadores aportados al estudio literario por la lingüística y la semiología —y tras las esperanzas, ahora frustradas, de los antepasados de los estructuralistas de que los códigos de las obras literarias podrían "descifrarse" y su comprensión, basarse en procesos reproducibles—, el texto sigue siendo una zona de indeterminación, del placer de lo nuevo, de lo nunca visto. Como describió Gérard Genette, el estructuralista francés que bautizó el campo de la "narratología" en 1969, ninguna historia (los narratólogos llaman a los acontecimientos, o al estado de cosas que se representan, la historia, o *l'histoire*) reproduce otra historia. Ninguna representación de esa historia en palabras (la narrativa, o *le récit*) repite ninguna otra representación. Y ningún acto de contar (la narración, o *le narration*) se repite en ninguna otra representación o entrega de lo que se está contando.[22] En *Discurso del relato,* que a su vez es un comentario en forma de libro sobre *En busca del tiempo perdido,* de Proust, Genette escribe: "La especificidad de la narrativa proustiana, tomada en su conjunto, es *irreductible,* y cualquier extrapolación sería un error. [...] *En busca* sólo se ilustra a sí mismo".[23]

La forma confiere singularidad. La originalidad y la irreproducibilidad de cada relato forman parte de su estructura y génesis. El narratólogo ruso Tvetzan Todorov enfatiza la aparición, a través del proceso narrativo, de lo que no existe antes de ser contado: "El significado no existe antes de ser articulado y percibido [...]; no existen dos enunciados de idéntico significado si su articulación ha seguido un curso diferente".[24] Es decir, la narración crea lo que se ve por primera y única vez. El relatar no se limita a exponer o informar de lo que existe antes de la narración. Lo produce.

Los escritores comprenden cómo miran el papel o la pantalla del ordenador, en gran suspenso, para ver qué aparece luego, aun cuando son sus dedos en la lapicera o el teclado. Tanto si escriben ficción como autobiografía, los autores se han dado cuenta de que, por mucho que codicien el control, el poder o la *autoridad,* no son más que anfitriones del impulso de la escritura.

---

[22] Estos términos proceden de las formulaciones de Gérard Genette de *"historire, récit, et narration"* (traducidas habitualmente del francés como historia, relato y narración) en las que se basan los narratólogos posteriores. Véanse Gérard Genette, *Narrative Discourse, op. cit.;* Shlomith Rimmon-Kenan, *Narrative Fiction, op. cit.,* y Mieke Bal, *Narratology, op. cit.*

[23] Gérard Genette, *Narrative Discourse, op. cit.,* p. 22.

[24] Tvetzan Todorov, *Littérature et Signification,* París, Larousse, 1967, p. 20, citado por Shlomith Rimmon-Kenan, *Narrative Fiction, op. cit.,* p. 8.

Sin embargo, esta idea del relato como creación puede amenazar a quienes se consideran observadores obedientes de la realidad y cuidadosos escribas de lo que se encuentra. El dermatólogo describe una lesión como "una erupción eritematosa seca de 2 cm de diámetro con una periferia de escamas plateadas". Se trata de un caso de psoriasis, idéntico a muchos otros observados. No hay creatividad en ese acto de describir, simplemente una representación transparente de los hechos. No es así: a pesar del compromiso de describir sólo lo que se ve, lo que se ve está influenciado por categorías previas, impulsos diagnósticos, memoria comparativa, dicción convencionalizada y hechos clínicos concurrentes que sugieren este diagnóstico en lugar de aquel. Como dice el filósofo Arthur Danto, "la observación está (si se me permite tomar prestada una locución de Derrida) inevitablemente permeada por la teoría hasta el punto de que observadores con diferentes teorías interpretarán de forma diferente incluso observaciones indiscriminables en la retina".[25] Se podría hacer fácilmente un experimento en el que un artista y un dermatólogo describieran la misma erupción. El artista y el dermatólogo verían y describirían fenómenos diferentes: el artista respondería al color, la forma y la textura, y el dermatólogo, a la taxonomía, la patología y la probabilidad.

Sin embargo, el impulso médico hacia la replicabilidad y la universalidad ha silenciado la conciencia de los médicos en relación con la singularidad y la creatividad de sus actos de observación y descripción. Cuando un dermatólogo se encuentra con un paciente que se queja de descamación y picazón, es una persona singular en esa habitación con ese paciente singular. Ese dermatólogo *aporta* a la situación algo más que un atlas dermatológico memorizado. Ese médico aporta todas las facultades humanas de pensamiento y emoción, capaz de clasificar correctamente la lesión y de comprender empáticamente la difícil situación del paciente. Estos dos acontecimientos se producen al mismo tiempo debido a la singularidad del instrumento humano.

¿Cómo podemos crear cuando contamos y, al mismo tiempo, reconocer lo que vemos? ¿No anula la singularidad la utilidad del diagnosticador? El acto diagnóstico conlleva dos impulsos contradictorios a la vez: el esfuerzo por registrar los rasgos singulares de lo observado y el esfuerzo simultáneo por categorizarlo para hacerlo "legible". El estructuralista francés Roland Barthes, iniciador e impulsor de gran parte de lo que se ha dado

---

[25] Arthur Danto, *Narration and Knowledge,* Nueva York, Columbia University Press, 1985, p. xi.

en llamar tanto estructuralismo como postestructuralismo, distingue entre *le lisible* y *le scriptible,* es decir, lo leíble y lo escribible.[26] El texto definido como leíble es el texto muerto, el que, una vez escrito, sólo puede leerse de una determinada manera. El lector no puede contribuir a su significado ni a su forma, y la única acción que le queda ante un texto de este tipo es someterse a él. En cambio, el texto escribible llega a las manos del lector incompleto, aún vivo, y requiere la creación activa de cada lector que visita. El lector del texto escribible es coautor de este, no por observar lo que hizo su autor, sino por realizar lo que el texto le encomienda. Al leer un texto leíble, Barthes afirma que "la lectura no es más que un *referendum*", mientras que "el texto escribible es un presente perpetuo [...] el texto escribible es *nosotros mismos* escribiendo".[27]

De esta manera, para el dermatólogo, la lesión cutánea es a la vez un texto que ofrece la posibilidad de ser leído y ser escrito. Es lectura en su recognoscibilidad. El médico ya ha visto antes la psoriasis. *Vuelve a ser consciente* de las escamas plateadas, el característico conjunto de manchas en las superficies extensoras de las articulaciones, las marcas de excoriación que rodean la erupción y que significan rasguños. ¿Es mucho pedir al dermatólogo común que también comprenda la singularidad de este acontecimiento? Quizás el paciente acaba de contraer psoriasis y está aterrorizado de que sea terminal. Quizás el paciente pensó que, con todo el alquitrán y la luz ultravioleta, estaba curado. Tal vez, como John Updike, el paciente se siente en guerra con su piel a la vez que siente su cierta distinción: "Siempre corría el peligro, con mi piel, de olvidar que yo era su víctima, y no su autor".[28]

Cuando los pacientes se quejan de que los médicos o los hospitales los tratan como números o como piezas de una cadena de montaje, lamentan que no se valore su singularidad y que se los haya reducido a tal nivel que repiten otros cuerpos humanos. Es en la esfera de la narrativa donde los pacientes, últimamente, han intentado recuperar su singularidad, su subjetividad. Al explicar la explosión de relatos de enfermedad publicados por

---

[26] Roland Barthes, *S/Z,* trad. de Richard Miller, Nueva York, Hill and Wang, 1974, pp. 3-6.

[27] *Ibid.,* pp. 4 y 5.

[28] John Updike, "At War with My Skin", en *Self-Consciousness: Memoirs,* Nueva York, Knopf, 1989, pp. 66. Véase la discusión de Mary Ann O'Farrell sobre la psoriasis como emblema y maldición de la identidad en "Self-Consciousness and the Psoriatic Personality: Considering Updike and Potter", en *Literature and Medicine,* núm. 20, 2001, pp. 133-50.

pacientes en las últimas décadas, Thomas Couser escribe: "A medida que los pacientes se apoderan de o, al menos, reclaman más autoridad sobre su tratamiento, también pueden sentirse más inclinados a narrar sus historias, a tomar sus vidas literariamente en sus propias manos en parte para restablecer su subjetividad frente al tratamiento objetivador".[29] Demostrando la afirmación de que la singularidad reside en la narrativa, la nueva autoría de los pacientes sobre sus enfermedades puede ejercer un tremendo poder sobre la capacidad de la medicina para reconocer la singularidad no sólo de cada caso de psoriasis, sino incluso de cada paciente, de cada médico.

Algunos avances en la práctica médica reflejan un creciente respeto por la singularidad en el cuidado. Desde el punto de vista biológico, la atención sanitaria se ha hecho más personalizada —pensemos en los numerosos regímenes para tratar la hipertensión, la diabetes o la depresión— para tener en cuenta las comorbilidades, la genética y las preferencias del paciente. Al mismo tiempo, la medicina está dando cabida a la singularidad personal de los pacientes, como atestiguan las directivas anticipadas sobre los cuidados al final de la vida. Las visitas domiciliarias están volviendo a ponerse de moda, en parte porque ver a un paciente en su casa aporta una gran riqueza de conocimientos sobre esa vida singular, conocimientos que pueden influir profundamente en la atención.

Además de reconocer la singularidad de los pacientes, los médicos parecen más dispuestos a reconocer la suya propia. La escritura reflexiva que está creciendo en medicina para estudiantes y profesionales (véase el capítulo 7) atestigua la voluntad y habilidad de los profesionales para examinar sus propias experiencias y dar sentido a sus propios viajes, no por razones solipsistas, sino para mejorar la atención que pueden prestar. Ese dermatólogo que comprende que hay dos personas singulares en la sala —una con psoriasis y otra que puede tratarla— aceptará su singularidad, no como un riesgo para la objetividad, sino como una ventaja para una atención eficaz. Genette continúa, como si se dirigiera a nuestro dermatólogo, observando que, aunque "no hay más objetos que los particulares y no hay más ciencia que la de lo general", lo cierto es que "lo general está en el corazón de lo particular, y por tanto (en contra de la idea comúnmente preconcebida) lo cognoscible está en el corazón de lo misterioso".[30]

---

[29] G. Thomas Couser, *Recovering Bodies: Illness, Disability, and Life Writing*, Madison, University of Wisconsin Press, 1997, p. 11.

[30] Gérard Genette, *Narrative Discourse, op. cit.*, p. 23.

Una trabajadora social escribió el siguiente texto en oncología narrativa, un programa de entrenamiento narrativo en el que médicos, enfermeras y trabajadores sociales que trabajan en la unidad de oncología del Hospital Presbiteriano se reúnen periódicamente para leerse unos a otros lo que han escrito sobre su trabajo clínico.

Mi gruñón y desagradable amigo, siempre un insulto: "Para ser tan bajito, haces mucho ruido por aquí", dices. Interrumpes, me corriges cuando hablo con cada uno de tus compañeros de habitación, tantos en estos 69 días de cautiverio. Ambos sabemos que eres mi favorito. Saboreo mi tiempo contigo al final del día, no me acompaña ninguna planilla ni ningún bolígrafo. Me llevas a los campos de batalla de la Segunda Guerra Mundial, a la mesa de tu cocina donde tú y tus hermanos discutían sobre béisbol... viajamos juntos en el tiempo, dejando atrás tu habitación siempre a oscuras. Transformas este entorno de forma sutil, mágica. Mi acceso a ti, a tu pasado, a tu punto de vista es un regalo para mí, Pete. Ningún código en la hoja de estadísticas tan valorada aquí captura esto.

Aquí el profesional de la salud saborea su tiempo mágico *fuera* de la estadística generalizada, encontrando en el pasado altamente personalizado de este paciente un modo de ser vivificante, "favorito", mientras escucha, en una habitación a oscuras, en un vuelo al pasado, la cautivadora verdad intersubjetiva de otro ser humano.

Causalidad/contingencia

Por definición, una narración tiene una trama; es decir, no sólo anuncia una serie de acontecimientos o estados de cosas inconexos, sino que también afirma relaciones causales significativas entre ellos. Recordemos la definición de E. M. Forster de una trama: "'El rey murió y luego murió la reina' es una historia. 'El rey murió y luego la reina murió de pena' es una trama".[31] El motor de la narrativa es su impulso por dar *sentido* a por qué suceden las cosas, su anhelo de encontrar o imaginar conexiones entre las cosas, ya sea a través de un motivo o de una causa. Esto podría aplicarse incluso a los textos posmodernos fragmentados que encuentran "sentido" reconciliándose con la ausencia de conexiones entre las cosas. Los mitos, las leyendas, las novelas, los relatos históricos y las notas de ingreso en un

---

[31] E. M. Forster, *Aspects of the Novel,* San Diego, Harcourt Brace Jovanovich, 1985, p. 86.

hospital buscan razones para los acontecimientos, sus propósitos, sus antecedentes, sus consecuencias, y codifican estas razones en sus tramas.

Las tramas son una función de la contemplación de los acontecimientos, y no una función de los propios acontecimientos narrados: "Nuestras mentes buscan inveteradamente la estructura y la proporcionarán si es necesario. [...] El lector 'comprende' o la provee: él infiere que la muerte del rey es la causa de la muerte de la reina".[32] La causalidad es siempre una invención humana, como vimos en el debate sobre las diferentes suposiciones de pacientes y médicos acerca de la causalidad de las enfermedades, tanto si se piensa que la traición de Merton Densher en *Las alas de la paloma* provocó la muerte de Milly Theale como si se piensa que el bacilo de la tuberculosis provoca la consolidación pulmonar. Definiendo la trama como "la línea organizadora, el hilo del diseño, que hace posible la narración", Peter Brooks concluye que "la trama es el principio de interconexión e intención del que no podemos prescindir al movernos a través de los elementos discretos —incidentes, episodios, acciones— de una narración".[33] Ya sea que la causa de un efecto haya sido probada de manera concluyente o se haya hipotetizado de manera fantasiosa, uno expresa su relación al ponerlos juntos en una trama o, como diría un narratólogo, a través del entramado narrativo.

El entramado no es la acción de la historia, sino la del narrador; no es la historia de Genette, sino su narrativa. Cualquier secuencia de acontecimientos o acciones puede "ser contada" en diferentes tramas. Quizás, de manera vertiginosa, la mayoría de los oyentes y lectores se dan cuenta de que no existe una *historia* replicable y dominante en absoluto. Según el punto de vista, la intención y la postura del narrador, un mismo conjunto de acontecimientos puede narrarse de modo que se creen muchas tramas contradictorias. Como escriben Tod Chambers y Kathryn Montgomery al describir el entramado de la bioética, "la trama *es* significado. La trama da forma a una historia para representar la significancia de sus acontecimientos y revelar su significado para el narrador y (el narrador espera) los oyentes".[34]

---

[32] Seymour Chatman, *Story and Discourse, op. cit.*, pp. 45-47.

[33] Peter Brooks, *Reading for the Plot: Design and Intention in Narrative*, Nueva York, Vintage Books, 1984, pp. 4-5.

[34] Tod Chambers y Kathryn Montgomery, "Plot: Framing Contingency and Choice in Bioethics", en Rita Charon y Martha Montello (eds.), *Stories Matter, op. cit.*, p. 81.

De hecho, todos sabemos que muchos acontecimientos son aleatorios, imprevisibles, inexplicables e incognoscibles. Incluso quienes creen que las lluvias de meteoritos o las mutaciones genéticas son sucesos aleatorios y sin causa, buscan con gran rigor sus fundamentos, para sentirse menos víctimas de su ocurrencia. Lo desconocido encierra peligro, y la astronomía, la navegación, la exploración, las ciencias naturales y la medicina surgieron evidentemente como respuesta a lo peligrosamente desconocido. El imperativo de surcar los mares sin vela, colonizar tierras fronterizas salvajes o escudriñar el interior del cuerpo humano surge de la negativa a asustarse ante lo desconocido. La mujer de 42 años, madre de tres hijos y con cáncer de mama en estadio 4 pregunta: "¿Por qué me ha pasado esto a mí?", y todos saben que su pregunta no tiene respuesta. Incluso sin una respuesta demostrable, puede que ella desarrolle una trama que plantee *alguna* causa para su calvario, porque "¿cómo podemos vivir y dar sentido a nuestras vidas ante los terribles sucesos del azar?".[35]

Los entramados de la epopeya, el mito y la novela son, como las tramas de la astronomía o la genética, impulsos para abordar lo desconocido, para dominar el peligro, para vencer el miedo, para enfrentarse, cara a cara, a cualquier apuro en el que se encuentre un ser humano. (Pensemos, por ejemplo, en lo que Joseph Conrad representa en *El corazón de las tinieblas*). Si el futuro, el gran desconocido, espera, entonces lo que uno hace mientras espera podría, en alguna forma de pensamiento mágico, alterar el futuro por venir; al menos aliviará el suspenso o la ansiedad de la anticipación. Así que Colón probablemente contó historias de las Indias Orientales en el azul blanco del Atlántico medio; los cazadores sioux llevan a cabo danzas del bisonte alrededor de la fogata para prepararse para la caza, y los rezos como el avemaría o el *kadish* esperan la muerte con la promesa de ser acompañados en ella.

Todos los esfuerzos por encontrar causas —desde la ciencia a los viajes espaciales o la prosa literaria— intentan poner orden, desenterrar lo "cognoscible en el corazón de lo misterioso" de Genette. El entramado narrativo, ya sea en un jardín terrenal o en un texto ficcional, *reclama* la tierra o el pensamiento como propios, como poseídos, como ordenados, como forma concedida. Sin embargo, a diferencia de otros impulsos con los que enfrentarse a lo desconocido —el impulso expropiador, el impulso imperialista, el impulso reduccionista—, el impulso narrativo no excava lo desconocido hasta el punto de hacerlo irreconocible. No lo desinfecta de peligros; no

---

[35] Richard M. Zaner, *Conversations on the Edge: Narratives of Ethics and Illness,* Washington DC, Georgetown University Press, 2004, p. 101.

lo relega a la igualdad con otros problemas semejantes. Tampoco le quita lo que lo hace propio, ni lo desmonta más allá de poder recomponerlo. Celebra la singularidad y respeta la unidad del acontecimiento a la vez que lo representa. Expansivo en lugar de restrictivo, multiplica las posibilidades en lugar de reducirlas; las prácticas narrativas permiten al observador o al participante vivir frente a la contingencia sin intentar erradicarla. Escribir y leer son, en definitiva, expediciones al misterioso, potencialmente peligroso e inexplorado continente de lo contingente.

La causalidad y la contingencia se unen en el desarrollo de la trama a medida que el narrador organiza los acontecimientos o los estados de cosas para conducir, provisionalmente de todos modos, a uno de los muchos finales. En ambas definiciones de la conclusión, la trama nos permite encontrar sentido y, literalmente, detenernos. Frank Kermode, el crítico literario de cita obligada en las teorías sobre los finales, termina sus meditaciones en *El sentido de un final* con estas reflexiones: "Nuestras geometrías, en palabras de James, están obligadas a medir el cambio, ya que es en el cambio, entre orígenes y finales remotos o imaginarios, donde se fijan nuestros intereses".[36] Sólo cuando los representantes humanos enmarcan eventos o estados de situaciones es que se trazan y miden los comienzos, medios y finales, y los significados emergen de ellos. Cuando el pie lisiado de Verbal Kint se endereza al final de la película *Los sospechosos de siempre,* nosotros, los espectadores, también nos hacemos la pregunta de Slavoj Žižek: "¿Existe Keyser Soze... o es una invención fantástica del lamentable Kint?... ¿Es él el creador de su propio mito? De un modo propiamente dialéctico, el mismo punto de anclaje *(point de capiton)* que promete establecer la verdadera narrativa resolviendo todas las incoherencias socava radicalmente nuestra seguridad narrativa, arrojándonos a un eco abismal de engaños".[37]

La práctica clínica está consumida por el entramado. El propio diagnóstico es el esfuerzo por imponer una trama a acontecimientos o estados de cosas aparentemente inconexos. Probamos algoritmos de diagnóstico uno tras otro —y cuanto más avezados nos volvemos, más automática e inconscientemente ocurre este proceso— en el esfuerzo por categorizar este conjunto de acontecimientos, *en el esfuerzo por hallar el entramado.* El clínico dotado del don de la trama —y consciente del eco abismal de los engaños posibles con la enfermedad— buscará con gran inventiva y

---

[36] Frank Kermode, *The Sense of an Ending: Studies in the Theory of Fiction,* Londres, Oxford University Press, 1968, p. 179.

[37] Slavoj Žižek, "The Ongoing 'Soft Revolution'", en *Critical Inquiry,* núm. 30, 2004, p. 18.

amplitud de miras y valentía (porque tolerar lo desconocido lo requiere) múltiples relaciones causales posibles entre los síntomas y situaciones dispares que presenta el paciente. Este don, que mejora la eficacia y el alcance de la capacidad diagnóstica, enseña al médico o enfermero que escucha cuántas tramas posibles puede haber ocultas en un simple relato, cuántos motivos y antecedentes pueden estar en juego, cuántos momentos distintos pueden considerarse el "principio" de la historia. El clínico fuerte en tramas no se detendrá en lo obvio o en la línea evidente de la historia, sino que seguirá buscando —generativa y creativamente, ojalá en colaboración con el paciente— para construir un diagnóstico diferencial amplio, profundo y variado. Esto es la medicina narrativa en la práctica.

Concluyo esta sección con un fragmento de un escrito clínico para oncología narrativa. El poema es una meditación ofrecida por una oncóloga a un paciente, tratando de llenar lo que ella no sabe sobre cómo él llegó a donde ella lo encontró:

> Sé que debe estar avergonzado, sentado en su cama de la UCI*
> con lágrimas que no tiene energía para ocultar.
> Me conoce tan poco, desde hace sólo 3 días,
> y siente que ha fallado de alguna manera.
> "¿Cómo lo llevas emocionalmente?", pregunto
> aunque es obvio que la respuesta es "mal".
>
> Está en un hospital lejos de casa, con una enfermedad que le vino de
> /repente
> y con una fuerza tan agresiva que lo hizo prisionero
> de camas de cuidados intensivos, máquinas de diálisis, catéteres Tenckhoff.
> Tiene un hermano y una hermana que parecen estar cercanos,
> pero no sé nada de por qué tiene 50 años y está solo
> quien es como un hombre, cuando no está incapacitado en una cama
> o si normalmente dejaría que una mujer que apenas conoce lo viera llorar.

Las tramas que encontramos y creamos en la práctica médica se refieren de forma muy práctica e irrevocable a sus finales. Apuntan a los finales humanos, utilizando sus geometrías para comprender o imaginar los vectores de la vida, el plan de vida, la inevitabilidad de la muerte y las conexiones narrativas entre todos nosotros.

---

* Sigla de Unidad de Cuidados Intensivos. [N. de T.]

Intersubjetividad

El sujeto es el yo-que-conoce, el yo-que-actúa y el yo-que-observa o, según la formulación del filósofo Paul Smith, el "portador de una conciencia que interactuará con lo que sea que se considere en que consista el mundo".[38] La intersubjetividad, por tanto, es la situación que se produce cuando dos sujetos, o dos yoes auténticos, se encuentran. Es en el encuentro con otros yoes donde el yo cobra vida. Como escribe Charles Taylor: "Uno no puede ser un yo por sí mismo. [...] Un yo existe sólo dentro de lo que llamo 'redes de interlocución'".[39] Los filósofos analíticos consideran la intersubjetividad en sentido estricto como la triangulación que se produce cuando dos sujetos observan simultáneamente un objeto externo a ambos. A partir de Heidegger y Husserl, los fenomenólogos profundizaron en las ideas filosóficas sobre la intersubjetividad para abarcar no sólo los actos cognitivos de percepción e interpretación, sino también las transformaciones personales que se producen en virtud de la relación humana. Uniendo de forma compleja consideraciones cognitivas, perceptivas y ontológicas, Husserl escribe: "*Experimento* el mundo (incluyendo a los demás) y, de acuerdo con su sentido empírico, *no* como (por así decirlo) mi construcción sintética *privada,* sino como algo distinto de mí, como un mundo *intersubjetivo,* que existe para todos, y es accesible para todos en relación con sus Objetos".[40] Su ser-en-el-mundo de forma conjunta otorga comunidad a sus cohabitantes, tanto en la consideración mutua de sus objetos como en el hecho de convertirse en objetos de la consideración y experiencia de los demás. Emmanuel Lévinas culmina esta corriente de exploración filosófica promoviendo la ética, que él define como la responsabilidad que un ser humano alberga hacia otro ser humano, para convertirla en la *causa* de la filosofía. Sustituyendo el problema del conocimiento de Husserl y el problema del ser de Heidegger, Lévinas propone el problema de la ética como primario, transformando la filosofía en una empresa comprometida con la responsabilidad humana intersubjetiva.

---

[38] Paul Smith, *Discerning the Subject,* en *Theory and History of Literature,* vol. 55, ed. de Wald Godzich y Jochen Schulte-Sasse, Minneapolis, University of Minnesota Press, 1988, p. xxvii.

[39] Charles Taylor, *Sources of the Self: The Making of the Modern Identity,* Cambridge, Harvard University Press, 1989, p. 36.

[40] Edmund Husserl, *Cartesian Meditations: An Introduction to Phenomenology,* trad. de Dorion Cairns, La Haya, Martinus Nijhoff, 1929, p. 91.

Los académicos de la literatura están últimamente muy interesados en los acontecimientos intersubjetivos de la autoría, la lectura, la interpretación y la influencia. Sondean la complejidad que se produce cuando un ser humano se relaciona con otro en la transmisión y recepción de textos. Al igual que la medicina, las situaciones narrativas siempre unen a un ser humano con otro y, de hecho, se puede argumentar que la unión de un ser humano con otro siempre requiere actos narrativos de algún tipo. La académica Barbara Herrnstein Smith define el discurso narrativo como "alguien que le cuenta a otro que algo ha sucedido", haciendo hincapié en la necesidad de que haya un narrador y un oyente, un escritor y un lector, una especie de comunión.[41] Gran parte de los primeros trabajos de narratología examinaban los actos de narración que se producen en las obras de acción, distinguiendo entre narradores en primera y tercera persona, narradores dentro de la acción y fuera de ella, y cosas por el estilo.[42] Aunque la mayor parte de esta narratología formal queda fuera del ámbito de nuestra discusión, su enfoque en la localización obligatoria de cualquier acto de narración nos recuerda, en medicina, que debemos prestar atención a las consecuencias de *cómo* y *de quién* oímos las narraciones de los pacientes: ¿la hija no reconocida de una mujer demente? ¿La hoja del servicio de emergencias? ¿La nota garabateada en la guardia de noche a las 4 de la mañana?

Cualquier acto de lectura envuelve al lector y al narrador en una situación intersubjetiva, porque se establece una relación entre la persona que cuenta y la que escucha o lee. El lector o el oyente con destreza narrativa se dan cuenta de que el significado de una narración —una novela, un libro de texto, un chiste— surge del encuentro entre el narrador y el oyente *y se crea a partir de*

---

[41] Barbara Herrnstein Smith, "Narrative Versions, Narrative Theories", en W. J. T. Mitchell (ed.), *On Narrative,* Chicago, University of Chicago Press, 1981, p. 228.

[42] Los trabajos pioneros de los primeros formalistas rusos y los estructuralistas franceses, predecesores de los narratólogos actuales, crearon taxonomías de distintos tipos de narradores, narratarios y situaciones narrativas. La diferencia entre un narrador en primera persona y un narrador en tercera persona tiene una profunda influencia en el significado y las consecuencias de un texto. Los llamados narradores homodiegéticos, que participan en la acción, difieren en la confianza e impacto de los narradores heterodiegéticos, que se dirigen al lector desde "fuera de la página" y fuera de la escena. Al conceptualizar los niveles narrativos que pueden darse cuando alguien cuenta a otro que algo ha sucedido —de primera mano, de segunda mano y similares—, los narradores han trazado de forma bastante específica las consecuencias de los *lugares actuales* de contar y escuchar. Véanse Dorrit Cohn, *The Distinction of Fiction,* Baltimore, Johns Hopkins University Press, 1999; Jonathan Culler, "Omniscience", en *Narrative,* núm. 12, 2004, pp. 22-34, y Nicholas Royle, *The Uncanny,* Nueva York, Routledge, 2003, para estudios recientes sobre el conocimiento narratológico.

él. De ello se deduce que los actos narrativos construyen relaciones a medida que transmiten información, emociones y estados de ánimo. Cuando leo una novela de Henry James, puedo pensar que entablo una relación con él. Aunque lleva muerto casi cien años, nunca lo conocí y no sabe quién soy, mi acto de leerlo en serio nos involucra a los dos en una conexión poderosa y transformadora.

Los lectores y escritores serios siempre han sabido que sus actos literarios los convierten en lo que son en virtud de una comunión mutua. El campo contemporáneo de la crítica de la respuesta del lector surgió específicamente para comprender las dimensiones intersubjetivas de la lectura y la escritura. Tanto si se describen en términos de expresividad, inspiración o sabiduría cultural colectiva, la escritura de textos y su lectura se reconocen como actos interiores poderosos y misteriosos que definen el yo a través del contacto con los pensamientos y las producciones de los demás. Una confluencia de interés por parte de fenomenólogos, psicoanalistas, psicólogos cognitivos, neurobiólogos y académicos de la literatura dio visibilidad a los acontecimientos interpersonales de la lectura. Los lectores, nos dimos cuenta con gran entusiasmo, son transformados fundamentalmente en virtud de sus actos de lectura. La lectura fue identificada como transformadora, ya sea porque ejercitaba su gama metafórica, intensificaba algunos de sus medios caracterológicos para hacer frente a la incertidumbre o remodelaba retóricamente sus patrones de pensamiento.[43]

Ahora bien, la lectura y la escritura no generan el tipo de relaciones personales que uno encuentra, por ejemplo, en familias o vecinos. Mi relación con Henry James no puede llamarse amistad, ni unión sexual, ni vínculo familiar, pero es una relación central y muy poderosa en mi vida. Quienes no estén de acuerdo conmigo hasta ahora en esta sección dirán: "Pero, Rita, James no te *conoce*", o, tal vez, "James no *te* conoce". Aquí es donde empieza el misterio. James escribe para su lector. Puede que no sepa exactamente quién es ese lector, en el "ahora" en el que escribe y durante la vida futura de la obra. Sin embargo, mientras escribe, tiene muy presente la imagen *y la realidad de* la persona que sostiene su libro para leerlo. A pesar de los siglos y de la distancia, él me conoce, como, permíteme decirlo, yo te conozco a ti.

---

[43] Georges Poulet, "Phenomenology of Reading", en *New Literary History*, núm. 1, 1969, pp. 53-67; Wolfgang Iser, *The Implied Reader: Patterns of Communication in Prose Fiction from Bunyan to Beckett*, Baltimore, Johns Hopkins University Press, 1974; Norman Holland, *5 Readers Reading*, New Haven, Yale University Press, 1975; Richard Gerrig, *Experiencing Narrative Worlds: On the Psychological Activities of Reading*, New Haven, Yale University Press, 1993.

El lector dedicado se encuentra en un delicado pacto con su autor. Una vez armado con el conocimiento que desbloquea el texto, el lector le debe algo a su autor. Ha entrado en el mundo de significados de un autor, tal vez con una invitación, tal vez no. Ha escuchado los secretos, ha sorteado los subterfugios o las distracciones superficiales para "entender" de qué trata el texto. Por tanto, se le confiere el deber de honrar, proteger, responder e incluso exponer el verdadero significado de la obra. Las anticuadas nociones de autoridad conferidas al individuo que escribe deben luchar contra las nociones opuestas de las libertades creativas de los lectores, capaces de encontrar sus propios significados dentro de cualquier texto, significados que quizás el autor no pueda ver. Las tensiones inherentes a esta relación —escritor/lector, narrador/oyente, analista/analizado, paciente/médico— son exactamente las tensiones que *producen* las conexiones intersubjetivas y los deberes del texto y que aclaran, a través de la contradicción, lo que el lector le debe al escritor o lo que el narrador le debe al oyente.

Escribir, o contar, da al hablante la autoridad y la oportunidad de revelar su yo. Escribir, o contar, incluye en su acto el empuje, la penetración en el aparato de creación de significado de otro para depositar lo que uno tiene que descargar. Leer, o escuchar, requiere una capacidad igualmente peligrosa y audaz para reconocer a otro yo, para abrirse a ser penetrado por un otro. El acto de leer o escuchar encierra una notable obligación hacia otro ser humano. Al asumir la autenticidad de la transacción, el orador revela verdades profundas y desconocidas, no sólo por las palabras elegidas, sino también por las formas, la dicción y las metáforas adoptadas al contar una historia, mientras que el lector expone sus propios sistemas orgánicos de creación de significados para que otro los utilice. Dentro de estos actos de intimidad y confianza, surgen las nociones de la erótica del texto, defendidas por Roland Barthes antes de que nadie supiera lo que quería decir.[44] Dos extraños, el lector y el escritor, se entregan en última instancia a las manos del otro. Ambos experimentan un gran peligro, desde el momento que se exponen a sí mismos sin la posibilidad de que se deshaga dicha exposición.

Resulta que las relaciones que se desarrollan en la medicina se parecen mucho a las relaciones entre narradores y oyentes en general, quizá más que a otras categorías que a veces se utilizan para describirlas: amigos, vecinos, consejero/aconsejado. Lo que los estudios literarios aportan a la

---

[44] Véase Roland Barthes, *The Pleasures of the Text,* trad. de Richard Miller, Nueva York, Hill and Wang, 1975, para un notable examen del estado de dicha generado a través de los actos textuales.

medicina es la constatación de que nuestras relaciones médicas íntimas se producen a través de las palabras. Nuestra intimidad con los pacientes se basa principalmente en *escuchar lo que nos dicen,* y nuestra confianza hacia ellos se demuestra en la seriedad y el deber con que escuchamos lo que nos confían. Sí, los médicos tocan a los pacientes y les realizan cosas físicas bastante extraordinarias, pero es la textualidad, y no la fisicalidad, lo que define la relación. Estas relaciones terapéuticas no son relaciones amorosas convencionales, ni relaciones carnales, ni relaciones de dependencia familiar, ni relaciones de mercado. De hecho, nos engañamos cuando intentamos conceptualizar las relaciones médicas como si fueran relaciones basadas en el amor, el deseo, el poder o el comercio. Se basan en los complejos textos que comparten médico y paciente, textos que abarcan palabras, silencios, hallazgos físicos, imágenes, mediciones de sustancias en el cuerpo y apariencias.

Si este aspecto del paralelismo entre medicina y literatura se mantiene, entonces los métodos literarios tienen una enorme utilidad práctica para nosotros en medicina. Estos métodos pueden ayudarnos a aprender a ser astutos receptores de las historias de nuestros pacientes y a unirnos a ellos para crear significado. La literatura no interesa a la medicina sólo porque se hayan escrito grandes libros sobre la enfermedad y la muerte. Mucho más fundamental que el contenido de *Casa desolada* o *El rey Lear* es el modelado, mediante actos literarios, de conexiones intersubjetivas profundamente transformadoras entre casi extraños fusionados y alimentados por las palabras. Reconocer que mi responsabilidad para con mi paciente incluye ser un lector obediente y hábil me ayuda a comprender qué habilidades debo desarrollar en mi faceta de médico.[45]

El siguiente texto es la transcripción de una entrevista realizada a un estudiante de tercer curso de medicina como parte del estudio de investigación sobre el uso de la Historia Clínica Paralela en la formación médica. Aunque las entrevistas se realizan de forma anónima, los sentimientos de sintonía que escucha este estudiante están muy extendidos entre estos jóvenes protodoctores. Aquí, el estudiante describe el encuentro con una paciente joven, moribunda de sida, que miraba hacia atrás con gran pesar las relaciones con sus hijos, dos de los cuales le habían sido arrebatados y criados en hogares de acogida.

---

[45] Véase un ensayo mío anterior titulado "Medical Interpretation: Implications of Literary Theory of Narrative for Clinical Work", en *Journal of Narrative and Life History,* núm. 3, 1993, pp. 79-97, que desarrolla esta noción del paciente como autor y del médico como lector.

ENTREVISTADOR: Esta paciente con sida, con quien, ya sabes, empezaste a hablar. ¿Cómo va eso? ¿Es fácil hablar con ella? ¿Cómo lo haces?

ESTUDIANTE: Bueno... creo que hoy... quiero decir, estoy muy conmovido por ella, porque hoy hemos hablado sobre todo acerca de sus hijos, ella tiene un hijo de 2 años y medio de edad, y supongo que yo lo aprecié y, ya sabes, le di a ella el espacio para apreciar su relación con él, y yo estaba como maravillado, ya sabes, qué regalo es que ella llegue a conocer este tipo de amor, ya sabes, porque ella actualmente tiene otros dos hijos de 2 y 3 años, pero, ya sabes, no creo que haya sido nunca su cuidadora principal, así que me habló de lo que significaba amamantarlo y quererlo de verdad, y de que él es su vida, y es muy bonito, y no me lo ha contado, pero leí en una nota de la trabajadora social que había hablado de que este sería el último cumpleaños de su hijo que ella va a ver... Sé que dije 2 años y medio pero creo que está cerca de cumplir 3, así que eso es...

ENTREVISTADOR: Que *ella* va a ver.

ESTUDIANTE: Sí. Que ella estará allí. Creo, creo, que yo estaba apreciando, ya sabes, ella está reconociendo el final de su vida, creo, aunque no hemos hablado de ello exclusivamente, mm, acerca de cómo ella está disfrutando de estas cosas, disfrutando de su hijo y la belleza de su relación. Creo que muchas veces cuando se habla con los pacientes es sobre todo para darles espacio para hablar, y creo que muchas veces, los pacientes no tienen ese espacio seguro... así que el escuchar por un minuto y dar a la gente, ya sabes, sólo explorar lo que están pasando o lo que están sintiendo... y no siempre tiene que ser, ya sabes, que tenga que explorar el hecho de que se está muriendo, pero que pueda explorar, ya sabes, lo que es significativo para ella en este momento.

Podemos aprender de este sensible alumno que los encuentros intersubjetivos que se producen en los hospitales, entre personas relativamente desconocidas, están repletos de oportunidades de grandes descubrimientos personales. Estos encuentros son terapéuticos en la medida en que permiten a una persona contar mientras la otra escucha, y contar y por tanto saber de "lo que es significativo para ella en este momento".

Eticidad

Ahora que se han examinado las relaciones intersubjetivas que se desarrollan entre narrador y oyente (o escritor y lector), pueden reconocerse las relaciones éticas que se desarrollan en la narrativa. Tanto los especialistas en bioética como los académicos de la literatura escriben sobre ética narrativa, traspasando las fronteras disciplinarias entre la atención sanitaria y los estudios literarios para contemplar las obligaciones contraídas en los actos narrativos, la visión ética que ofrecen los relatos y el carácter ético de los propios actos de escritura y lectura. Recientemente, ha surgido una rama de la crítica literaria llamada crítica ética que se ocupa específicamente de estas cuestiones. Aunque silenciada en el clima actual de escepticismo irónico hacia la seriedad de cualquier tipo, la voz de la crítica ética nos recuerda, suave pero seriamente, que la lectura y la escritura son acciones de alto riesgo con consecuencias no sólo en los libros, sino también en las vidas ordinarias.[46] Adam Zachary Newton, en *Narrative Ethics,* sugiere que "una narración *es* ética en el sentido del papel mediador y autoral que cada uno asume hacia la historia de otro. [...] Contar historias impone exigencias a todos sus participantes, tanto a los que se circunscriben dentro de la narración como a los que [...] son testigos y cocreadores éticos desde fuera: sus lectores".[47]

El receptor de la narración de otro debe algo al narrador en virtud, ahora, de conocerla. Este es el puente intersubjetivo hacia la ética de la narrativa. El acto de leer o escuchar la obra de un autor confiere al receptor una extraña intimidad, como si aprendiera un nuevo lenguaje privado. El aprendiz de un lenguaje tan personal contrae deberes hacia el creador de quien lo origina; una vez que uno domina el lenguaje de otro u otra, alberga hacia él o ella una gran y sagrada confianza. Los académicos de la literatura serios se inclinan hacia sus autores con delicadeza y honor, incluso cuando critican la obra. A diferencia de quienes exponen o se apropian de hechos condenatorios sobre la vida de un escritor o de aspectos degradantes de la obra, el académico serio devoto a un autor adopta el mismo tipo de comportamiento profesional hacia el autor que un analista hacia su analizado.

Más allá del umbral intersubjetivo de la ética narrativa, entramos en la dimensión ética de las historias. "Existe una relación peculiar e inesperada entre la afirmación de la ley moral universal y la narración de historias",

---

[46] Véanse Wayne Booth, *The Company We Keep, op. cit.;* J. Hillis Miller, *The Ethics of Reading: Kant, de Man, Eliot, Trollope, James, and Benjamin,* Nueva York, Columbia University Press, 1987, y Tobin Siebers, *The Ethics of Criticism,* Ithaca, Cornell University Press, 1988, para tres enfoques bastante divergentes de las cuestiones de las consecuencias éticas de la lectura para el lector, el escritor y el texto.

[47] Adam Zachary Newton, *Narrative Ethics,* Cambridge, Harvard University Press, 1999, 48, 24.

escribe J. Hillis Miller en *The Ethics of Reading*. "Sin narración no hay teoría de la ética. La narrativa, los ejemplos, las historias… son indispensables para pensar acerca de la ética".[48]

La filósofa Martha Nussbaum se dio cuenta de que no podía *decir* lo que quería decir en filosofía moral sin recurrir a *La copa dorada*, de Henry James. Sólo la singularidad y la penetración del denso contexto narrativo de James podían representar y llevar a cabo la textura moral de la vida humana que ella deseaba explorar: "La aventura del lector de esta novela, al igual que la aventura de los intrigantes personajes que la componen, incluye valiosos aspectos de la experiencia moral humana que no se abordan en los libros tradicionales de filosofía moral. […] Esta novela convoca y también desarrolla nuestra capacidad para enfrentar el misterio con la participación cognitiva tanto del pensamiento como del sentimiento".[49] Al representar en el lenguaje determinados acontecimientos, personajes, obligaciones, derechos y agravios, los relatos muestran a los lectores diversas formas de considerar lo que uno "debería" hacer o de juzgar las acciones de los demás. "El verdadero problema de la vida es saber cómo *juzgar* las cosas", sugiere el crítico Marshall Gregory, "y este es un problema al que, una y otra vez, las visiones éticas de los relatos nos ayudan a dar respuesta".[50]

La visión ética de un relato muestra lo que el propio *relato* considera que es la forma correcta de vivir, al tiempo que da a entender lo que el narrador o escritor considera que es la forma correcta de vivir. Un autor logra una visión ética duradera, desarrollada o repetida obra tras obra, que puede educar a su lector serio. Geoffrey Hartman escribe que "las obras de Shakespeare están ciertamente impregnadas de preocupaciones morales, de cuestiones sobre la vida pública y privada, de dudas sobre la justicia, la bondad, la amistad, la fidelidad, el amor. Despierta nuestra simpatía por todas estas cualidades positivas, incluso cuando muestra su derrota. Nos hace pensar una y otra vez: '¿Cómo debería uno actuar en un mundo así?'".[51] Cuando un autor es convocado por un lector, como ocurre con Hartman con Shakespeare o con Nussbaum con James, es porque existe un

---

[48] J. Hillis Miller, *The Ethics of Reading, op. cit.*, pp. 2 y 3.

[49] Martha Nussbaum, *Love's Knowledge: Essays on Philosophy and Literature*, Nueva York, Oxford University Press, 1990, p. 143.

[50] Marshall Gregory, "Ethical Engagements over Time: Reading and Rereading *David Copperfield* and *Wuthering Heights*", en *Narrative*, núm. 12, 2004, pp. 284-285.

[51] Geoffrey M. Hartman, "Shakespeare and the Ethical Question", en *A Critic's Journey: Literary Reflections, 1958-1998*, New Haven, Yale University Press, 1999, p. 89.

poderoso *canal* entre la visión moral del autor y la del lector. "Así es como *yo* veo el mundo", dice el asombrado lector reconocedor, sintiéndose, por supuesto, reconocido en el proceso. A través de este reconocimiento mutuo, la lectura *constituye* la propia visión moral del lector, alimentándolo con proteínas, carbohidratos y vitaminas que se metabolizan en el yo ético del lector.

La ética narrativa expone la tarea fundamentalmente moral de seleccionar palabras para representar lo que antes de elegirlas carecía de forma y, por tanto, era invisible e inaudible. Es el acto mismo de adaptar el lenguaje a los pensamientos, percepciones y sensaciones del narrador para que otro "participe" (ese otro, el oyente o el lector, ahora vinculado intersubjetivamente si, de hecho, se establece un contacto auténtico) lo que constituye el acto moral. La narración expone la carga moral de la historia (junto con, por supuesto, su carga estética, su carga psicológica, su carga de placer) no sólo a la luz del día, sino también a las luces de los demás. Cuando James escribe en el prefacio de *La copa dorada:* "Poner las cosas es muy precisa, responsable e interminablemente el hacerlas", nos subraya el *hecho* de que escribir es un acto, de que escribir conlleva el deber moral irrevocable de estar a la altura del acto de haber contado.[52] Si es en el "poner" donde se producen los actos de cognición y arte, entonces la respuesta ética a haber conocido o percibido algo exige que se produzca el "poner en palabras".

El texto también invita al lector a actuar. Miller afirma que "hay una respuesta al texto que es a la vez necesaria, en el sentido de que es una respuesta a una demanda irresistible, y libre, en el sentido de que debo responsabilizarme de mi respuesta y de los efectos ulteriores [...] de mi acto de lectura".[53] El acuerdo de leer o escuchar es que el receptor intentará estar a la altura de la recepción. "Puedo soportarlo", afirma el lector o el oyente ante toda la fuerza de la narración ajena. Al analizar *El corazón de las tinieblas,* de Conrad, y "La cabaña en ruinas", de Wordsworth, Geoffrey Hartman se centra en los deberes del narrador y la respuesta del lector a la narración. Sugiere que las narraciones de estas dos obras "nos llegan [...] debido a que los incidentes están incrustados en un entorno humano responsable mediante una ética estructurada de la narrativa. Ambos autores saben que la recepción y transmisión del conocimiento traumático es como

---

[52] Henry James, *The Art of the Novel, op. cit.,* p. 347. Véase el magnífico análisis de Hillis Miller sobre los prefacios de James en "Re-Reading Re-Vision: James and Benjamin", capítulo 6 de *The Ethics of Reading, op. cit.*

[53] J. Hillis Miller, *The Ethics of Reading, op. cit.,* p. 43.

manipular el fuego".[54] No muy diferente del tipo de relato y escucha que se produce en los testimonios de los sobrevivientes del Holocausto o en los relatos del 11 de septiembre por parte de quienes estuvieron allí, estos relatos literarios, así como nuestros relatos clínicos, son como manipular un fuego, para ambos participantes en los actos narrativos. Si la psiquiatra Dori Laub concluye que el entrevistador que recibe el testimonio de un sobreviviente del Holocausto queda traumatizado al escuchar, lo mismo puede ocurrirle a la enfermera o al médico que escuchan con seriedad el motivo de consulta del paciente (véase el capítulo 9, "Ser testigo").[55] Estas diferentes formas de narrar —poesía romántica, acción modernista, testimonio traumático y entrevista clínica— combinan la necesidad de saber con las obligaciones que conlleva el hecho de saber. Cathy Caruth, especialista en estudios sobre el trauma, observa que "la conmoción de la visión traumática revela en el corazón de la subjetividad humana no tanto una relación epistemológica, sino más bien lo que puede definirse como una relación ética".[56]

En el contexto clínico, no hay necesidad de desviarnos por medio de la textualidad cuando tenemos un paciente de carne y hueso en la sala de espera que, de hecho, exige deberes éticos de su clínico, a menos que la transposición de paciente a texto tenga beneficios. El beneficio es que los actos de lectura, realizados con la habilidad adecuada, *desarrollarán* los medios por los que ese clínico puede cumplir sus deberes éticos. Estos medios están en la vivencia directa. "La literatura —escribe Louise Rosen Blatt— proporciona una *vivencia directa,* no simplemente *un saber sobre*", lo que sugiere que el lector no permanece intacto a través del acto de leer, sino que se abre a una transformación fundamental en virtud de haber leído.[57] Lo que un lector experimenta en el tipo de lectura descrito por Nussbaum o Miller profundiza en su capacidad de percepción, discriminación, "habilidad para enfrentarse el misterio" y libertad.

---

[54] Geoffrey Hartman, *Scars of the Spirit: The Struggle against Inauthenticity,* Nueva York, Palgrave/Macmillan, 2002, p. 12.

[55] Dori Laub, "Bearing Witness, or the Vicissitudes of Learning", en Shoshana Felman y Dori Laub (eds.), *Testimony: Crises of Witnessing in Literature, Psychoanalysis, and History,* Nueva York, Routledge, 1992, pp. 57-74.

[56] Cathy Caruth, *Unclaimed Experience: Trauma, Narrative, and History,* Baltimore, Johns Hopkins University Press, 1996, p. 92.

[57] Louise M. Rosenblatt, *Literature as Exploration,* Nueva York, Modern Language Association, 1995, p. 38.

Tal exposición entraña el riesgo de la explotación. Los lectores pueden quedar cautivados por lo que leen. Durante milenios, se ha temido que los escritores pudieran imponerse a víctimas desprevenidas, dañando su inocencia mediante el dominio y la influencia artísticos.[58] Las visiones éticas de algunas historias pueden ser peligrosas y convertir a los lectores en instrumentos de sadismo o destrucción (me vienen a la mente las oscuras novelas góticas que leen algunos grupos fundamentalistas militantes). Los sujetos pueden ser explotados por quienes escriben sobre ellos, especialmente los sujetos vulnerables por razón de edad o enfermedad y expuestos en relaciones de intimidad profesional o personal.[59] Por otra parte, los lectores pueden ejercer un gran poder contra aquellos a quienes leen al *conocerlos* tan intensamente. Si se lee o se escribe sin autenticidad y buena fe, el poder del lector o del escritor se convierte en fuente de violencia. Lévinas dice que "si uno pudiera poseer, comprender y conocer al otro, no sería el otro. Poseer, conocer y comprender son sinónimos de poder".[60] La ansiedad sobre el dominio en el psicoanálisis plantea esta misma cuestión.[61] Tales advertencias sobre los poderes de la narrativa deben plantearse, no como excusas para alejarse de la comprensión de las historias, sino como recordatorios de los riesgos, así como de los beneficios de esta fuerza potente.

Una de las claves del análisis riesgo/beneficio de la narrativa es el altruismo. El lector altruista escucha para hacer avanzar el proyecto del orador auténtico,

---

[58] Véase Pamela K. Gilbert, *Disease, Desire, and the Body in Victorian Women's Popular Novels,* Cambridge, Cambridge University Press, 1997, para un examen de las preocupaciones en una época, de que la lectura puede ser peligrosa para el lector. En términos más generales, críticos de la respuesta del lector como Jane Tompkins y Wolfgang Iser han luchado con el poder inherente y las posibles explotaciones de la transacción lectora. Harold Bloom, en *The Anxiety of Influence: A Theory of Poetry,* Nueva York, Oxford University Press, 1997, tipifica la precaución complementaria de que el escritor ejerce una posesión demoníaca sobre su lector.

[59] Véase G. Thomas Couser, *Vulnerable Subjects: Ethics and Life-Writing,* Ithaca, Cornell University Press, 2004, para un amplio examen de la ética de representar a otros en la escritura personal y profesional.

[60] Emmanuel Lévinas, *Time and the Other,* trad. de Richard A. Cohen, Pittsburgh, Duquesne University Press, 1987, p. 90.

[61] Para Gilles Deleuze, el psicoanálisis es "un proyecto fantástico para llevar el deseo a ciegas e impedir que la gente diga lo que quiere decir. Un proyecto dirigido contra la vida, un canto a la muerte, a la ley y a la castración, una sed de trascendencia, un sacerdocio". En *Negotiations,* trad. de Martin Joughin, Nueva York, Columbia University Press, 1990, p. 144.

de modo que, al cabo de un rato, el orador dice: "Gracias, ahora entiendo lo que quería decir". Esta claridad no habría llegado al orador o al escritor sin un intercambio de ideas, y el intercambio de ideas no podría haberse producido con cualquier lector. El oyente, o lector, no es un receptáculo pasivo. Por el contrario, moldea, indaga, pregunta, explora, formula hipótesis, evalúa hipótesis, profundiza en posibles interpretaciones, busca pistas por todas partes, buscando la voz auténtica. Esto es lo que hace el buen oyente: escucha buscando la voz auténtica. Para ello, no debe tener ideas preconcebidas sobre la respuesta correcta o el buen resultado. El oyente escucha como un instrumento del orador. El escritor escribe como instrumento del lector.

Una trabajadora social del servicio de oncología escribió esta descripción en oncología narrativa de un encuentro con la hija de un paciente y la conversación interior que suscitó:

> Llego a la puerta, corriendo para llegar al grupo de apoyo. La hija de un paciente me espera fuera de la sala. "¿Cómo está ella?", le pregunto. "Dice que tiene miedo", responde la hija. La miro y veo el frío miedo en sus ojos. Su madre se está muriendo. La paciente lo sabe, la hija lo sabe y yo también lo sé.
>
> ¿Qué puedo hacer? ¿Qué ayuda pide la hija?…
>
> A veces un paciente moribundo sólo necesita y quiere a alguien allí. Compañía. Contacto humano. Me giro y le digo a la hija: "¿Puedes volver dentro, sentarte con ella, cogerle la mano?". "Eso es fácil", contesta y gira sobre sus talones, de vuelta a la habitación.
>
> Pienso en la paciente, una sobreviviente del Holocausto, una sobreviviente de cáncer de pulmón, que ahora sucumbe a un cáncer primario diferente. ¿Cómo es posible que una mujer que ha sufrido las mayores atrocidades que conoce la humanidad siga siendo capaz de sentir miedo?
>
> Pienso en mí misma. Atrapada como un ciervo ante los faros. Un paciente o un familiar en crisis vienen a pedirme ayuda. En ese momento, el miedo se apodera de mí. ¿Ayudaré? ¿Podré ayudar? ¿Cuánto tardarán en ver a través de mi endeble fachada de conocimientos, experiencia y aprendizaje de libros escolares? Respiro hondo, practico lo que predico, pongo un pie delante del otro y doy una puñalada alocada (espero que bien pensada) en la oscuridad. Entro a su habitación.

Esta profesional sanitaria puso en práctica sus propios conocimientos sobre las necesidades de las personas que sufren, plenamente consciente de que ella misma sufriría en el proceso de recibir el miedo y la soledad de su paciente. También había aprendido que era su deber hacerlo.

Coda

Una arquitecta concertó una cita conmigo para hablar de las decisiones médicas que tenía que tomar. Yo había sido su internista durante algunos años y conocía el tratamiento que había recibido para un hemangioma cerebral. La masa había vuelto a crecer a pesar de la embolización, y la paciente tenía que decidir entre dos enfoques quirúrgicos, uno de los cuales podría poner en peligro su visión y el otro, su cognición. En su relato en mi consultorio, me contó con gran detalle las opiniones de su neurólogo y neurocirujano. Describió los resultados de angiografías por resonancia magnética (RM) y similares, pero no quise ver los estudios ni leer los informes. No sentí la necesidad de realizar un examen físico, ni siquiera de tomarle la presión. En lugar de eso, nos sentamos juntas, una cerca de la otra, mientras ella contaba con detalle lo que le estaba pasando y yo escuchaba —sin tomar notas, sin completar la historia del hospital, pero haciendo todo lo posible por absorber su transmisión—. Quería escucharla mientras describía lo que había pasado en esta terrible experiencia. Quería que se *oyera* a sí misma hablar de los juicios, de lo que significaban, de cuál de las muchas cosas aterradoras temía más. Yo misma me preguntaba hasta qué punto estaba enfadada porque aquello que creía haber vencido había vuelto.

Mientras estábamos sentadas en mi oficina, comprendí que ella quería tanto mi cerebro de internista como el de narratóloga. Comprendí el pacto que habíamos hecho de que, si yo la escuchaba, ella se escucharía a sí misma. Esta "escucha" fue una compleja combinación de las cinco características narrativas de la medicina. Consideramos esta recurrencia como una bomba de tiempo, los detalles singulares de su propia situación laboral y cómo las posibles complicaciones operatorias interferirían en su trabajo, e intentamos mirar de frente a las incertidumbres inherentes a cualquier curso de acción, incluido el no hacer nada. Nos basamos en nuestra propia historia intersubjetiva como paciente y médica y nos dimos cuenta de que, cuando ella lo necesitaba, nuestras palabras sinceras y nuestra confirmación mutua estaban dando sus frutos. Como se sintió libre para decir *todo* lo que tenía que decir, pude medir su miedo, su valor, su resistencia, su falta de culpa y su conciencia tremendamente valiente frente a la posibilidad de sufrir graves pérdidas. Yo, mientras tanto, cumplí con mis deberes éticos hacia mi nuevo conocimiento de su situación ofreciendo contactar con un hematólogo de renombre en otra institución cuya investigación podría contribuir a la toma de decisiones de la paciente. Al salir de mi oficina, ambas inclinamos la cabeza para dar a entender que habíamos hecho juntas un trabajo importante, serio y conmovedor, todo ello narrativo, todo ello médico, todo ello mutuamente constitutivo de nosotras mismas.

Estas cinco características de la narrativa no están aisladas unas de otras. Por el contrario, surgen en conjunto, entrelazándose, reforzándose mutuamente mientras el lector y el escritor intentan, al unísono, encontrar sentido a las palabras. Confío en que se hayan dado cuenta de cómo la singularidad se mezcla con la intersubjetividad, cómo la temporalidad es necesaria para la causalidad y cómo la ética se deriva de los actos intersubjetivos de escribir o leer. Como cualquier conjunto orgánico, la narrativa se compone de sus "sistemas de órganos" conceptualmente separables, pero en su conjunto vivo, la narración combina estos elementos y da vida a palabras y formas estáticas. El relato cobra vida a medida que el lector y el escritor viven a través de ella y entre sí. Cuando los narradores y los oyentes son pacientes y sus cuidadores, las historias les proporcionan los medios para superar las brechas que de otro modo podrían separarlos.

Al contar o escuchar una historia, nuestros participantes dan y reciben al mismo tiempo con seriedad y alegría. Tanto el narrador como el oyente logran adoptar, por así decirlo, la posición de la generosidad y la conformidad al mismo tiempo y juntos. Como una danza de confirmación, estos actos narrativos declaran el yo, celebran al otro y marcan su encuentro como una creación mutua de identidad.

Parte II
Narrativas de la enfermedad

4
Contar la propia vida

He atendido en mi consultorio por muchos años a una mujer afroamericana de 89 años con hipertensión, cáncer de mama, estenosis espinal, insomnio y una ansiedad incontrolable. Perdió a su marido por insuficiencia cardíaca congestiva, a su hijo por cáncer de pulmón y a una nieta en un accidente en el que el conductor se dio a la fuga cerca de Jones Beach. Durante años tomó Librium* para los nervios, siempre reacia a la psicoterapia e incapaz de hablar de verdad sobre el origen de su ansiedad. Se consideraba enfermiza desde que se cayó de un caballo cuando era niña en una granja de Carolina del Sur; entonces comenzaron sus malestares. Me di cuenta de que su bisabuelo debió de nacer siendo esclavo.

Durante años, me desconcertaron sus malestares. Hace poco, me contó el núcleo de su padecimiento. No se cayó de un caballo cuando tenía 12 años. Había sido violada por un chico blanco de la granja vecina. En aquel momento, sabía que no podía contárselo a nadie. Su madre no hubiera sido capaz de ocultárselo a su padre, y si este lo hubiera sabido habría actuado enfurecido y, según la justicia sureña de la época, habría muerto en consecuencia. Así que, durante casi ochenta años, guardó este secreto, desfigurando su corazón con ira y miedo. Tuvieron que pasar más de veinte años para que yo pudiera ganar su confianza y escucharla. Y, una vez que contó su secreto entre lágrimas, con angustia, con furia, su salud mejoró. Durmió. Su dolor de espalda mejoró. Dejó de tomar Librium. Su corazón tenía espacio para expandirse, sin estar en las garras de lo indecible.

Escuchar en busca de historias

El proceso de sanación comienza cuando los pacientes cuentan sus síntomas o incluso sus temores de enfermedad, primero a sí mismos, luego a sus seres queridos y, por último, a los profesionales de la salud. Cada vez está más claro que la enfermedad y el sufrimiento deben contarse, no sólo en el tratamiento de los sobrevivientes de traumas, sino también en la medicina general ordinaria. Las poderosas narrativas de la enfermedad que han publicado recientemente los pacientes revelan cómo la enfermedad llega al propio cuerpo, a los seres queridos y a nuestro yo más íntimo.

---

* Librium: Clordiazepóxido, tranquilizante menor. [N. de T.]

Estas narraciones, o patografías, como a veces se las denomina, demuestran lo importante que es relatar el dolor y el sufrimiento, permitiendo a los pacientes dar voz a lo que soportan y enmarcar la enfermedad para así escapar a su dominio.[1] Sin los actos narrativos de contar y ser escuchado, el paciente no puede transmitir a nadie —ni a sí mismo— lo que él o ella está viviendo. De forma más radical y quizá igualmente cierta, sin estos actos narrativos el paciente no puede comprender por sí mismo lo que significan los eventos de la enfermedad.

Es posible que el paciente no sepa lo que hay que decir. A menudo, los signos y las causas de la enfermedad no están claros para nadie, ni siquiera para el paciente. Lo único que sabe es que no se siente bien. Contarle al médico, a la enfermera o al terapeuta que se siente mal le permite expresar con palabras lo que siente y después escuchar, junto con el médico o la enfermera, qué es lo que dice. Esta narración espontánea y no ensayada de sensaciones y sentimientos —común para los psicoanalistas— comienza todo el tiempo en las consultas médicas, pero normalmente no se permite que dure más de un minuto (un estudio publicado en 1984 descubrió que el tiempo medio entre el inicio de una entrevista médica y la primera interrupción del médico era de dieciocho segundos[2]). Lamentablemente, los profesionales de la salud no están preparados para escuchar este relato de su ser más profundo con un oído diagnóstico e interpretativo, de modo que muy pronto la narración se ve desbaratada por preguntas como "¿el dolor es agudo o sordo?" o "¿cuánto ha durado?".

Ni siquiera es necesario decirlo con palabras. Una vez, una mujer joven vino a verme con un dolor abdominal intenso e implacable. Estaba inquieta, hablaba de forma fragmentada y parecía claramente estar sufriendo. Ya había visitado a un gastroenterólogo, a un ginecólogo y a un experto en colitis, y no habían encontrado ninguna anomalía que explicara sus síntomas. Como era mi primer encuentro con ella, le pregunté por rutina por la salud de los miembros de su familia. Me enteré de que su padre había muerto de insuficiencia hepática. Mientras hablaba de su horrible sufrimiento —su abdomen hinchado de líquido, sus músculos agotados,

---

[1] Anne Hunsaker Hawkins, en *Reconstructing Illness: Studies in Pathography,* West Lafayette, Ind., Purdue University Press, 1999, y Arthur Frank, en *The Wounded Storyteller: Body, Illness, and Ethics,* Chicago, University of Chicago Press, 1995, han proporcionado resúmenes y análisis magistrales de las patografías, o narrativas de la enfermedad, dando pruebas de las enormes fuerzas culturales que se inclinan hacia la narración de la enfermedad.

[2] Howard Beckman y Richard Frankel, "The Effect of Physician Behavior on the Collection of Data", en *Annals of Internal Medicine,* núm. 101, 1984, pp. 692-696.

su mente nublada—, puso ambas manos, con las puntas de los dedos entrelazadas, casi de forma protectora, sobre la parte superior de su propio abdomen. Le dije que utilizaba el mismo gesto para hablar de sus propios síntomas que para describir la enfermedad de su padre. Por primera vez en la entrevista, se quedó quieta. Se miró las manos, que ahora tenía en el regazo. Las dos nos quedamos en silencio. Y entonces dijo: "No sabía que esto se trataba de mi padre".

La novelista y cuentista Eudora Welty se describe a sí misma como una persona que siempre ha sido oyente de las historias de los demás. "Mucho antes de escribir historias, escuchaba en búsqueda de historias. Buscarlas es algo más agudo que simplemente oírlas. Supongo que es una forma temprana de participar en lo que sucede".[3] Escuchar en búsqueda de historias es lo que debemos aprender a hacer en el ámbito sanitario. Para escuchar con la intención de descubrir una historia, lo primero que tenemos que saber es que se están contando historias. Tenemos que fijarnos en las metáforas, las imágenes, las alusiones a otras historias, el género, el ambiente… el tipo de cosas que los críticos literarios reconocen en las novelas o los poemas. Cuando los médicos o las enfermeras escuchan a los pacientes de este modo, relacionado con lo que los psiquiatras denominan "escuchar con el tercer oído", se plantean preguntas propias de un lector: "¿Por qué me dice esto ahora? ¿Por qué me siento irritado, distraído o triste mientras la escucho? ¿Por qué ha empezado por el final de la historia y la ha contado al revés? ¿Por qué ha omitido el dolor de pecho hasta el final? ¿Por qué ha incluido el accidente de su hermana en la historia de su dolor de barriga?". Lo que intento transmitir es el tipo de escucha que no sólo registra los hechos y la información, sino que, entre líneas, reconoce lo que el narrador está revelando sobre sí mismo.

La atención médica convencional no ha considerado que este tipo de escucha sea su responsabilidad. Salvo algunos psiquiatras y psicoanalistas, los profesionales de la salud no pueden dedicar el tiempo ni recibir la formación necesaria para escuchar en busca de una historia. Sin saber qué es lo más destacado de una enfermedad y qué no, muchos médicos y enfermeras temen que esa escucha los atrape durante horas escuchando información que no guarda relación con la enfermedad. Escucharla, piensan, sólo les distraerá de la tarea que tienen entre manos: ocuparse del insomnio o tratar el dolor abdominal. Desafortunadamente, la enfermedad

---

[3] Eudora Welty, *One Writer's Beginnings,* Cambridge, Harvard University Press, 1984, p. 14.

no viaja en línea recta, y los que cuidamos de los enfermos tenemos que estar preparados para viajes tortuosos si queremos ser de ayuda. Aunque a numerosos profesionales de la salud les preocupa no tener tiempo para escuchar en busca de las historias, muchos de los que hemos incorporado la escucha a la práctica descubrimos que el tiempo invertido al principio se recupera rápidamente. De hecho, las primeras visitas a un paciente pueden llevar más tiempo que en la práctica convencional, pero se ahorra tiempo poco después al haber desarrollado una alianza clínica más sólida desde el principio. Las graves consecuencias de no ser capaz de realizar este tipo de escucha narrativamente sofisticada es que se desestiman los síntomas de los pacientes, se ignoran sus preocupaciones no médicas y se pasan por alto enfermedades tratables. Y lo que es más preocupante, sólo este tipo de escucha narrativa permitirá escuchar las conexiones entre el cuerpo, la mente y el yo, y estamos empezando a creer que el reconocimiento y el tratamiento de la enfermedad no pueden llevarse a cabo sin prestar atención simultánea a los tres.

Los profesionales de la salud han empezado a investigar y escribir sobre cómo los médicos y las enfermeras pueden escuchar más eficazmente a sus pacientes.[4] La atención centrada en el paciente y la atención centrada en la relación requieren relaciones auténticas y respetuosas con los pacientes, que se producen a través de una escucha atenta y creativa. En las escuelas de medicina y enfermería, se enseña a hablar con los pacientes y a escucharlos. En algunos casos, se enseñan habilidades de comunicación mecánicas —establecer contacto visual en el primer minuto de la entrevista, repetir las últimas palabras que ha dicho el paciente para demostrar que se le está escuchando— a estudiantes incautos que pueden entonces parecer estar escuchando, sepan o no cómo hacerlo. Los esfuerzos más genuinos por enseñar a los profesionales de la salud a escuchar a los pacientes incluyen una formación sofisticada en autoconciencia y atención plena [mindfulness].[5]

---

[4]   Desde sus orígenes en la Sociedad de Medicina Interna General, ahora centrada en la Academia Americana del Médico y el Paciente, se ha desarrollado una sólida empresa educativa y de investigación. Véanse Mack Lipkin Jr., Samuel Putnam, Aaron Lazare (eds.), *The Medical Interview: Clinical Care, Education, and Research,* Nueva York, Springer-Verlag, 1995; Moira Stewart y Debra Roter (eds.), *Communicating with Medical Patients,* Newbury Park, Calif., Sage, 1989; Robert C. Smith, *The Patient's Story: Integrated Patient-Doctor Interviewing,* Boston, Little, Brown, 1996, y Jack Coulehan y Marian Block, *The Medical Interview: A Primer for Students of the Art,* Philadelphia, F. A. Davis, 1987.

[5]   Véase el ensayo de revisión de Dennis Novack, Anthony Suchman, William Clark, Ronald Epstein, Edith Najberg y Craig Kaplan sobre el desarrollo de la conciencia propia en

Cuanto más aprendamos sobre la forma en que los seres humanos cuentan de sí mismos en general, más respetaremos la importancia diagnóstica de lo que nos cuentan nuestros pacientes y, tal vez, más eficazmente podremos escucharlos de verdad. Los pacientes no son los únicos que cuentan de sí mismos. Se unen a la cultura predominante al hacerlo, promoviendo así la continuidad entre estar enfermo y estar vivo. Los que estudian la autobiografía y la escritura de vida saben mucho sobre lo que ocurre cuando una persona le cuenta a otra su vida, y la medicina puede beneficiarse enormemente aprendiendo los fundamentos de cómo funciona esta escritura o narración de la vida.

Hay muchas maneras de hablar de nosotros mismos fuera del ámbito médico: en autobiografías formales, en memorias, en cartas a amigos, en programas de televisión, en salas de chat de Internet y en conversaciones y diarios privados. "¿Quién soy? ¿Cómo he llegado a ser así? ¿Cómo puedo ser fiel a mí mismo? ¿Puedo elegir ser otro yo?", se preguntan cada vez con más frecuencia y seguridad, no sólo en confesionarios o sesiones psicoanalíticas, sino también en las rutinas de la vida cotidiana. La ficción contemporánea se ha transformado en memorias, o al menos quienes leen y escriben ficción han aceptado tácitamente que los límites entre la ficción y la llamada verdad ya no se sostienen. Fenómenos como *The Oprah Winfrey Show* y los *reality shows* televisivos demuestran el ansia de la gente corriente por contar su vida, por humillante o privada que sea, a un público lo más amplio posible y escuchar a escondidas cómo otros cuentan la suya.

Respondemos a las preguntas sobre nuestra identidad de muchas maneras. Los rituales religiosos nos llevan a examinar nuestra bondad y pecaminosidad. Los ciudadanos se enfrentan a cuestiones de identidad cada vez que presentan su declaración de la renta o deciden detenerse en un semáforo en rojo, demostrando quiénes son en términos de legalidad, generosidad y deber cívico. La respuesta de los estadounidenses a los atentados terroristas del 11 de septiembre de 2001 —el horror, la pérdida, la dolorosa indignación— puso de manifiesto un sentimiento subyacente de identificación con su cultura y una nueva vulnerabilidad, por el hecho de pertenecer a ella, a sufrir daños. Todas las formas de identidad —política partidista, autoconciencia racial/cultural, preferencia sexual, demandas

---

los medicos, "Calibrating the Physician: Personal Awareness and Effective Patient Care", en *Journal of the American Medical Association,* núm. 278, 1997, pp. 502-509, y el trabajo de Julie Connelly sobre *mindfulness* en la práctica clínica, "Being in the Present Moment: Developing the Capacity for Mindfulness in Medicine", en *Academic Medicine,* núm. 74, 1999, pp. 420-424.

colectivas, pertenencia a bandas, lengua de origen— han adquirido una fuerza especial en una situación de uniformidad globalizada y mercantilizada de McDonald's, Home Depot y Wal-Mart.

Todo el mundo puede hacerse preguntas sobre sí mismo. Mi vecino se hace estas preguntas cuando se debate acerca de si debe o no contratar extraoficialmente a extranjeros indocumentados en su negocio de jardinería, sopesando el ahorro para él y la ilegalidad del acto. Mi peluquera se hace estas preguntas cuando se lamenta por la pérdida de un cliente habitual que, según ella, valoraba sus servicios, pero se fue a una peluquería más barata. El portero de mi edificio se hace estas preguntas cuando se esfuerza por atender a los ancianos confinados en casa, incluso después de terminar su turno. Todas estas personas se hacen preguntas sobre la identidad, la autoestima y la acción genuina. Al mismo tiempo, se plantean cuestiones éticas y de identidad, el "¿qué debo hacer?" y "¿qué nos debemos los unos a los otros?" se funden y potencian el "¿quién soy ahora?".

Aunque en un registro diferente, los académicos también se plantean estas cuestiones. Filósofos, psicólogos, sociólogos, estudiosos de la literatura e incluso biólogos se centran en las preguntas controvertidas y proliferantes sobre la subjetividad y las fuentes y manifestaciones del sentido de identidad.[6] Las creencias sobre el yo han sido, por supuesto, la preocupación central de filósofos, fenomenólogos, psicólogos, estudiosos de la literatura, lingüistas y semióticos.[7] A lo largo de los siglos, nuestros eruditos y escritores más influyentes, desde Platón y Homero hasta Freud y Marx, se han ocupado de la naturaleza del ser: si es constante, preformado al nacer, dado por Dios, presente antes del lenguaje, unitario o diverso, demostrable, trascendente o en constante desarrollo a través de las acciones. Las tradiciones

---

[6] Theodore Sarbin, en T. Sarbin y K. E. Scheibe (eds.), *Studies in Social Identity*, Nueva York, Praeger, 1983, ofrece una poderosa panorámica de las recientes teorías sobre la formación de la identidad surgidas de la psicología y las ciencias sociales. Paul John Eakin resume las teorías literarias de la autobiografía en *How Our Lives Become Stories: Making Selves*, Ithaca, Cornell University Press, 1999, y James Olney capitula las teorías particulares de la narración de memorias en *Memory and Narrative: The Weave of Life-Writing*, Chicago, University of Chicago Press, 1998. Sidonie Smith y Julia Watson ofrecen un resumen exhaustivo y con sentido común de la teoría y la práctica autobiográficas en *Reading Autobiography: A Guide for Interpreting Life Narratives*, Minneapolis, University of Minnesota Press, 2001. *Sources of the Self: The Making of the Modern Identity*, Cambridge, Harvard University Press, 1989, de Charles Taylor, representa los esfuerzos de la filosofía por comprender la construcción de la identidad moderna.

[7] Anthony Paul Kerby, *Narrative and the Self*, Bloomington, Indiana University Press, 1991.

filosóficas, religiosas, científicas y humanísticas contribuyen y culminan en nuestras nociones complejas y evolutivas del ser recibido y creado. El filósofo Charles Taylor traza un marco adecuadamente vasto al ponderar la cuestión de lo que constituye el yo:

> Quizá la mejor manera de verlo sea centrarnos en el tema que hoy solemos describir como la cuestión de la identidad. Hablamos de ella en estos términos porque a menudo la gente la formula espontáneamente de la siguiente manera: ¿quién soy? Pero esto no puede responderse necesariamente dando el nombre y la genealogía. Lo que sí puede responder a esta pregunta es la comprensión de lo que tiene una importancia crucial para nosotros. Saber quién soy es una especie de saber dónde estoy. Mi identidad está definida por los compromisos e identidades que proporcionan el marco u horizonte dentro del cual puedo tratar de determinar en cada caso lo que es bueno, o valioso, o lo que debería hacerse, o lo que apoyo o a lo que me opongo. En otras palabras, es el horizonte dentro del cual soy capaz de adoptar una postura.[8]

Surcamos el horizonte —astrónomos, oceanógrafos, artistas, músicos, médicos, novelistas, genetistas— buscando formas de reconocernos a nosotros mismos y a quienes nos rodean, anhelando situarnos en el espacio y el tiempo (y en el infinito), escenificando nuestra obstinada creencia de que la vida significa algo y de que nosotros mismos importamos.

Los académicos que plantean preguntas sobre la identidad las responden dentro del lenguaje y los patrones de pensamiento propios de sus disciplinas, recreando así sus formas disciplinares de conocimiento sobre el yo. El filósofo plantea preguntas sobre el yo en términos de autonomía y moralidad; el psicólogo, en términos del comportamiento interpersonal; el sociólogo, en términos de los roles sociales de los individuos; el literato, en términos de los textos que resultan de la búsqueda de la identidad o de los procesos que conlleva su lectura, y el biólogo, en términos del cuerpo y el cerebro que sustentan y muestran lo que el yo pueda llegar a ser.[9]

---

[8] Charles Taylor, *Sources of the Self,* op. cit., p. 27.

[9] Paul John Eakin, en *How Our Lives Become Stories, op. cit.,* resume el discurso y el debate contemporáneos sobre el sujeto y las fuentes de la identidad. Véase también el capítulo de Roy Schafer "Narratives of the Self", en *Retelling a Life: Narration and Dialogue in Psychoanalysis,* Nueva York, Basic Books, 1992, pp. 21-35, para un estudio de los conceptos del yo en el pensamiento analítico.

Lo que hacen todos estos estudiosos, si se los considera desde una meta-posición lo suficientemente elevada como para difuminar las especificidades, es examinar quiénes son, cómo llegaron a ser así y cuántos yoes tienen disponibles para convertirse en ellos. Su examen es al mismo tiempo una demostración: es en los propios actos de discurrir sobre la identidad donde se identifican a ellos mismos. Nadie nace filósofo, psicólogo, sociólogo, literato o neurobiólogo, sino que se llega a serlo en virtud de las formas preferidas de ver el universo y el yo en él. Estas preferencias, a su vez, probablemente tengan algo que ver con la experiencia vital y la herencia, es decir, con la autobiografía. Los sociólogos no sólo son fieles a su campo al conceptualizar los roles sociales como fuentes de identidad; ¡también son fieles a sí mismos!

Teorías de la escritura autobiográfica

Vemos, pues, que tanto en la cultura popular como en el mundo académico, los individuos hacen lo que pueden para explorar en el yo y declarar lo que descubren. A juzgar por la explosión de la publicación de autobiografías y memorias, escribir la historia de la propia vida es una elección que se hace cada vez con más urgencia hoy en día.[10] El psicólogo Jerome Bruner escribe que "es a través de la narrativa como creamos y recreamos nuestra identidad [...] si no tuviéramos la capacidad de crear historias sobre nosotros mismos, no existiría algo como la identidad".[11] Contar nuestra historia no sólo documenta quiénes somos, sino que nos ayuda a ser quienes somos.

La escritura autobiográfica ha sido extensamente estudiada por académicos literarios y psicólogos, por lo que considerar las autobiografías es una forma útil de aproximarse a los procesos de narración del yo.[12] Se publique

---

[10] Sidonie Smith y Julia Watson, *Reading Autobiography, op. cit.*

[11] Jerome Bruner, *Making Stories: Law, Literature, Life,* Nueva York, Farrar, Straus and Giroux, 2002, pp. 85-86.

[12] Debemos un agradecimiento especial a dos académicos, James Olney y Paul John Eakin, que se comprometieron con la teoría y la práctica autobiográficas en las décadas de 1960 y 1970, actuando como convocantes de conferencias, editores de documentos recopilados y conservadores y alimentadores intelectuales de este campo teórico emergente. Véase James Olney, *Metaphors of Self: The Meaning of Autobiography,* Princeton, Princeton University Press, 1972; *Autobiography: Essays Theoretical and Critical,* Princeton, Princeton University Press, 1980, y *Studies in Autobiography,* Nueva York, Oxford University Press, 1988. Véase Paul John Eakin, *Fictions in Autobiography: Studies in the Art of Self-Invention,* Princeton,

o no la narración de uno mismo, los mismos anhelos impulsan su relato y los mismos resultados se derivan de él. Cuando hablamos de nosotros mismos —en el psicoanálisis, en diarios privados, en correos electrónicos a amigos o en autobiografías formales—, buscamos la claridad que sólo se consigue poniendo en lenguaje lo que sentimos sobre nosotros mismos. El gesto de contar acerca de nosotros mismos es una solicitud de afirmación al tiempo que pone en acción un conocimiento honesto, a veces brutal, pero siempre creativo, de uno mismo.

Escribir una autobiografía suele ser un acontecimiento crucial en la vida de quien la escribe. Cada vez que una persona escribe sobre sí misma, se crea un espacio entre la persona que escribe y la que vive, aunque, por supuesto, estas dos personas sean idénticas. Este espacio entre el narrador que escribe y el protagonista que actúa, denominado "brecha autobiográfica", confiere la poderosa distancia de la reflexión, sin la cual nadie puede considerar sus propias acciones, pensamientos o vida. Dentro de este espacio reflexivo, uno contempla y considera el yo de un modo más elevado, revelando nuevos conocimientos sobre su existencia coherente.

Desafiando al tiempo ordinario, escribir la historia de la propia vida permite que el pasado y el presente coexistan no sólo en la mente del autor, sino también en el texto resultante, pasado y presente transformándose mutuamente y conduciendo a un futuro imposible sin el hecho de haber escrito la autobiografía.[13] El estudioso de la literatura Roy Pascal escribió, en 1960, que la autobiografía implica vivir en el presente: "La autobiografía es entonces una interacción, una colusión, entre el pasado y el presente; su significación es, de hecho, más la revelación de la situación presente que el descubrimiento del pasado".[14] Estudiosos más recientes de la autobiografía van incluso más allá, sugiriendo que el gesto es siempre hacia el futuro: "El recuerdo, la reflexión y la reconstrucción son elementos indispensables de la empresa, pero (contrariamente a los preconceptos

---

Princeton University Press, 1985, y *Touching the World: Reference in Autobiography,* Princeton, Princeton University Press, 1992.

[13] Elizabeth Bruss, *Autobiographical Acts: The Changing Situation of a Literary Genre,* Baltimore, Johns Hopkins University Press, 1976, y John Paul Eakin, *Fictions in Autobiography, op. cit.,* apoyaron la noción del acto autobiográfico como un acontecimiento biográfico central en la vida de su escritor, desviando la atención del contenido fáctico de la autobiografía hacia su contenido interpretativo en el presente de la escritura.

[14] Roy Pascal, *Design and Truth in Autobiography,* Cambridge, Harvard University Press, 1960, p. 11.

habituales) todos ellos están dirigidos principalmente a la vida que está por venir, no a la ya vivida".[15]

La autobiografía no puede considerarse al margen de las creencias fundamentales sobre el yo, que a su vez están influidas por las creencias sobre la naturaleza del lenguaje, el pensamiento, la conciencia, el tiempo, la memoria y las relaciones. Escribir o contar la propia autobiografía nos lleva a plantearnos cuestiones íntimas sobre la veracidad de nuestra memoria, la autenticidad de nuestra autoestima o autocondena, los fundamentos de nuestro gusto y la continuidad o discontinuidad lograda a lo largo de nuestra vida. ¿Dónde puede recuperarse el yo —si es que existe un yo recuperable— en la memoria, en la realidad externa, en los demás o en el lenguaje? ¿Existe un pasado fáctico y objetivamente recuperable, o es el pasado una construcción de recuerdos y deseos? ¿Cómo se relaciona la memoria con la experiencia y cómo se relacionan ambas con la imaginación? Por último, ¿cuál es la relación entre la escritura del yo y el ser ese yo, es decir, existe la identidad fuera de su representación textual de la mano de ese yo?

Observar las autobiografías y la teoría autobiográfica a lo largo del tiempo nos ayuda a entender cómo se ha ido constituyendo y entendiendo el yo. Las *Confesiones* de san Agustín, del siglo IV, considerada habitualmente la primera autobiografía publicada, sigue siendo una referencia de las ideas contemporáneas de temporalidad y reflexión personal, no sólo en los escritos autobiográficos, sino también en la experiencia vital. La comprensión de Agustín de que el pasado y el futuro sólo pueden existir en el presente —el pasado como recuerdo y el futuro como anticipación— fundamenta la escritura autobiográfica reflexiva actual.[16] Los escritores autobiográficos desde Agustín —Jean-Jacques Rousseau, Anne Bradstreet, William Wordsworth, Benjamin Franklin, Henry James, Marcel Proust, Gertrude Stein, Virginia Woolf, Malcolm X y Roland Barthes, por nombrar algunos de los más destacados— han adoptado los géneros de la poesía, la ficción, la historia, la biografía, el manifiesto y el cuaderno de escritura para representar sus vidas o declarar quiénes creen que son. La forma en que hemos leído la escritura autobiográfica a lo largo del tiempo traza, en un

---

[15] Larry Sisson, "The Art and Illusion of Spiritual Autobiography", en G. Thomas Couser y Joseph Fichtelberg (eds.), *True Relations: Essays on Autobiography and the Postmodern*, Westport, Conn., Greenwood Press, 1998, p. 99.

[16] Paul Ricoeur analiza ampliamente la temporalidad agustiniana en "The Aporias of the Experience of Time: Book II of Augustine's Confessions", vol. 1 de *Time and Narrative*, 3 vols., trad. de Kathleen McLaughlin y David Pellauer, Chicago, University of Chicago Press, 1984-1988. Véase también James Olney en *Memory and Narrative, op. cit.*

microcosmos, las etapas evolutivas —y a menudo dramáticamente contra-dictorias— de nuestra comprensión de lo que podría constituir un yo y lo que, de hecho, podría constituir una vida.[17]

Hasta mediados de la década de 1950, la autobiografía era tratada por los académicos, como mucho, como una fuente de información margi-nal para historiadores, críticos literarios o biógrafos. Cuando Rousseau, Benjamin Franklin o Henry Adams relataban sus vidas, lo hacían como maestros narradores de la verdad evidente, sellando una versión de sus vidas como la autorizada e incuestionable. Estos escritores autobiográfi-cos representaban yoes autónomos y plenamente formados que ejercían poder en el mundo y que permanecían íntegros e iguales a lo largo de sus vidas. Sus lectores se daban cuenta de que estos yoes estaban ahí por la descripción, más grandes que la vida, seguros de su integridad y su per-manencia. Si la existencia de un yo digno de ser relatado no se ponía en duda, la empresa de relatarlo no era, por tanto, un acto extraordinario. Los primeros estudiosos de la autobiografía, inspirados por el antropó-logo Georges Gusdorf, leían las autobiografías como informes directos y fidedignos de un yo cohesionado.[18]

A partir de la década de 1960, la vida intelectual en general se vio sacudida por la llamada teoría crítica francesa, que afirmaba, entre otras cosas, que el sujeto, o el yo, no está contenido en la persona, sino que se construye socialmente, una creación del lenguaje o la cultura, despro-visto de supremacía fuera de las palabras que pueda producir. Una vez que Roland Barthes, Michel Foucault y Jean-Paul Sartre redefinieran al "autor" como figurativo, funcional, ventrílocuo, guardián del lugar o muerto, el informe del autor sobre sí mismo fue objeto de una crítica irónica.[19] Los conceptos psicoanalíticos del inconsciente habían sido un

---

[17] Para resúmenes de estudios teóricos sobre la autobiografía, véanse James Olney, "Autobio-graphy and the Cultural Moment: A Thematic, Historical, and Bibliographical Introduction", en James Olney (ed.), *Autobiography, op. cit.,* pp. 3-27; William Spengemann, "The Study of Autobiography: A Bibliographical Essay", en *The Forms of Autobiography: Episodes in the History of a Literary Genre,* New Haven, Yale University Press, 1980, y Suzanne Nalbantian, "Theories of Autobiography", en *Aesthetic Autobiography: From Life to Art in Marcel Proust, James Joyce, Virginia Woolf, and Anaïs Nin,* Nueva York, St. Martin's Press, 1994, pp. 26-42.

[18] Georges Gusdorf, "Conditions and Limits of Autobiography", en James Olney (ed.), *Autobiography, op. cit.,* pp. 28-48.

[19] Roland Barthes, "The Death of the Author", en *Image-Music-Text,* trad. de Stephen Heath, Nueva York, Hill and Wang, 1988, pp. 142-48; Michel Foucault, "What Is an Au-thor?", en *Textual Strategies: Perspectives in Post-Structuralist Criticism,* ed. y trad. de Josue

componente esencial de la creencia en el yo autónomo al proporcionar un modelo de un yo individual autocontenido, aunque estratificado. Cuando el psicoanalista francés Jacques Lacan reinterpretó a Freud para sugerir un inconsciente textual y un yo nacido a través de su relación con el otro, la creencia en el yo individual reportable e indivisible se erosionó aún más.

A finales de la década de 1960, el pensamiento crítico francés —incluida la obra de Jacques Derrida y Paul de Man, así como de Foucault y Barthes— cuestionó la creencia hasta entonces ampliamente aceptada en el individuo autónomo que, dentro de unos límites, podía dirigir su trayectoria vital y contarlo.[20] En lugar de un yo intacto y permanente, heredamos un yo conceptualizado como una construcción cultural fragmentada, ambigua y en constante cambio. Es decir, quién eres no es una consecuencia establecida de tu nacimiento, biología, posición social, período histórico, experiencia individual y libre albedrío, sino que, en cambio, está siendo creado constantemente por sensaciones subjetivas, por relaciones de poder sobre las que no se tiene control y por cambios evanescentes en la forma de imaginar y dar sentido temporal, a través del lenguaje, a tu mundo. Según este pensamiento, hemos perdido la certidumbre que conferían las nociones clásicas del yo; a cambio, soportamos la contingencia de no saber nunca, exactamente, quiénes somos, pero disfrutamos de la libertad de crear esa identidad de nuevo y cada día.

Mientras tanto, los académicos seguían encontrando nuevas formas de contemplar la escritura autobiográfica, quizá en parte como medio de conservar la comodidad del viejo y sólido "yo". Al declarar que la autobiografía es una "narración retrospectiva en prosa escrita por una persona real sobre su propia existencia, en la que el foco es su vida individual, en particular la historia de su personalidad", el crítico literario Philippe Lejeune intentó salvar la autobiografía como un género distinto con una tradición y un futuro y, al mismo tiempo, afirmar que el autor de esa

---

Harari, Ithaca, Cornell University Press, 1979, pp. 141-60; Jean Paul Sartre, "¿What is literature?", en *What Is Literature? and Other Essays,* trad. de Bernard Frechtman, Cambridge, Harvard University Press, 1988, pp. 21-245.

[20] Jacques Derrida, *Of Grammatology,* trad. de Gayatri Chakravorty Spivak, Baltimore, Johns Hopkins University Press, 1997, y *Writing and Difference,* trad. de Alan Bass, Chicago, University of Chicago Press, 1978; Paul de Man, *Allegories of Reading: Figural Language in Rousseau, Nietzsche, Rilke, and Proust,* New Haven, Yale University Press, 1979.

obra era, de hecho, una "persona real".[21] Otros lectores, entre ellos la lingüista Elizabeth Bruss, argumentaron que la autobiografía es un género porque uno tiene que "hacer" cosas diferentes para escribirlas y leerlas que las que uno hace cuando se enfrenta a la ficción o a la prosa expositiva.[22] Mientras tanto, otros adoptaron la estrategia opuesta, sugiriendo que la autobiografía no se limitaba a un tipo particular de autoinforme, sino que podía ampliarse, conceptualmente, para incluir casi todos los escritos artísticos.[23] Este último gesto fue un espléndido esfuerzo para mantener, por encima de las objeciones de la teoría crítica, la existencia de un yo que tiene, después de todo, la última palabra. Sugirieron que, escriba lo que escriba, uno no puede evitar escribir sobre sí mismo, demostrando así la existencia de ese yo.

A finales de la década de 1970, los críticos literarios admitieron que la autobiografía ofrecía no tanta coherencia fáctica y temporal, sino unidad poética y expresiva.[24] Al escribir la autobiografía, uno no se proponía informar sobre sí mismo, sino más bien escucharse a escondidas, escribiendo sobre sí mismo para aprender lo que podría haber sido.[25] Deconstruyendo el gesto por completo, Paul de Man sugirió que "la autobiografía, por tanto, no es un género o un modo, sino una figura de lectura o de comprensión que se da, hasta cierto punto, en todos los textos".[26] Otros estudiosos, de acuerdo con De Man, impugnaron las nociones tradicionales de que la

---

[21] Philippe Lejeune, *Le pacte autobiographique,* París, Seuil, 1975. Obras reunidas aparecidas en inglés con el título Philippe Lejeune, *On Autobiography,* en *Theory and History of Literature,* vol. 52, ed. de Paul John Eakin, trad. de Katherine Leary, Minneapolis, University of Minnesota Press, 1989, p. 4.

[22] En un esfuerzo por aplicar la teoría de los actos de habla al estudio genérico de la autobiografía, Elizabeth Bruss volvió a centrar la atención crítica en el acto autobiográfico en sí, siendo el acto de decir de sí mismo la fuente de su verdad. Véase *Autobiographical Acts, op. cit.*

[23] William Spengemann, *The Forms of Autobiography, op. cit.*

[24] Véanse John Sturrock, "The New Model Autobiographer", en *New Literary History,* núm. 9, 1977, pp. 51-63, y Christine Downing, "Re-Visioning Autobiography: The Bequest of Freud and Jung", en *Soundings,* núm. 60, 1977, pp. 210-228.

[25] Avrom Fleischman, *Figures of Autobiography: The Language of Self-Writing in Victorian and Modern England,* Berkeley, University of California Press, 1983, y Paul Jay, *Being in the Text: Self-Representation from Wordsworth to Roland Barthes,* Ithaca, Cornell University Press, 1984.

[26] Véase Paul de Man, "Autobiography as De-Facement", en MLN, núm. 94, 1979, pp. 919-930, para un desafío seminal a todas las nociones de referencialidad y la posible escisión del

autobiografía informaba sobre el yo y las sustituyeron por la noción de que la autobiografía es un campo en el que se pueden observar —productiva-mente— los conflictos entre el yo, la identidad y el discurso y cómo ellos se desarrollan.[27]

Pero si la autobiografía ya no se consideraba el registro referencial de la vida relatable de un individuo, sin duda era una prueba de la vorágine de fuerzas culturales, políticas, económicas, artísticas e intelectuales que influían en la situación de cualquier persona. Así, los académicos en estu-dios de la mujer, estudios étnicos y estudios afroamericanos se apropiaron de la escritura biográfica como textos primarios que registraban no tanto las vidas individuales como las situaciones que influían en todas las vidas vividas bajo su influencia. La escritura autobiográfica se convirtió en un medio para rastrear el poder del género, la raza, la cultura y la clase en la formación de las vidas personales, permitiendo a académicos y activistas criticar el impacto de estas fuerzas sociales.[28] Además, los estudiosos de la identidad definían a los miembros de grupos —mujeres, esclavos, grupos históricamente oprimidos— por las convenciones que adoptaban al escri-bir sobre sus vidas. Por ejemplo, las feministas sostenían que las mujeres escriben autobiografías que reflejan las relaciones y el contexto, mientras que los hombres escriben informes lineales de sus logros autónomos.[29] El proceso de las autobiografías era tan revelador de la vida y la época de sus autores como su contenido.

---

yo de la tarea de escribir sobre él, con el efecto secundario de declarar la autobiografía no un género, sino un modo figurativo.

[27] Véanse Jeffrey Mehlman, *A Structural Study of Autobiography: Proust, Leiris, Sartre, Lé-vi-Strauss*, Ithaca, Cornell University Press, 1974; Louis Renza, "The Veto of the Imagi-nation: A Theory of Autobiography", en James Olney (ed.), *Autobiography, op. cit.*, pp. 268-295, y Michael Sprinker, "Fictions of the Self: The End of Autobiography", en James Olney (ed.), *Autobiography, op. cit.*, pp. 321-342, para los desafíos a la teoría autobiográfica clásica inspirados en la deconstrucción.

[28] Patricia Meyer Spacks, "Women's Stories, Women's Selves", en *Hudson Review*, núm. 30, 1977, pp. 29-46, y "Reflecting Women", en *Yale Review*, núm. 63, 1973, pp. 26-42; Sidonie Smith, *Subjectivity, Identity, and the Body: Women's Autobiographical Practices in the Twentieth Century*, Bloomington, Indiana University Press, 1993; Stephen Butterfield, *Black Autobiography in America*, Amherst, University of Massachusetts Press, 1974; Joseph Brooches, "Black Autobiography in Africa and America", en *Black Academy Review*, núm. 2, 1971, pp. 61-70.

[29] Aunque no se ha realizado una comparación de las patografías de las mujeres con las de los hombres en este sentido, cabe preguntarse cómo se mantendrían estas diferencias de género en la narración del yo cuando el yo está enfermo.

Al analizar la escritura autobiográfica a lo largo del tiempo, podemos ver cómo se transforma de manera drástica y continua nuestra noción de lo que significa ser un individuo y cómo y por qué uno puede querer contar cómo es ser este individuo. Estos cambios tienen implicaciones prácticas para todos nosotros: un yo autónomo "clásico" o "esencialista" esperará más control y menos interferencia del exterior que un yo fragmentado "posmoderno" que se da cuenta de que él o ella refleja todas las discontinuidades y ambigüedades de la cultura. Ciertamente, las personas enfermas y quienes las cuidan se comportarán de un modo muy diferente en función de sus creencias sobre los límites y el control del yo.[30] Una enfermedad interpretada como castigo de Dios por los propios pecados se vivirá de forma diferente a una enfermedad interpretada como consecuencia de una cultura corrupta en la que el yo está libre de culpa. Al leer y comprender la historia autobiográfica, aprendemos sobre estos cambios y somos más capaces de entender cómo habitamos nuestras propias vidas y cómo pueden responder los pacientes a los desafíos a su salud.

La autobiografía posmoderna: narratividad, relación y cuerpo

Hay tres características de la concepción contemporánea del yo que son de gran significación práctica en el esfuerzo por comprender los acontecimientos de la enfermedad y la medicina. Reconocerse —o incluso ser— uno mismo se despliega en el lenguaje narrativo, incluye la atención a los demás y tiene en consideración el cuerpo.

La narratividad es un sello distintivo de la teorización posmoderna sobre la autobiografía, es decir que la identidad se declara y se crea con la narrativa. Como escribe Eakin, "cuando se trata de autobiografía, la narrativa y la identidad están tan íntimamente ligadas que cada una gravita constante y adecuadamente en el campo conceptual de la otra. Así, la narrativa no es meramente una forma literaria, sino un modo de experiencia propia fenomenológica y cognitiva, mientras que el yo —el yo del discurso autobiográfico— no precede necesariamente a su constitución en la narrativa".[31] Los estudiosos de las ciencias sociales y la psicología se unen a sus colegas literarios en el cambio hacia la narratividad como fuente de

---

[30] Véanse David Morris, *Illness and Culture in the Postmodern Age,* Berkeley, University of California Press, 1998, y Arthur Frank, *The Wounded Storyteller, op. cit.,* para relatos sobre el yo posmoderno en el contexto de la salud y la enfermedad.

[31] Paul John Eakin, *How Our Lives Become Stories, op. cit.,* p. 100.

identidad. Theodore Sarbin, arquitecto del campo conocido como psicología narrativa, escribe que "la gente conceptualiza el yo de primer orden, el yo, tratándose a sí mismo, metafórica y literalmente, como un narrador de historias".[32] Ya no es denigrante ser llamado narrador de historias, lo cual significa que el narrador no está contando mentiras, sino que el narrador está creándose a sí mismo.

Gran parte del conocimiento humano, sugiere el filósofo Paul Ricoeur, existe en forma prenarrativa o cuasinarrativa. Para que uno pueda captar lo que sabe —sobre sí mismo o, más globalmente, sobre cualquier persona o cosa—, este conocimiento tiene que alcanzar el estatus de lenguaje narrativo.[33] Las descripciones de Ricoeur de las "historias no contadas" ponen de manifiesto de forma contundente que nuestra experiencia tiene una cualidad protonarrativa o "prefigurada" que se hace visible o "legible" al enmarcarla en palabras: "¿No estamos inclinados a ver en una determinada secuencia de los episodios de nuestras vidas historias '(aún) no contadas', historias que exigen ser contadas, historias que ofrecen puntos de anclaje para la narrativa?".[34] Al ver las "sombras" narrativas de los acontecimientos, Ricoeur puede explicar la relación entre existir y conocer, pues la historia contada en última instancia está "en 'continuidad' con el enredo pasivo de los sujetos en historias que desaparecen en un horizonte nebuloso".[35] Al adoptar la imagen del horizonte, tanto Taylor como Ricoeur hacen hincapié en el esfuerzo por situarnos a medida que aprendemos sobre nosotros mismos, por orientarnos cósmica, física e intersubjetivamente, y, según afirman, es a través de los actos narrativos como se produce dicha ubicación. "La experiencia —resume Anthony Paul Kerby en su estudio de la narratividad— se convierte naturalmente en la narración", ayudándonos a captar las escurridizas conexiones entre ser y contar.[36]

---

[32] James C. Mancuso y Theodore Sarbin, "The Self-Narrative in the Enactment of Roles", en Theodore Sarbin y Karl E. Scheibe (eds.), *Studies in Social Identity, op. cit.,* p. 236.

[33] Paul Ricoeur, "The Aporias of the Experience of Time", *op. cit.* Véase también el capítulo 2 de Anthony Paul Kerby, *Narrative and the Self, op. cit.,* para una introducción a las nociones de conocimiento prenarrativo y los requisitos narrativos y temporales para el autoconocimiento.

[34] Paul Ricoeur, "The Aporias of the Experience of Time", *op. cit.,* p. 75.

[35] *Ibid.*

[36] Anthony Paul Kerby, *Narrative and the Self, op. cit.,* 43.

Psicólogos y neurólogos han estudiado el desarrollo de la memoria y el conocimiento del yo durante la infancia.[37] Lo que se desprende de estos estudios fundamentales es la imagen de un autoconocimiento muy dinámico y en constante cambio, que no se almacena de forma permanente en el cerebro, sino que siempre se modifica a partir de nuevas experiencias que alteran los viejos recuerdos. Los hallazgos de la investigación de psicólogos y neurólogos respaldan las abstracciones del posmodernismo: los minuciosos estudios empíricos sobre la evolución del sentido del yo de los niños documentan las relaciones dialécticas y fluidas entre la experiencia real del niño y los marcos narrativos en los que se presentan estas experiencias. Lo que te ocurre, lo que recuerdas y cómo lo cuentas son fuerzas recíprocas que contribuyen al sentido que tienes de ti mismo a lo largo del tiempo.

Los niños muy pequeños se narran a sí mismos sus experiencias, casi como si trataran de revivir, recapturar o reflexionar sobre lo sucedido. Mi nieto Julian solía practicar sus nuevas palabras dominadas mientras se dormía y también narraba los acontecimientos del día. Después de una noche en la que él y su abuelo habían jugado con las letras del alfabeto y luego habían visto un grupo de ciervos en el bosque, dijo, mientras se dormía: "Hielo, estrella, O, M, N, ciervo, pa". Los autobiógrafos hacen lo mismo cuando escriben sobre sí mismos. El relato de uno mismo es un continuo que comienza en la infancia, se desarrolla a través de los diarios adolescentes y, en ocasiones, culmina en la redacción y publicación de una autobiografía. El objetivo de todas estas actividades es el mismo: contar y, al mismo tiempo, escuchar una historia que refleje y constituya el yo. Estos actos de narración son, en última instancia, actos éticos determinados por las responsabilidades colectivas hacia nosotros mismos y hacia los demás. Como señala Ricoeur: "Contamos historias porque, en última instancia, las vidas humanas necesitan y merecen ser narradas".[38]

La relación con los demás ha cobrado mucha más importancia que antes en las teorías recientes de la escritura autobiográfica, sustituyendo la lealtad monolítica al concepto occidental del yo construido individualmente por la comprensión del yo creado relacionalmente. "Ser uno mismo —escribe Bruner— implica un compromiso con los demás, así

---

[37] Véase Katherine Nelson, *Narratives from the Crib*, Cambridge, Harvard University Press, 1989, sobre las narrativas desde la cuna.

[38] Paul Ricoeur, "The Aporias of the Experience of Time", *op. cit.*, p. 75.

como también ser 'fiel a uno mismo'. […] el proceso de autoconstrucción y autorrelato son actividades tan públicas como puede ser cualquier acto privado".[39] La autobiografía sigue reconociéndose como el esfuerzo de un escritor o narrador por reflexionar, recapturar, reinterpretar y representar ante los lectores los acontecimientos de su vida que, tomados en conjunto y en la secuencia y el marco particulares en que se presentan, le dan sentido (en una de las muchas formas posibles). Pero, en lugar de relatar de manera rígida y fiable los acontecimientos de la propia vida, ahora se entiende que el autobiógrafo está buscando, y no sólo repitiendo los fundamentos del sentido en una vida, y buscar ese sentido no sólo entre sus recuerdos, sino también entre sus cercanos.[40]

El cambio más urgente en la teoría autobiográfica, tal vez expresado sobre todo por académicas feministas que describen cómo las autobiografías de las mujeres difieren de las de los hombres, es reconocer que el autobiógrafo cuenta la historia de sí mismo dentro de sus relaciones significativas con los demás. Los seres humanos no llegan a ser —o a crearse— a sí mismos en actos de voluntad autónomos y desarraigados, sino que se desarrollan a lo largo del tiempo en concierto con los demás. La fragmentación del posmodernismo da paso aquí a un entramado de totalidad virtual formada por piezas dispares, pero entrelazables.

Muchas autobiografías comienzan como biografías de otras personas. Henry James escribe *A Small Boy and Others,* el primer libro de su magistral autobiografía, en memoria de su hermano William. *Una muerte muy dulce,* de Simone de Beauvoir, se refiere directamente a la enfermedad y muerte de la madre de la autora y metafóricamente a la muerte de todos nosotros. Mary Gordon escribe *Un hombre en la sombra* sobre su padre, hablando de este modo de sí misma como niña y como mujer adulta. Annie Ernaux escribe sobre la demencia cada vez más profunda de su madre en *No he salido de mi noche,* articulando y exponiendo las partes más profundas de su propia interioridad a través del relato de su madre anciana. Muchas memorias de enfermedad están escritas por hijos sobre padres o por padres sobre hijos, relatando no sólo una enfermedad, sino también una familia.

---

[39] Jerome Bruner, *Making Stories, op. cit.,* pp. 69-70.

[40] Véase G. Thomas Couser y Joseph Fichtelberg (eds.), *True Relations, op. cit.,* donde se recogen las actas de una conferencia sobre autobiografía celebrada en 1994. La colección incluye ensayos sobre autobiografías fotográficas, autobiografías de varios autores y autobiografías de homosexuales, nativos americanos y africanos tribales.

Cuando los profesionales de la salud escriben de forma reflexiva sobre su práctica, aprenden lo entrelazadas que están las historias de los pacientes y la historia de uno mismo. Abraham Verghese escribe sobre sus jóvenes pacientes gays con sida en la Tennessee rural al principio de la epidemia del vih, describiendo la alienación de estos de la cultura cristiana sureña que los juzga con gran dureza. Lo que potencia la descripción que Verghese hace de sus pacientes es su propia alteridad: como médico de color, de la India a través de África. Su propia experiencia de marginación cultural informa y profundiza su capacidad para atender a sus pacientes, que también están en el límite.[41] El médico de familia Peter Selwyn escribe sobre su atención a pacientes infectados por el vih en el sur del Bronx en una época en la que no había tratamiento eficaz y se producían muchas muchas muertes. Fueron las muertes de sus pacientes las que permitieron al médico revivir la propia pérdida temprana de su padre por suicidio. Sólo ante las pérdidas y muertes de sus pacientes pudo Selwyn llorar plenamente su horrible pérdida, empezar a sobrevivirla y, como resultado, estar más disponible para sus pacientes en sus enfermedades.[42] La pediatra y psicooncóloga Rachel Remen escribe conmovedora y sinceramente sobre sus pacientes que se enfrentan a cánceres terminales, contando sus propias experiencias de vida con la enfermedad de Crohn en el proceso de indagar en el sufrimiento y celebrar la resiliencia de sus pacientes.[43]

Cuando estos autores escribieron las biografías de sus pacientes, llegaron a comprender lo urgente que es para ellos, como profesionales de la salud, reflexionar sobre sus propias vidas y contarlas. Como escribe Selwyn, "el proceso de tomar conciencia de mi pasado fue, en última instancia, beneficioso no sólo para mi vida, sino también para mi trabajo. [...] He aprendido que el mayor regalo que puedo hacer a los pacientes es permitir que la conciencia de mi propio dolor y pérdida profundice mi solidaridad con ellos, mientras se enfrentan a su padecimiento y a la muerte".[44]

Si la identidad surge de las relaciones de uno con los demás, lo que hace difícil identificar los límites entre biografía y autobiografía, la

---

[41] Abraham Verghese, *My Own Country: A Doctor's Story*, Nueva York, Vintage/Random House, 1995.

[42] Peter Selwyn, *Surviving the Fall: The Personal Journey of an aids Doctor*, New Haven, Yale University Press, 1998.

[43] Rachel Remen, *Kitchen Table Wisdom: Stories That Heal*, Nueva York, Berkley, 1997.

[44] Peter Selwyn, *Surviving the Fall, op. cit.*, pp. 125-126.

identidad también se declara en las diferencias con los demás. El famoso concepto de *différance* de Jacques Derrida combina los dos significados de la palabra francesa, diferencia y aplazamiento. Una cosa o sujeto o palabra o texto es "sí mismo" hasta el punto en que difiere, tanto en el espacio como en el tiempo, del no-yo. En palabras de Derrida, "algún intervalo o brecha debe separar el sí mismo de lo que no es sí mismo para que sea sí mismo".[45] Esta importante idea nos ayuda a incorporar la conciencia de identidad con la conciencia de alteridad y sugiere que el individuo se constituye en referencia al otro, ya sea en similaridad o en contradistinción.

El cuerpo ha adquirido una gran importancia en la comprensión del yo. El yo tiene —y es— un cuerpo. La autobiografía ocupa un lugar destacado en este libro sobre medicina porque la corporeidad se ha convertido en la referencia de muchos trabajos recientes sobre autobiografía. A pesar de los extraordinarios desacuerdos en torno a la verdad autobiográfica, todos los caminos de la teoría autobiográfica contemporánea conducen al cuerpo. Casi todos los trabajos presentados en un simposio de 1994 sobre la autobiografía se centran en el cuerpo: sobrevivientes de trauma, abuso sexual, suicidio, sexualidad, identificación transgénero y sida.[46] Filósofos y literatos han descartado rotundamente el *cogito* de Descartes, que separaba el cuerpo de la mente —y luego trataba el cuerpo como algo sin importancia—, para abrazar una comprensión mucho más compleja de la relación del yo con el cuerpo.[47] El cuerpo no sólo es el exterior del yo —la cáscara del núcleo del yo—, sino que también es el interior del yo, el latido oscuro y ruidoso del corazón, el borborigmo de los intestinos, la respiración sibilante y ronca de los pulmones, visitado por los cirujanos en el quirófano, escuchado por los internistas a través del estetoscopio, dando significado más allá de la interpretación. La académica de la literatura y feminista Judith Butler podría estar refiriéndose

---

[45] Jacques Derrida, "La différance", en *Théorie d'Ensemble,* París, Seuil, 1968, pp. 51-52, citado por Barbara Johnson, en *The Critical Difference: Essays in the Contemporary Rhetoric of Reading,* Baltimore, Johns Hopkins University Press, 1980, p. xi, traducción de Johnson.

[46] G. Thomas Couser y Joseph Fichtelberg (eds.), *True Relations, op. cit.*

[47] Véanse, por ejemplo, Eduardo Cadava, Peter Connor y Jean-Luc Nancy (eds.), *Who Comes after the Subject?,* Nueva York, Routledge, 1991; Anthony Paul Kerby, *Narrative and the Self, op. cit.;* Judith Butler, *Bodies That Matter: On the Discursive Limits of "Sex",* Nueva York, Routledge, 1993, y Elizabeth Grosz, *Volatile Bodies: Toward a Corporeal Feminism,* Bloomington, Indiana University Press, 1994, para recientes rechazos al dualismo cartesiano.

tanto al cuerpo como al sexo: "El 'sexo' no es simplemente lo que uno tiene, ni una descripción estática de lo que uno es: será una de las normas por las que el 'uno' llega a ser ciertamente viable".[48]

El cuerpo se ha convertido en nuestra firma más legible. En autógrafos cada vez más demostrables como los propios —el rostro, la voz, la huella dactilar, la secuencia de ADN—, la evidencia corporal proclama la individualidad, la autenticidad, la singularidad del yo. Yo soy yo, atestigua el cuerpo, yo y sólo yo soy yo. El cuerpo está recuperando respetabilidad en la filosofía y las letras, porque hemos superado la oposición binaria entre cuerpo y mente (o lo físico y lo espiritual), que relega el cuerpo al ocultamiento o el desprecio.[49] Al mismo tiempo que los individuos son capaces de trascender su definición por sus cuerpos —tal es, después de todo, la base del racismo, el sexismo y la discriminación contra los discapacitados—, también son capaces de incorporar la experiencia de estar encarnados a su concepción de sí mismos y a su movimiento a través del mundo y de la vida.

La autobiografía con el cuerpo a la vista se convierte en una empresa diferente de la tradición humanista/rousseauniana de la gran narración del yo o de la confesión augustiniana de debilidad moral y jactancia de fortaleza moral. Con el cuerpo a la vista, la autobiografía no puede pretender la inmortalidad, sino que debe sucumbir a la temporalidad. Rechaza la alegoría de la singularidad, pues sólo puede haber un cuerpo que sea el mío. Insiste en la relación intersubjetiva, porque los cuerpos tienen superficie, necesitan contacto —chupar, acicalarse, copular—, no son "incorpóreos" y, por tanto, capaces de flotar, inconexos, solos. Tiene que ocuparse de la actualidad de su construcción, del cómo y el porqué de su construcción orgánica mientras presta atención a sus partes incognoscibles e ingobernables. (Lewis Thomas escribió una vez algo así como "si te pusieran a cargo de tu hígado, estarías muerto en un día"). Y la autobiografía con el cuerpo a la vista abre campos de deberes éticos de los que no hablaba la escritura autobiográfica clásica, aunque sólo sea el deber de ser conservadores responsables de los cuerpos que se nos han dado para toda la vida.

---

[48] Judith Butler, *Bodies That Matter, op. cit.,* p. 2.

[49] Shirley Neuman, "'An appearance walking in a forest the sexes burn': Autobiography and the Construction of the Feminine Body", en Kathleen Ashley, Leigh Gilmore y Gerald Peters (eds.), *Autobiography and Postmodernism,* Amherst, University of Massachusetts Press, 1994, p. 293.

Escuchar en búsqueda de las historias
que los pacientes cuentan

Esta breve revisión de la teoría autobiográfica aporta algunos términos y conceptos a nuestro proyecto de escuchar las historias que los pacientes nos cuentan de sí mismos. Considerar la escritura autobiográfica como creaciones narrativas propias inclinadas hacia la unidad poética que el escritor experimenta como descubrimiento personal y declaración cultural altera la forma en que los lectores pueden recibir estos textos. Estos conceptos sugieren cuál sería la posición ideal del lector frente al narrador. El escritor de una historia biográfica necesita un lector de un tipo específico que done su presencia a lo que el narrador intenta transmitir. Debido a la arriesgada revelación de la autobiografía, su lector tiene que estar especialmente en sintonía con el proyecto para poder ser su testigo. Al igual que quienes escuchan los testimonios de víctimas de traumas o de sobrevivientes del Holocausto, el lector de autobiografía firma implícitamente un pacto para leer, al menos inicialmente, desde la perspectiva del narrador. Cualquiera puede llegar a criticar al escritor de una autobiografía, por supuesto, pero tomar el libro para convertirse en su lector exige, quizá, una lealtad lectora distinta de la que exige la prosa de ficción o de no-ficción.

El lector dice, en virtud del acto de abrir la autobiografía: "Soy tu oyente; acepto voluntariamente unirme a ti en el proyecto de manifestar y encontrar tu yo". Un acto lector posicionado de otro modo —abro este libro para recopilar información sobre ti que se utilizará en tu contra— es un acto de mala fe narrativa. (El hecho de que algunas autobiografías puedan estar escritas con fines de autoengrandecimiento, o de autoindulgencia narcisista, o de engaño deliberado, y que no puedan leerse genuinamente, quedará entre paréntesis por ahora). Lo que Patrocinio Schweickart afirma sobre el lector feminista —que actúa como "testigo y confidente íntimo del sujeto textual, comprometido en un proceso dialógico"— puede generalizarse, sostengo, a todos los lectores que leen autobiografía con autenticidad.[50]

Aunque escuchar a un paciente en un consultorio difiere de leer las *Confesiones* de Agustín y es, creo, mucho más difícil, aprender cómo

---

[50] Patrocinio Schweickart, "Reading Ourselves: Toward a Feminist Theory of Reading", en Elaine Showalter (eds.), *Speaking of Gender,* Nueva York, Routledge, 1989, pp. 17-44. Marie Lovrod adopta el concepto de lector feminista de Schweickart en un ensayo sobre relatos de sobrevivientes escritos por sobrevivientes de abusos sexuales. Véase Marie Lovrod, "'Art/i/fact' Rereading Culture and Subjectivity through Sexual Abuse Survivor Narratives", en G. Thomas Couser y Joseph Fichtelberg (eds.), *True Relations, op. cit.,* pp. 23-32.

funciona la escritura autobiográfica abre nuevas formas de contemplar las tareas de escuchar las historias que cuentan los pacientes. La tríada de la narratividad, la relación y el cuerpo parece especialmente relevante para la tarea del clínico, el clínico que puede ser receptivo al cuerpo y, tal vez, a las relaciones dentro de la vida de un paciente, pero es posible que aún no esté preparado para ser diligente hacia la narratividad tanto de la narración como de la vivencia de las vidas de sus pacientes.

Aunque algunos profesionales de la salud pueden tener la sensación de que escuchan una versión restringida de la autoconciencia (¿qué tiene que ver realmente el manguito rotador con la persona en su totalidad?), la enfermedad, por leve que sea, nos recuerda nuestra mortalidad, fragilidad y el último final. Cuando los pacientes hablan de sí mismos a sus médicos o enfermeras, están revelando aspectos de su yo más cercano a la piel, después de haber eliminado las capas opcionales, si se quiere —ocupación, hábitos, incluso historia y cultura— para llegar al núcleo de lo que son. De ahí que la escucha que se produce en el entorno clínico se califique como una recepción consecuente de la autobiografía. Es posible que los profesionales de la salud se encuentren entre los pocos confidentes capacitados a disposición de los individuos en la vida ordinaria, sustituyendo a los confesores o consejeros espirituales de antaño como recipientes, juramentados para guardar el secreto, de los miedos y penas de los demás. Los médicos y las enfermeras son quienes escuchan lo que otros cuentan de sí mismos en los momentos desestabilizadores de la enfermedad, cuando surgen de forma natural las preguntas sobre uno mismo y su valía. Aunque los médicos, los enfermeros o los trabajadores sociales se centran, en su formación, principalmente en cuestiones relacionadas con la salud, contraen obligaciones hacia el bienestar total de los pacientes en virtud de lo que estos les cuentan. Ser testigo de ello se convierte en responsabilidad de estos oyentes.[51]

La medicina, a su vez, tiene importantes contribuciones que hacer al campo de la escritura biográfica y, de hecho, al estudio del yo. Todos los que quieran aprender sobre el yo pueden estar profundamente interesados en la singular y genuina variedad de narración autobiográfica que tiene lugar en la medicina. El yo-que-cuenta en el contexto médico comienza en la relación con el cuerpo o, en todo caso, queda eclipsado por las preocupaciones corporales. Por lo general, el relato clínico toca al menos importantes relaciones vitales en el transcurso del relato. Ahora bien, el oído que escucha en medicina suele ser sordo a las historias, por lo que puede que no se aprecie la narratividad del

---

[51] Véase el capítulo 9 para un tratamiento extenso del ser testigo del sufrimiento.

relato del paciente. Sin embargo, cuando se cuenta libremente y se escucha con pericia, el relato que tiene lugar en los entornos médicos puede reflejar una unidad rica y terrenal del cuerpo, la mente y la vida, y puede dar voz al cuerpo, la relación y la identidad lograda narrativamente. A diferencia de las presentaciones más intelectuales, estéticas o casuales del yo que pueden encontrarse en el arte, la academia o la cultura popular, el yo-que-cuenta a un médico de confianza que sabe escuchar puede permitirse sondear todos los canales, incluidos el soma, la psique y el ánima. Los profesionales de la salud, honrados de escuchar las pruebas de esta perspectiva inusual sobre el yo, estamos obligados a contribuir lo que aprendemos al discurso en curso sobre el yo posmoderno, no sólo sobre la enfermedad y el tratamiento, sino también sobre en quién se ha convertido el yo y cómo serle fiel.

En 1995, apareció en la revista *Annals of Internal Medicine* un breve ensayo/relato titulado "Comunión". Escrito por el gastroenterólogo Richard Weinberg, sobre su cuidado de una joven paciente, el texto pone al descubierto el peligroso relato que los pacientes deben llevar a cabo y los beneficios potenciales de una escucha clínica atenta. Este texto me parece una muestra de la unidad posible en las autobiografías y biografías posmodernas creadas en la clínica. "No soy una persona intimidatoria, pero encontré a mi última paciente del día acurrucada en un rincón de la sala de espera, como si esperara a un verdugo. Tenía unos veintitantos años y apretaba contra su pecho un fajo de historiales médicos como si fuera un escudo. Ella misma había pedido la hora a nuestra clínica. La hoja de su historial decía 'dolor abdominal crónico'".

El médico se presenta, hace una historia gastrointestinal poco reveladora y estudia la historia clínica de la paciente para saber que ya ha sido sometida a una serie de procedimientos diagnósticos, que no han arrojado resultados destacables, y que ha tomado todos los medicamentos que suelen aliviar sus síntomas, sin obtener ningún alivio. Parece ansiosa y desesperada, pero a él le parece valiente y desafiante.

¿Qué la mantenía —me pregunté— recorriendo de médico en médico en esta odisea médica? ¿Y qué podía hacer yo por ella?

Parecía tan incómoda hablando de sí misma que pasé a preguntarle por su historia familiar. Sus padres habían emigrado de Italia. Su madre había muerto cuando ella era pequeña y, aunque no era la mayor, le había tocado hacer de madre de sus cinco hermanos. Era una católica devota que, como su madre, iba a misa todas las mañanas. "Pero no comulgo", añade. Su padre era panadero y, tras años de duro trabajo, ahora tenía su propia panadería, que ella regentaba.

El gastroenterólogo es un buen cocinero, pero aún no domina la repostería. Entabla con la paciente una animada conversación sobre los méritos relativos de los Napoleones* franceses e italianos, pero en cuanto vuelve a hablar de asuntos médicos la paciente se vuelve retraída y monosilábica. A pesar de su incapacidad para hacer mucho por la paciente, esta vuelve a su consulta semana tras semana. Le habla sobre todo de repostería, ya que se ha dado cuenta de que es el único punto de contacto que evita que la paciente se retraiga.

Finalmente, ella le habla de su insomnio por pesadillas recurrentes, pesadillas escabrosas que traslucen decididamente una historia de abusos.

"¿Alguna vez te agredieron sexualmente?", pregunté suavemente.
"Sí".
"¿Cuándo?".
"Cuando tenía 14 años"…
"¿Qué ocurrió?". Con gran esfuerzo me lo contó. La había violado el novio de su hermana mayor. [...] "No hay nada sucio que no me haya hecho", sollozaba, y ahora imparable, volcó los sombríos detalles de su calvario.

La paciente cuenta a su médico su sensación de profanación y su incapacidad, por vergüenza y miedo, para contárselo a nadie. "Usted es la única persona a la que se lo he contado".

Me sentí completamente fuera de mí. La consolé lo mejor que pude y, cuando se le pasaron los sollozos, le sugerí amablemente consultar a un psiquiatra o a un terapeuta especializado en violaciones. Soy gastroenterólogo, le dije, y no soy experto en este campo. No tenía ni los conocimientos ni la experiencia para ayudarla, le expliqué. Pero ella se negó rotundamente a que la derivara a otro médico. No se fiaba de ellos. Entonces comprendí que, al desvelar su oscuro secreto, me había convertido en responsable de su tratamiento.

El gastroenterólogo lee sobre el trauma sexual y consulta con un colega psiquiatra, que le ayuda a decidir que está haciendo todo lo que cualquiera podría hacer para la paciente. La ve semanalmente, sobre todo para escucharla, mientras ella le cuenta sus esfuerzos por purgarse de la mancha de

---

* Napoleón: postre conocido en nuestro medio como milhojas. [N. de T.]

la violación mediante la bulimia, un castigo autoinfligido que sentía tan merecido. Poco a poco, ella se recupera, retoma sus estudios universitarios, acude a su clínica cada vez con menos frecuencia, hasta que aparece en una última visita, obsequiándole seis Napoleones perfectos que había horneado para él.

"Gracias por creer en mí", dijo.
"Yo debería decir lo mismo", respondí...
Había sido elegido para recibir un regalo de confianza y, de todos los regalos que había recibido, ninguno me había parecido tan valioso. Aquella tarde salí de la clínica exultante y lleno de amor por mi profesión. Esa noche, después de cenar, abrí mi regalo y comulgué con la hija del panadero.

Al empezar y terminar este capítulo con historias de violación, no pretendo sugerir que todas las enfermedades médicas se derivan de una agresión sexual. Y, sin embargo, estas historias gemelas de abuso —la primera escuchada de una anciana cuyo relato llegó demasiado tarde para el bien de su salud y la segunda escuchada de una comulgante cuyo relato posiblemente haya salvado su vida— sugieren la urgencia terapéutica de escuchar las narrativas del cuerpo/del yo y lo que podría ser necesario para escucharlas. El doctor Weinberg se convierte en un testigo eficaz para su paciente en virtud de su curiosidad, su paciencia, su voluntad de dedicar tiempo a visitas probablemente no facturables, su capacidad para tolerar su propia inexperiencia y falta de conocimientos, y su humilde aceptación del papel que su paciente le ha asignado. Adopta una postura no de escucha pasiva, sino de atención activa, que permite al paciente articular lo que ha estado latente y corrosivo durante años. Mientras atiende a las dimensiones emocionales y sexuales de lo que la paciente le cuenta, también está, simultáneamente, buscando el diagnóstico ante cualquier evidencia de enfermedad gastrointestinal que pudiera estar causando los síntomas de su paciente. El texto resultante entrelaza la biografía de la paciente —cuerpo y vida— con la autobiografía del médico —diagnosticador y testigo—, exponiendo al lector elementos interiores de ambos interlocutores. Lo que tenemos aquí es, en efecto, la historia de "alguien que le cuenta a otro alguien que algo ha sucedido", y ambos "alguien" aportan significado a la transacción.

Su trabajo clínico representa los múltiples aspectos del yo posmoderno. Las heridas del yo suelen centrarse en una parte del cuerpo. Lo que se cuenta en este caso, también típico, no es una lesión aislada, sino una lesión "familiarizada": la paciente lleva adelante la panadería de su padre, ha sido agredida por el novio de su hermana y hace todo lo posible por cumplir el papel de su madre. El tratamiento se lleva a cabo intersubjetivamente; este médico ha sido elegido como el que debe escucharla, él y sólo él. Lo que hace que haya sido elegido como oyente obligatorio es que ha desenterrado su secreto, lo que sugiere el poder oculto que conlleva el proceso mismo de empezar a contar a otro lo que el cuerpo oculta. Y lo que es más poderoso, esta historia muestra la fuerza redentora de la propia narrativa para curar, y para curar no sólo la vergüenza y la humillación, sino también, casi como un beneficio, el trastorno alimentario y el dolor abdominal.

No todas las conversaciones que tienen lugar en el entorno médico son estremecedoras revelaciones personales. De hecho, el tipo de revelación descrita en "Comunión" se produce junto a las conversaciones más banales y triviales, lo que hace aún más difícil que los profesionales de la salud comprendan la importancia de lo que escuchan. No todos los pacientes recordarán sus conversaciones sobre la hipertensión o la artrosis como especialmente significativas y, sin embargo, el lector clínico tiene que estar alerta en todo momento para detectar el destello de lo que se cuenta de sí mismo, para captar el hilo que ofrece —a veces de forma muy casual o tentativa— un paciente que está dispuesto a comenzar la historia de su vida.

Lo quieran o no, los profesionales de la salud son los oyentes de lo que cuentan de sí mismos unos casi desconocidos. Dado que el "yo" contemporáneo está constituido de la manera en que lo está —en constante evolución, convirtiéndose a través de la narración, constituido a través de las relaciones, e influido por el cuerpo— y debido a prácticas sociales que han seleccionado la atención sanitaria como el lugar para mucho de lo que concierne un significado personal, corresponde a médicos, enfermeras y trabajadores sociales ser quienes escuchen las vidas de los demás. Nos guste o no, nos corresponde registrar lo que los pacientes nos cuentan de sí mismos, respetar el valor de lo que nos cuentan y confiar en que lo que nos dicen significa algo. Nuestro gran reto y privilegio es asimilar, a lo largo del tiempo, lo que los pacientes deciden contarnos sobre su salud, su pasado, su vida y sus esperanzas. Es nuestro deber reflejar de vuelta al narrador cualquier unidad, coherencia o significado que surja de su valiente relato y de nuestra valiente escucha.

5
El paciente, el cuerpo y el yo

Un hombre de 51 años vino a consultarme por diarrea y dolor abdominal. Era un escritor exitoso sobre temas de no-ficción y había gozado de buena salud física, salvo por una lesión deportiva completamente resuelta años atrás. Había sufrido una gran depresión hacía veinte años, se había sometido a psicoterapia intensiva por un período prolongado, pero ahora no estaba deprimido. Cuando comenzó con el dolor abdominal persistente en el cuadrante superior izquierdo acompañado de un cambio drástico en sus hábitos intestinales, llegó a la conclusión rápida e irrevocable de que tenía cáncer de páncreas. Una pérdida rápida de casi cuatro kilos reforzó esta sospecha en su mente.

Sin embargo, su certeza diagnóstica no fue el aspecto central de su presentación.

Lo que más me impresionó al conocer sus síntomas y lo que él dedujo de ellos fue que descubrió —con gran asombro y tristeza— que se sentía preparado e incluso deseoso de morir. Su tío había muerto de cáncer de páncreas (este hecho autobiográfico contribuyó a su autodiagnóstico), por lo que conocía el nihilismo clínico que rodea a la enfermedad. Se hizo a la idea no sólo de que *tenía* cáncer de páncreas, sino también de que elegiría morir de él lo antes posible. Tener una enfermedad incurable le parecía una liberación, una huida de la vida. Lo único que lamentaba era que su mujer se quedara viuda y que su madre, de unos 70 años, tuviera que sufrir la muerte de su hijo. Quizá por ellos lamentó su muerte prematura, pero no por sí mismo.

Un estudio gastrointestinal reveló una causa sencilla, benigna y tratable del dolor abdominal y la diarrea. Sin embargo, a raíz de este episodio, algo había cambiado. Ahora tenía que enfrentarse a la relativa facilidad con la que se sentía capaz y deseoso de poner fin a su vida. Reconociendo sus sentimientos como suicidio pasivo, tuvo que confrontar las emociones hasta ahora sumergidas de que había tenido suficiente con su vida.

Mientras me hablaba de este sentimiento, pude reconocer la profundidad a la que había buceado dentro de sí mismo desde el inicio de los síntomas. Aunque no era un hombre irreflexivo, siempre me había parecido que disfrutaba de la vida, que le apasionaba su trabajo y que estaba totalmente comprometido con su matrimonio. Con mi estímulo, volvió a entrar en tratamiento analítico y, en el momento de escribir estas líneas, está escribiendo, físicamente bien y ya no tiene tendencias suicidas.

Nuestros cuerpos, nuestros yoes

Esta breve viñeta clínica pone de relieve las íntimas relaciones entre nuestro cuerpo y nuestro yo. Desde la neurobiología hasta la fenomenología, gran parte de las ciencias y las humanidades investigan estas relaciones: las conexiones entre cerebro y mente, percepción y comprensión, habla y lenguaje, conciencia e imaginación. El desacuerdo entre Descartes y Spinoza en el siglo XVII —¿hay división o unidad entre mente y cuerpo?— se repite hoy en los estudios culturales, la antropología y la literatura, cuando los seres humanos intentamos imaginar o comprender nuestra misteriosa existencia como seres simultáneamente materiales y metafóricos. Las doctrinas religiosas se enfrentan a las consecuencias espirituales de la existencia carnal, mientras que las escuelas de psicología y psiquiatría discuten tanto sobre la transparencia del cuerpo a la emoción como sobre la fuente de la emoción en los mecanismos neuronales del cuerpo. Las creencias sobre la muerte y el más allá —creencias, por supuesto, que impulsan la fe, la cultura, la filosofía e incluso el derecho— giran en torno a actitudes sobre nuestra capacidad para trascender la materialidad y vivir más allá de nuestros límites corporales. Con la explosión de nuevos conocimientos sobre la contribución del cerebro al dolor, la emoción y la conciencia, estas preguntas se multiplican, al igual que sus conflictivas respuestas.[1]

A la sombra de todos estos discursos sobre el cuerpo y el yo, la medicina se enfrenta a la relación entre el cuerpo y el yo en la salud y la enfermedad. Aceptar el poder y el privilegio de tocar el cuerpo de otra persona, interferir en él, hacerle daño o tal vez curarlo impone a los profesionales de la salud el profundo deber de respetar la inviolabilidad del cuerpo del paciente como lugar del yo de la persona. Aunque médicos y enfermeras podamos romper la unidad del cuerpo, hacemos todo lo posible por mantener la "integridad" del paciente. Aunque no siempre actuemos como si lo recordáramos, recordamos que el cuerpo es el representante del yo y que degradar o faltarle el respeto al cuerpo del paciente degrada y le falta el respeto al yo del paciente. Muchas de las preocupaciones de la bioética y el derecho sanitario tienen que ver precisamente con estas cuestiones del propietario, guardián, conservador y protector del cuerpo.

---

[1] Véanse, por ejemplo, Antonio R. Damasio, *Descartes' Error: Emotion, Reason, and the Human Brain,* Nueva York, G. P. Putnam, 1994; John Searles, *Strange but True,* Nueva York, Morrow, 2004; Daniel Dennett, *Kinds of Minds: Toward an Understanding of Consciousness,* Nueva York, Basic Books, 1996; Gerald Edelman, *Bright Air, Brilliant Fire: On the Matter of the Mind,* Nueva York, Basic Books, 1992, como contribuciones recientes a este debate en curso.

Los escritos personales de enfermos y profesionales de la salud pueden contribuir a este continuo discurso. Mediante la presentación de escritos autobiográficos de pacientes y médicos procedentes de muchos entornos y lugares —patografías publicadas, escritos de estudiantes en historias clínicas paralelas, escritos reflexivos de profesionales de la salud y entrevistas médicas transcritas—, espero aportar las perspectivas de los enfermos y de quienes los cuidan para responder a estas preguntas. Estoy convencida de que algunas de estas preguntas pueden responderse examinando detenidamente el subgénero de la escritura autobiográfica denominado narrativas de enfermedad, ya que es aquí donde el cuerpo habla y puede ser observado para constituir el yo.

Ni prisión ni templo del alma, el cuerpo siempre ha sido un importante refugio del yo. El cuerpo no puede ser expropiado por otro, salvo en una oscura visión de ficción científica de trasplante del cuerpo completo. No puede ser plagiado, por muy buenos que sean los cirujanos estéticos, hasta que la clonación humana se convierta en algo común.[2] Su propiedad no puede ser colectivizada, excepto quizás durante el embarazo. El que "tiene" un cuerpo puede conservarlo, disfrutar de sus placeres y sufrir sus quebrantos, cualesquiera milagros estén a su disposición para arreglarlo cuando se rompe. El cuerpo es el pasaporte, la garantía, el sello de la propia identidad.[3] "Este —se dice mientras uno se golpea con fuerza el pecho con la palma de la mano— soy yo".

Lo que parece ser un destino común en la peregrinación por la identidad es el santuario de la ceniza y la sangre. Adolescentes y punks se tatúan, embellecen y escarifican el cuerpo. Las cimas del rediseño personal alcanzadas por Michael Jackson u Oprah Winfrey a través de la cirugía, la alteración de la pigmentación o el cambio de peso son imitadas no sólo por supermodelos y anoréxicas, sino también por usuarios comunes de lápiz

---

[2] Creo que esta constatación explica la extraordinaria preocupación popular en torno a las pruebas genéticas, el tratamiento genético y la clonación. Estos avances médicos plantean la posibilidad de que uno pueda alterar fundamentalmente el cuerpo en el que vive. Estos avances amenazan la unidad del cuerpo, aunque los trasplantes no lo hagan. Si, como se pregunta Richard McCann tras su trasplante de hígado, o como se da cuenta una persona con una cadera de titanio o una prótesis ciborg, ya no se pueden distinguir los límites entre el yo y el no yo, ¿cuál sería el efecto de la capacidad de cambiar las "instrucciones" genéticas básicas del cuerpo?

[3] Véase Fernando Vidal, "Brains, Bodies, Selves, and Science: Anthropologies of Identity and the Resurrection of the Body", en *Critical Inquiry*, núm. 28, 2002, pp. 930-974, para una reflexión sobre la vida después de la muerte del cuerpo.

labial y personas que hacen dieta. Los llamados tratamientos de mejora —hormonas de crecimiento para la estatura, estrógenos para los pechos, esteroides androgénicos para los músculos, incluso inhibidores selectivos de la recaptación de serotonina para estabilizar el estado de ánimo— alimentan los esfuerzos por "arreglar" el yo arreglando el cuerpo o el cerebro.[4] La cirugía de cambio de sexo quizá sea la prueba más extraordinaria de las raíces carnales de la identidad y de los medios biológicos para arreglar una identidad fallida. Con estas alteraciones, así como con los esfuerzos comunes por estar sanos comiendo bien, haciendo ejercicio y absteniéndose de fumar y consumir drogas, los miembros de la cultura afirman con voz cada vez más alta y sin ambigüedades que sus identidades están clara, directa e irrevocablemente ligadas a sus cuerpos.

La enfermedad intensifica los impulsos rutinarios para reconocer el yo. Es cuando uno está enfermo que tiene que decidir lo valiosa que es la vida, qué relaciones son más significativas y qué terrores o consuelos depara el final de la vida. Cuando las personas enferman o quedan discapacitadas, se cuestionan su existencia de nuevas maneras. Se plantean versiones particulares de preguntas universales sobre el yo. En lugar de "¿cómo puedo ser fiel a mí mismo?", se preguntan: "¿Qué he hecho para merecer esta enfermedad? ¿Qué será de mí? Ahora que estoy ciego, o sin piernas, o no puedo oír, o no puedo hablar, ¿sigo siendo 'yo'?". Cuando el erudito religioso John Hull perdió la vista en la madurez a causa de una enfermedad de la retina, se sintió desvinculado de la conexión fácil y natural con quien él era, incapaz de "mirar hacia abajo y ver la tranquilizadora continuidad de mi propia conciencia en los contornos de mi propio cuerpo, moviendo un pie distante que, por así decirlo, me devuelve el saludo diciendo: "Sí, te oigo. Estoy aquí".[5] Perdió la integridad de su cuerpo y, sin ella, se dio cuenta de cómo la integridad corporal ancla el sentido de uno mismo.

El cuerpo, como demuestra mi historia sobre el paciente convencido de tener cáncer de páncreas, es coautor de la historia de la vida que se vive en él. La enfermedad hace que se cuenten dos historias del yo a la vez, una contada por la "persona" del yo y otra contada por el cuerpo del yo. El

---

[4] Véanse Carl Elliott, *Better than Well: American Medicine Meets the American Dream*, Nueva York, W. W. Norton, 2003; Jonathan Metzl, *Prozac on the Couch: Prescribing Gender in the Era of Wonder Drugs*, Durham, NC, Duke University Press, 2003; Sheila Rothman y David Rothman, *The Pursuit of Perfection: The Promise and Perils of Medical Enhancement*, Nueva York, Pantheon, 2003.

[5] John Hull, *Touching the Rock: An Experience of Blindness*, Nueva York, Vintage Books, 1990, p. 64.

modo en que el cuerpo comunica su historia es muy misterioso. A veces sus señales son muy claras: me duele la rodilla izquierda porque he corrido 20 kilómetros o me viene el período y me da calambres. A veces sus señales son oscuras, como la parálisis que sufren los pacientes histéricos de Freud. Aunque el cuerpo es material, sus comunicaciones son siempre representaciones, mediadas por las sensaciones y los significados que se les atribuyen. A veces es como si el cuerpo hablara una lengua extranjera, dependiendo de otros bilingües para traducir, interpretar o, de algún modo, hacer transparente lo que quiere decir.

El yo depende del cuerpo para su presencia, su ubicación. Sin el cuerpo, el yo no puede expresarse. Sin el cuerpo, el yo no puede entrar en relación con otros. Sin el cuerpo, el yo es una abstracción. John Hull dice que, sin visión, "a menudo siento que soy un mero espíritu, un fantasma, un recuerdo. [...] Esta es una pérdida tan profunda".[6] Y, sin embargo, el propio cuerpo puede volverse invisible en esta transacción. Es habitual que no prestemos atención a nuestros cuerpos hasta que nos causan problemas. El antropólogo Robert Murphy experimentó síntomas neurológicos de espasmos musculares y entumecimiento de los pies. Con el tiempo, se enteró de que un tumor había crecido alrededor de su médula espinal desde el nivel del cuello hasta la mitad del pecho, comprimiendo la médula y causándole finalmente una tetraplejia. Murphy empleó todas sus habilidades y poderes conceptuales como antropólogo para escribir un informe "participante-observador" sobre sí mismo, titulado *The Body Silent* [El cuerpo silencioso]. Comprende esta naturaleza dual del cuerpo: "Las personas que gozan de buena salud dan por sentada su suerte y su cuerpo; pueden ver, oír, comer, hacer el amor y respirar porque tienen órganos que funcionan y pueden hacer todas esas cosas. Estos órganos, y el propio cuerpo, se encuentran entre los cimientos sobre los que construimos nuestro sentido de quiénes somos y qué somos, y son los instrumentos a través de los cuales nos enfrentamos y creamos la realidad".[7]

Las personas sanas, que disfrutan del "silencio de la salud", tienen pocos motivos para pensar en su cuerpo o en la relación de su cuerpo con el mundo.[8] Si lo hicieran, se darían cuenta de que su cuerpo les permite recopilar

---

[6] *Ibid.*, 25, 145.

[7] Robert F. Murphy, *The Body Silent: The Different World of the Disabled,* Nueva York, W. W. Norton, 1990, p. 12.

[8] Esa conmovedora frase, "el silencio de la salud", es el subtítulo de un libro de Félix Guyot, *Yoga: The Silence of Health,* Berlín: Schocken Books, 1937. Doy las gracias a Norman

experiencias a través de la vista, el oído, el olfato, el gusto y el tacto. Hull se lamenta de que su ceguera le impida almacenar recuerdos porque, sin imágenes visuales, no tiene rastro de las personas con las que ha estado ni de los lugares que ha visitado. Aunque extrema, esta afirmación —que los recuerdos dependen de la maquinaria corporal para recogerlos— debe ser escuchada como un informe desde la frontera de la relación cuerpo/yo, una frontera accesible sólo a través de la enfermedad de Hull.

Las observaciones de Murphy y Hull nos obligan a preguntarnos qué hace nuestro cuerpo por nosotros. Mi cuerpo es el medio a través del cual obtengo sensaciones sensoriales e información. A través de mi cuerpo percibo el hambre, la sed, el frío, el calor, el dolor, la pasión y el placer. Mi cuerpo es lo que utilizo para llegar a donde quiero ir y es lo que utilizo para saber dónde estoy en el espacio. No puedo separar los componentes corporales de los componentes mentales de fenómenos como los sueños, las fantasías, los pensamientos y las emociones. Tampoco puedo descartar las contribuciones corporales a estados como el fervor religioso, la fuerza creativa, el transporte intelectual o el regocijo estético.

La identidad de una persona no viene determinada por el estado de su cuerpo. De lo contrario, tendríamos que aprobar el sexismo, el racismo, el edadismo y la discriminación contra los discapacitados. Sin embargo, la forma en que una persona experimenta el mundo y acumula y metaboliza la experiencia depende directamente de su cuerpo y sus sentidos. El cuerpo no es un aspecto trivial o carente de sentido del yo, pero tampoco debe determinar y limitar indebidamente el yo. ¿Cómo podemos trascender una definición corporal esencialista del yo sin dejar de reconocer que el cuerpo da forma a la experiencia?

El cuerpo define el yo desde dentro, pero el cuerpo no define el yo hacia fuera. Hay dos cuerpos: en el que se vive y a través del que se vive. Un cuerpo absorbe el mundo y otro emite el yo. Situado entre el mundo y el yo, el cuerpo experimenta el mundo al mismo tiempo que emite a ese mundo su yo. O, de nuevo, el cuerpo es simultáneamente un receptor con que el yo recoge toda la información sensorial y cognitiva sobre lo que existe externo a él, y un proyector con el que el cuerpo declara el yo que vive en él. El cuerpo se encuentra en la posición copulativa entre el mundo y el yo.

Holland por encontrar la fuente de esta frase que ambos admiramos. Véase Drew Leder, *The Absent Body*, Chicago, University of Chicago Press, 1990, para una investigación meticulosa e inspirada de la comprensión fenomenológica de la corporeidad y su frecuente ausencia desde la conciencia.

El relato de alguien cuyo cuerpo puede absorber el mundo pero no puede emitir el yo demuestra en qué se diferencian estos dos cuerpos. Jean-Dominique Bauby era director de la revista de moda francesa *Elle*. Sufrió una apoplejía masiva que le dañó el tronco encefálico y le dejó lo que elocuente y brutalmente se denomina "encerrado": era incapaz de moverse o hablar, pero estaba totalmente atento a su entorno y a su situación. Sólo su párpado izquierdo estaba bajo su control voluntario, por lo que "dictó" un libro, titulado *La escafandra y la mariposa*, a un amanuense que podía transducir los parpadeos en letras que formaban un texto. Este notable informe de otra frontera corporal extrema detalla el sufrimiento que sufre Bauby al ser capaz de absorber, pero no de transmitir: está aislado de sus seres queridos, incapaz de llegar a ellos, incapaz de hacer nada más que existir frente a ellos.

El Día del Padre, su hijo y su hija van a visitarlo a su residencia. Su hijo Théophile, de unos 8 años, lo invita a jugar:

"¿Quieres jugar al ahorcado?", pregunta Théophile, y me duele decirle que ya tengo bastante con jugar al tetrapléjico. [...] Adivino una letra, luego otra, y luego tropiezo en la tercera. Mi corazón no está en el juego. La pena se apodera de mí. A menos de medio metro de mí, mi hijo Théophile espera pacientemente sentado, y yo, su padre, he perdido el simple derecho a acariciarle el pelo erizado, a estrechar su cuello mullido, a estrechar contra mí su cuerpo pequeño, ágil y cálido. No hay palabras para expresarlo. Mi estado es monstruoso, inicuo, repugnante, horrible. De repente no puedo más. Se me saltan las lágrimas y mi garganta emite un ronco estertor que sobresalta a Théophile. No tengas miedo, hombrecito. Te quiero. Todavía absorto en el juego, se lanza a matar. Dos letras más: él ha ganado y yo he perdido. En una esquina de la página completa su dibujo de la horca, la soga y el condenado.[9]

En brillante contrapunto, Bauby describe su ilimitado anhelo por lo que su cuerpo ya no puede hacer por él. Se le niega el "derecho" a recoger los detalles sensoriales de estar con su pequeño mientras que, lo que es aún más trágico, no puede transmitir la plenitud de su amor a su hijo más que a través de un ruido ronco cuyo significado no es comprendido.

El asunto no es sencillo. Bauby no es "simplemente" tetrapléjico. Se le niega la transparencia automática, normalmente inconsciente, de la triple relación yo/cuerpo/mundo. Sin el cuerpo en posición, Bauby no puede

---

[9] Jean-Dominique Bauby, *The Diving Bell and the Butterfly: A Memoir of Life in Death*, Nueva York, Vintage, 1998, pp. 71-72.

absorber el mundo ni representarse a sí mismo en él. Que escriba este libro a pesar de su extrema discapacidad es un logro de una escala magnífica, rescatado de las ruinas de su cuerpo.

Simone de Beauvoir escribe que "el cuerpo no es una cosa, es una situación. [...] es el instrumento de nuestro dominio en el mundo, un factor limitador de nuestros proyectos".[10] Las pruebas aportadas por Bauby, Hull y Murphy refutan a De Beauvoir: el cuerpo es, en efecto, un objeto, una cosa que ocupa espacio, un organismo muy complejo. Este objeto que es mi cuerpo lo controlo hasta cierto punto con mi voluntad, mi conducta y mis reflejos (muchos de las cuales permanecen desconocidos e involuntarios para mí). Este objeto está controlado al mismo tiempo por su herencia genética, su entorno ambiental, sus golpes y accidentes aleatorios y por el paso del tiempo. No sólo utilizo este objeto para moverme por el espacio y absorber información sobre lo que hay en él, sino también para transmitir a otros objetos mis pensamientos, sentimientos y deseos. A través de la palabra, el gesto, la expresión, la apariencia, el movimiento, la producción artística y la producción textual, emito o transmito lo que ocurre dentro de mi cuerpo al entorno exterior.

Relato del cuerpo

El cuerpo es y no es el yo. No es de extrañar que la narración del yo que tiene lugar en la consulta del médico resulte complicada. Esta narración sigue las reglas de la narración autobiográfica o de la escritura en general: el narrador se divide en narrador y protagonista, generando una brecha autobiográfica. El narrador cuenta lo que el protagonista ha hecho en el pasado, aunque el pasado no esté más que a milisegundos de distancia.[11] Sin embargo, cuando uno cuenta su propio cuerpo, duplica la carga autobiográfica: "Noté por primera vez el dolor en el pecho después de llevar la compra de D'Agostino a casa. Se me pasó cuando me senté en la cocina, pero luego volvió cuando tomé al bebé, y entonces empecé a preocuparme de que pudiera ser mi corazón". La laguna autobiográfica va acompañada aquí de otra brecha que podríamos llamar laguna corporal. El narrador del yo habla del cuerpo del yo. El acto de contar separa, momentáneamente,

---

[10] Simone de Beauvoir, *The Second Sex,* trad. de H. M. Parshley, Nueva York, Alfred A. Knopf, 1975, p. 34.

[11] Véase un informe escrito por una eminente narratóloga sobre su experiencia al intentar narrar su propia vida a través de una grave enfermedad. Shlomith Rimmon-Kenan, "The Story of 'I': Illness and Narrative Identity", en *Narrative,* núm. 10, 2002, pp. 9-27.

al narrador-que-reporta del cuerpo-que-siente. El narrador está llamado a convertirse en la voz del cuerpo o en el médium a través del cual el cuerpo puede transmitir su mensaje al oyente.

El contar del cuerpo utiliza la brecha corporal en un gesto simultáneo de confesión y negación. La poeta Lucy Grealy escribe en *Autobiography of a Face* [Autobiografía de un rostro] sobre su calvario con un sarcoma de Ewing en la parte inferior derecha de la mandíbula, diagnosticado cuando tenía 9 años, cuyo tratamiento requirió años de quimioterapia y radioterapia y más de quince operaciones. Cuenta que su vida ha girado en torno a su cara desde la escuela primaria hasta su edad adulta. Tras una larga operación de injerto para reconstruirse, afirma: "Cuando me desperté, me dolía mucho, pero el dolor estaba en la cadera, de donde procedía el injerto, lejos de mi cara, mi 'yo', así que era más fácil de sobrellevar".[12] En este caso, una parte del cuerpo es el yo, mientras que la otra es el no-yo. Antes, Grealy describe una experiencia incorpórea de negación durante la preparación para el traslado al quirófano: "Me sentía como si estuviera viendo a otra persona que tímidamente intentaba sujetar la bata corta sobre sus piernas mientras se movía torpemente por las sábanas ásperas".[13] Y de nuevo: "Recuerdo haber tenido una visión surrealista de mí misma como si fuera una espectadora en la habitación".[14] Esta brecha corpórea establece una distancia entre la persona del yo y su cuerpo, especialmente cuando este debe sufrir manipulaciones humillantes o dolorosas.

Estas experiencias de fragmentación o disociación, aunque no se limitan a la enfermedad, se repiten en los relatos sobre la enfermedad como dispositivos atemorizantes pero también autoprotectores.

En su sincero y doloroso relato de la vida con un cáncer de mama en estadio 4, Christina Middlebrook describe episodios similares de descorporeización, aquí durante su trasplante de médula ósea:

> No me había quedado dentro de mi cuerpo para sufrir la muerte de cada célula de crecimiento rápido. Mi cuerpo era una ruina envenenada: todas las membranas mucosas desprendidas, el interior de la boca y el tracto gastrointestinal llenos de úlceras, los párpados pegados por blefaritis. Por las mañanas, debía abrir mis ojos con los dedos. [...] Para salvarme, *yo*, el

---

[12] Lucy Grealy, *Autobiography of a Face,* Nueva York, HarperCollins, 1994, p. 170.

[13] *Ibid.,* p. 144.

[14] *Ibid.,* p. 170.

yo de mí, me retiré a un rincón alejado por encima de la habitación. Desde allí, creo, giré mi alma para contemplar el firmamento, para mirar el cielo, las estrellas y la luna. Encontré un gran manto psíquico y guardé dentro mi identidad en peligro. Quien soy *yo* no podía soportar la tortura de aquella habitación.[15]

Estos valientes autores nos donan a los lectores una verdad de la enfermedad, el registro de vivir con un cuerpo que, de todos modos temporalmente, ha abandonado a su habitante, volviéndose contra la persona para hacer imposibles las cosas sencillas —como abrir los ojos sin usar las manos— que con salud son un quehacer inconsciente.

Si la enfermedad permite que el cuerpo se separe de la persona que vive en él, puede provocar el conflicto o la lucha entre ambos. El cuerpo puede, por ejemplo, ocultar secretos a la persona que vive en él y a la que lo cuida, no sólo en aspectos de los que puede resultar vergonzoso hablar —como los hábitos intestinales o los problemas sexuales—, sino también en su constitución ordinaria. El corolario de guardar secretos es, por supuesto, contar secretos: en mi viñeta clínica anterior, el *cuerpo* del escritor albergó y luego expuso su actitud de suicidio pasivo.

Dos escenas de acción moderna ilustran el secretismo del cuerpo y cómo se pueden traspasar sus costuras. En *Catch 22,* de Joseph Heller, el capitán Yossarian, bombardero-narrador, enfermo en la cama de un hospital de campaña y con mucho frío, recuerda cuando su compañero Snowden fue alcanzado por la metralla de un bombardero. Snowden también sintió mucho frío: "A Yossarian se le revolvió el estómago cuando sus ojos contemplaron por primera vez la macabra escena. [...] La herida que vio Yossarian estaba en la parte exterior del muslo de Snowden, tan grande y profunda como un balón de fútbol, según parecía. Era imposible distinguir dónde terminaban los jirones de su overol empapado y comenzaba la carne desgarrada". Yossarian calma sus náuseas y aplaca su ansiedad exponiendo con pericia y vendando después la gran herida de la pierna. Está orgulloso de su logro como si fuera del cuerpo médico.

Pero Snowden sigue quejándose de que tiene frío y, de repente, aparece la herida mortal: "[Yossarian] vio una mancha de un color extraño que se filtraba a través del overol justo por encima de la sisa del traje de Snowden. Yossarian sintió que el corazón se le paraba y luego le latía con

[15] Christina Middlebrook, *Seeing the Crab: A Memoir of Dying,* Nueva York, Basic Books, 1996, p. 62.

tanta violencia que le costaba respirar. Snowden estaba herido dentro de su traje. [...] Yossarian arrancó los broches del traje de Snowden y se oyó a sí mismo gritar salvajemente mientras las entrañas de Snowden se deslizaban hasta el suelo en una pila húmeda. [...] Aquí estaba la aparente abundancia de Dios, no cabe duda, pensó con amargura mientras miraba fijamente: hígado, pulmones, riñones, costillas, estómago y trozos de los tomates guisados que Snowden había comido ese día para el almuerzo".

Lo que parecía reparable estaba completamente fuera de control. "Yossarian también tenía frío... mientras miraba abatido el sombrío secreto que Snowden había derramado por todo el suelo revuelto. Era fácil leer el mensaje en sus entrañas. El hombre era materia, ese era el secreto de Snowden. Tíralo por una ventana y caerá. Préndelo fuego y arderá. Entiérralo y se pudrirá como otro tipo de basura. Sin espíritu, el hombre es basura. Ese era el secreto de Snowden. La madurez lo era todo".[16]

El cuerpo herido regatea, ofreciendo una oferta trivial con la esperanza de que, si es aceptada, podrá mantener su secreto fatal. Tomando prestada la resumida afirmación del rey Lear de que "la madurez lo es todo", Yossarian y tal vez incluso Heller tras él conocen el lugar temporal, encarnado, material y mortal que es todo lo que tenemos para llamar hogar, condimentando con salvaje ironía (los tomates estofados entre los órganos) la lúgubre fatalidad de la muerte.

La oferta contraria se ofrece en el relato corto del poeta y médico William Carlos Williams "Old Doc Rivers", en el que el cuerpo herido se entrega a las manos de otros. Doc Rivers es llamado a un departamento de East Hazelton, Nueva Jersey, porque el anciano fabricante de arneses, el señor Frankel, tiene dolor abdominal. El anestesista-narrador explica que la mesa de la cocina ha sido habilitada como improvisada mesa de operaciones.

En cuanto entré, Rivers llamó al anciano al vestíbulo para que viniera, estábamos listos para recibirlo. Había estado en cama en la parte delantera de la casa y nunca olvidaré mi sorpresa y la conmoción de mi sentido del decoro cuando vi a Frankel, a quien yo conocía, bajando por el estrecho y oscuro pasillo del apartamento con los pies descalzos y un camisón anticuado que le llegaba justo a las rodillas. Se sujetaba el dolorido vientre con ambas manos mientras su esposa asustada lo acompañaba solícita a un lado.

---

[16] Joseph Heller, *Catch-22*, Nueva York, Dell, 1970, pp. 446-450.

El viejo estaba demasiado enfermo para ese tipo de cosas. [...] Rivers hizo la incisión. Echó un vistazo y se encogió de hombros. Era una rotura de apéndice con peritonitis general avanzada. Colocó un drenaje y lo dejó estar, que era lo que había que hacer. Pero el paciente murió al día siguiente.[17]

¿Ves cómo estos ejemplos ponen al cuerpo en el centro del escenario? Sí, Yossarian, el hombre es materia, y la madurez lo es todo. Es la *materia* misma del cuerpo lo que nos interesa. Es el tiempo limitado de su maduración, ya sea en la juventud del soldado muerto en la guerra o en la avanzada edad del señor Frankel sucumbiendo a la infección, lo que nos hace prestar atención al poder del cuerpo. En ambas escenas ficcionales, el cuerpo enfermo desfamiliariza las imágenes y los acontecimientos ordinarios. El bombardero tiene malestares físicos al ver la herida de su compañero y, de hecho, es su remota experiencia de tener frío lo que le hace recordar el suceso. El anestesista de Doc Rivers se siente desorientado al ver al fabricante de arneses avanzando por el pasillo con el doloroso vientre en la mano, conmocionado en su sentido del decoro. Ambas visiones del cuerpo herido implican a los espectadores en acciones complejas —culpa, culpabilidad, esfuerzos por responder a la violencia ejercida sobre el cuerpo del otro— que afectan fundamentalmente a su propio sentido del yo.

Guardarse secretos es sólo una de las formas en que el cuerpo y la persona que vive en él pueden trabajar con propósitos contrapuestos. A veces, sobre todo en el ámbito clínico, el cuerpo y la persona que vive en él discrepan activamente. Pueden contar historias contradictorias que o bien engañan al oyente, o bien lo hacen elegir un bando. La siguiente transcripción es una entrevista grabada entre un paciente y un internista, elegida casi al azar de una base de datos de entrevistas médicas grabadas. Este médico y este paciente se encuentran por primera vez en una consulta de medicina general de un hospital universitario. (Se ha concedido permiso para publicar la entrevista, de forma anónima, con fines educativos[18]). En la primera

---

[17] William Carlos Williams, "Old Doc Rivers", en *Make Light of It: Collected Stories,* New York, Random House, 1950, pp. 85-86.

[18] Este proyecto de investigación se llevó a cabo en el Departamento de Medicina de la Universidad de Columbia con el apoyo de la Fundación Andrus y la Asociación Americana de Personas Jubiladas. Con la aprobación de la Junta de Revisión Institucional de la Universidad de Columbia, los pacientes y los médicos dieron su consentimiento para la publicación anónima de las entrevistas grabadas y transcritas. La entrevista fue transcrita por el autor siguiendo las convenciones sociolingüísticas descritas por Elliot Mishler en *Research Interviewing: Context and Narrative,* Cambridge, Harvard University Press, 1986, en las

parte de la entrevista, el paciente, un camionero jubilado de 65 años, ha explicado que ha tenido dolor en el pecho, dolor de espalda y dificultad para respirar.

> D: Hábleme ahora de la dificultad para respirar. Usted tuvo eso, obviamente, en 1982, cuando estaba en el hospital.
> > P: He estado teniendo ese síntoma.
> > D: Y...
> > P: Empieza a empeorar.
> D: ¿Cuándo?
> P: Bueno, como cuando yo, un poco, digo un poco antes de dejar de trabajar.
> > D: Mhm...
> P: Empezó, ya sabes, empecé a trabajar, a estar trabajando y a estar subiendo esas cosas pesadas, y de repente, ya sabes, quiero decir, me golpeaba y tenía que parar.
> D: ¿Cuándo dejó de trabajar?
> P: Dejé de trabajar en el 87, creo que fue.
> D: 87. Así que entre el 82 y el 87, trabajó en trabajos pesados, eh, trabajando en ese camión, frutas y verduras.
> P: Toda mi vida.
> D: Mhm...
> P: Llevo cincuenta años haciéndolo.
> D: Mucho tiempo.
> P: Sí, señor.
> D: Sí. Uh, así que en el 87 empezó a tener más falta de aliento.
> P: Bueno, desde que dejé de trabajar, verá, no he hecho tanto ejercicio.
> D: Bueno, ¿dejó de trabajar porque le faltaba más el aire o le faltó más el aire después de dejar de trabajar?
> P: Bueno, tengo que decirle que esta pierna se me fue encima.
> D: Mhm [risas].
> P: Quiero decir, llegó un momento en que ya no podía subirme al camión.
> D: Así que fue realmente su pierna la que le hizo dejar de trabajar.
> > P: Mi pierna es lo que me dejó sin trabajo.
> > D: Ya veo.

---

que se señalan los solapamientos en el discurso (en este caso, mediante turnos tabulados), las expresiones no interpretables se marcan con corchetes y se conservan las expresiones no léxicas.

P: Esta pierna de aquí se me fue encima, creo que me dio un pequeño infarto cerebral, no estoy seguro, pero creo que sí.

D: Bueno, ¿vio a un médico para preguntarle si su…

    P: No, no me molesté, [risas compartidas] pero ya sabe, se puso del tal modo que no podía, no podía caminar, ve, supuse que era mi espalda, no sabía lo que era, ya sabe. Pero no podía subir al camión. ¿Y de qué le servía yo, usted me entiende, al hombre?

    D: Correcto.

P: Y hace poco, y ahora tengo 65 años, en aquel momento tenía 62. Así que me dejaron [jubilarme] en el trabajo.

D: Bien, déjeme volver a su falta de aliento por un minuto y luego hablaremos de este dolor en la pierna…

El paciente y el médico luchan por identificar la trama, o la causalidad, de lo que llevó al paciente a retirarse de su trabajo como camionero. ¿Fue su falta de aliento una consecuencia del trabajo duro o una consecuencia de dejar de trabajar duro? ¿La jubilación del paciente fue dictada por el dolor de piernas y no por la falta de aliento? Oímos matices de clase —"¿de qué le servía yo a ese hombre?"— junto con el evidente orgullo del paciente por su historial de fortaleza física. El médico y el paciente también luchan por establecer la estructura temporal de esta trama. Obsérvese la complejidad temporal de este breve segmento de conversación, que comienza con el "Ahora" del médico, yendo y viniendo entre 1982 y 1987, y la renegociación del paciente para comenzar la historia cincuenta años antes, cuando empezó a trabajar.

Más adelante, en la misma entrevista, el médico obtiene más información sobre el corazón del paciente:

D: ¿Se despierta por la noche sin aliento?

P: Sí.

D: Así es. ¿Desde cuándo?

P: Creo que alrededor de un año. Estoy durmiendo…

    D: Mhm…

P: … donde entonces { } más o menos de la nada, y de repente me despierto y no puedo recuperar el aliento y me siento.

D: ¿Y con qué frecuencia ha sucedido en el último año, ya sabe, una vez al mes, cada semana, cada noche?

P: No todas las noches, no todas las noches. Calculo que una vez a la semana, una vez cada dos semanas, todo depende, ya sabe, varía.

D: Mhm, entonces y luego usted, ¿y luego qué pasa?

P: Me preparo. Estoy en bastante buena forma.

     D. Mhm...

P: Estoy bien, ya sabe.

D: ¿Cuánto tiempo pasa antes de que su respiración se calme?

P: Tal vez unos cinco minutos.

D: Cinco minutos. ¿Algo más cuando pasa eso, transpira mucho, o?

P: De vez en cuando empiezo a transpirar, si hace mucho calor, pero no me pasa muy a menudo.

D: La mayoría de las veces, ¿qué pasa con el dolor torácico cuando eso ocurre? ¿Tiene dolor torácico o no?

P: No, no, no.

D: No lo tiene.

P: No.

D: De acuerdo. Y, mm, mhm, mhm, ¿duerme con una almohada, más de una almohada?

P: Duermo sobre tres almohadas.

D: Tres almohadas. ¿Cuánto tiempo lleva haciendo eso?

P: Los últimos dos o tres años.

D: Últimos dos o tres años.

     P: Desde que dejé de trabajar.

D: ¿Es porque se respira mejor con dos o tres almohadas?

P: En cierto modo, sí. Ayuda.

D: Así es.

P: Mhm...

El paciente parece estar intentando contar la historia de sí mismo como un trabajador fuerte que condujo un camión de productos agrícolas hasta la edad de jubilación, dejando su trabajo sólo cuando su pierna cedió, pero que sigue estando "en bastante buena forma". El médico interfiere con esta historia y, en su lugar, obtiene una historia en la sombra de una grave insuficiencia cardíaca congestiva contada sin querer por el paciente. Aunque el paciente no conoce la importancia de su disnea nocturna y su dependencia de tres almohadas para dormir cómodamente, el médico sí. En efecto, el cuerpo del paciente le dice al médico —por encima del hombro del paciente, por así decirlo, susurrándole sin que lo oiga— que padece una enfermedad cardíaca. La declaración de salud del paciente —"Estoy bien, ya sabe"— se ve superada por la voz de su propio cuerpo. En efecto, el cuerpo se confabula con el médico para negar lo que dice el paciente.

Sin embargo, este médico parece haber escuchado al cuerpo a expensas de escuchar al paciente. No reconoce la historia del paciente de que se encuentra bastante bien, excepto por el paréntesis "mhm" de vez en cuando, porque la conflictiva historia de la insuficiencia cardíaca contada inadvertidamente por los síntomas del paciente la ahoga. El cuerpo tiene garantía material, y si el paciente dice lo contrario, su palabra se descarta como falsa. La mayoría estaría de acuerdo en que el paciente estaría mejor si tuviera una visión realista de su comprometida condición cardíaca. Y, sin embargo, para educarlo sobre su cardiopatía y motivarlo para que acepte el tratamiento, este médico necesita oír, reconocer, confirmar y trabajar con la visión que el paciente tiene de sí mismo como un trabajador fuerte de toda la vida que se ha ralentizado debido a problemas en las piernas, y no al corazón.

Pero, por muy distintos que sean, el cuerpo y la persona que lo habita no tienen por qué estar reñidos. Aunque a menudo estén en conflicto, el cuerpo y su habitante pueden estar íntimamente relacionados, el cuerpo haciéndose eco de los intereses del habitante, representando metonímicamente su totalidad. Una estudiante de medicina de tercer año escribió en su Historia Clínica Paralela sobre el cuidado de una mujer con sida, que tenía un recuento de plaquetas peligrosamente bajo, lo que la ponía en riesgo de sufrir una hemorragia grave. La forma en que la estudiante se relaciona con las plaquetas de la paciente transmite hasta qué punto se ha fundido, en identidad imaginativa, con esta moribunda:

> El día que empezaste a desangrarte corrí al laboratorio con un tubo de tu sangre para saber cuántas plaquetas te quedaban. Le dije a la señora del laboratorio que tenía que ser YA, YA, YA, porque estabas sangrando. Se dirigió YA, YA, YA a la máquina de recuento automático de sangre y puso tu tubo en la cola detrás de otros ocho. Le dije que no, que mi sangre —me refería a la tuya— iba primero, y me las arreglé para ponernos seis tubos por delante en la cinta transportadora. A medida que avanzaba la hilera de purificadores, vi cómo los tubos que estaban delante del nuestro eran recogidos y removidos por el brazo robótico de ciencia ficción. Luego desapareció en la máquina y la pantalla del ordenador nos dijo que alguien llamada Milly Brand tenía 110 mil plaquetas. Nunca pensé que existiera la "envidia de las plaquetas", pero cuando tu recuento fue de dos mil, me di cuenta de que estaba muy resentida con Milly Brand.[19]

---

[19] El autor ha concedido permiso para publicar este extracto de la Historia Clínica Paralela. El nombre Milly Brand es un alias.

La estudiante se inclinó hacia esta paciente en su cuidado a través de este componente de sangre periférica como intermediario. Tratar sus plaquetas con una tierna consideración teñida de envidia demuestra el poder de su vocación, la congruencia del interés de la estudiante con el interés de la paciente. Esta cercanía se demuestra en varias de las patografías que he presentado en este capítulo. Incluso al mismo tiempo que un cuerpo puede rebelarse contra su habitante, e incluso cuando el cuerpo y la persona tienen que escindirse en una disociación radical, también vemos cómo el cuerpo revela las preocupaciones de la persona, cómo la enfermedad destila la esencia de la identidad personal.

Al leer los relatos de John Hull, Robert Murphy, Lucy Grealy y Christina Middlebrook, me encuentro pensando que sus calvarios están sobredeterminados, aunque los autores los tratan como si estuvieran subdeterminados. Esto es lo que quiero decir. Lucy Grealy padece un cáncer de huesos en la cara y tiene que sufrir un dolor, una pérdida y una desgracia horribles. Y, sin embargo, gran parte de su sufrimiento podría haber ocurrido sin la enfermedad. La disfuncionalidad de su familia, la irresponsabilidad de su padre, la lejanía de su madre, la enfermedad psicótica de su hermano conspiran con su enfermedad y quizás, incluso sin su cáncer, habrían puesto entre paréntesis la alegría de su infancia y adolescencia. No *necesitaba* el cáncer para haber sufrido su calvario. Puede que John Hull no necesitara su ceguera para experimentar sus límites como padre y marido, su cautela como académico, su reserva frente a la socialidad. La ceguera, por supuesto, concentró todos estos aspectos de sí mismo, pero no los creó.

Vemos a estos enfermos ahondar en sus fortalezas mientras navegan por la enfermedad, declarando *quiénes son* en virtud de cómo afrontan su padecimiento. "La ceguera es, para mí, una especie de crisis religiosa", escribe Hull, y sin embargo, para una persona construida con su elegante y terrenal conexión con la fe, también lo sería cualquier revés de salud o felicidad.[20] La formación profesional de Robert Murphy como antropólogo lo dota de poderosos marcos en los que contemplar sus propias pérdidas. Su relato no está poblado de familiares o amigos, sino de sus estudiosos favoritos —Merleau-Ponty, Victor Turner, Lévi-Strauss— y sus ideas. *Vive su enfermedad como vive su vida.* "La parálisis es una alegoría de la vida", escribe. "La batalla de los heridos de la vida contra el aislamiento, la dependencia, la denigración y la entropía… es la máxima expresión de la rabia humana por la vida, el propósito final de nuestra especie. Los paralíticos y todos los

---

[20] John Hull, *Touching the Rock, op. cit.*, p. 51.

discapacitados son actores en una Pasión, juglares en busca de Resurrección".[21] Y Christina Middlebrook encuentra en su práctica como analista jungiana los conceptos, las creencias y la unidad cósmica que iluminan su mejor camino a través del dolor y la pérdida de la muerte prematura hacia el sentido. Es lo que ella es lo que brilla a través de su enfermedad. *Quién es y no lo que tiene* es lo que marca su enfermedad.

Audre Lorde lo deja irrevocablemente claro. En *Los diarios del cáncer*, esta poeta feminista lesbiana afroamericana escribe: "Cada mujer responde a la crisis que el cáncer de mama trae a su vida a partir de un patrón completo, que es el diseño de quién es y cómo ha vivido su vida".[22] Aunque una enfermedad puede provocar la disociación de la vida, también puede destilar la vida, concentrar todos sus significados más profundos, realizar sus principios organizativos, exponer su unidad subyacente. Esto no quiere decir que la enfermedad sea un don (aunque varios autores de relatos sobre la enfermedad describan dones, como el aumento del sentido del oído en el caso de los ciegos o la comprensión del valor de la mente en el caso de los paralíticos), sino más bien que, al mismo tiempo que quita, el padecimiento da una claridad abrasadora sobre la vida que se vive a su alrededor.

Verdad narrativa, verdad corporal

Entonces, ¿cómo pueden escucharse los relatos de la enfermedad? Si la enfermedad suscita secretos, conflictos y contradicciones junto con una sinceridad valiente y una identidad destilada, ¿cómo deben oírlos adecuadamente quienes se dedican profesionalmente a atender a los enfermos? ¿Qué se pide a quienes se sientan junto a la cama del enfermo, a quienes se sientan en el escritorio frente al enfermo, a quienes escuchan las demandas de información y orientación? Lo que se requiere es la habilidad de la escucha estereofónica, la capacidad de escuchar el cuerpo y a la persona que lo habita. Lo que se requiere es la capacidad de reconocer las múltiples voces de la enfermedad, en su contradicción, sus secretos y su exposición del yo.

Cuando Christina Middlebrook se sometió al trasplante de médula ósea y a la disociación radical que le provocó, confió en sus testigos para mantenerse con vida. "Sin el testigo periódico... que sabía quién era yo, *yo no podía conocerme a mí misma*. [...] Tuve la suerte de contar con testigos

---

[21] Robert Murphy, *The Body Silent, op. cit.*, 222, 230.

[22] Audre Lorde, *The Cancer Journals*, ed. especial, San Francisco, Aunt Lute Books, 1997, p. 7.

comprensivos… que acudían regularmente a mi cabecera y, sin saberlo, mantenían mi identidad cuando yo no me atrevía".[23]

Esta percepción, extraordinariamente clara, indica a los profesionales de la salud lo que deben hacer a pie de cama o en el consultorio. "El personal fue diligente a la hora de involucrarme, a mí, que actuaba como si *yo* estuviera presente, en cada procedimiento. […] Ellos también fueron testigos".[24] Qué poco sabemos del país del dolor y de la cercanía de la muerte, y sin embargo tenemos estos valiosos comunicados, allí para guiarnos, para enseñarnos lo que nosotros, los sanos, podemos hacer. Si escuchamos a Middlebrook, a Hull, a Murphy, al camionero anónimo enfermo del corazón, a mi alumna hablando con su paciente moribunda, podremos saber con mayor veracidad lo que significa la enfermedad y lo que debería provocar en nosotros. Middlebrook continúa: "Como el soldado afortunado en la guerra, como algunos niños maltratados físicamente, como algunos sobrevivientes de campos de concentración, sigo aquí. Los afortunados que no nos hemos vuelto locos hemos tenido testigos que han portado la verdad cuando nosotros no podíamos. Creo que sólo así sobrevive el alma".[25]

Estas lecciones sobre los relatos de la enfermedad tienen implicaciones inmediatas y prácticas para la atención médica habitual. Una vez que sabemos cómo hablan tanto el cuerpo como la persona que vive en él, debemos buscar los medios para escuchar a ambos con precisión y destreza profesional.

El cuerpo tiene varias vías a través de las cuales transmitir sus mensajes. Las lesiones visibles de todo tipo —desde la herida de Snowden hasta el abdomen doloroso de Frankel— indican la existencia de procesos patológicos subyacentes. Los hallazgos en la exploración física —hígado agrandado, sangre en las heces, estrechamiento de las arterias retinianas— sugieren estados patológicos. Las mediciones de sustancias en la sangre —azúcar, colesterol, anticuerpos de la enfermedad de Lyme, plaquetas— pueden indicar la existencia de una enfermedad. La observación de muestras de biopsia o de estudios de imágenes con aumentos de diversos tipos permite *ver* evidencia de enfermedad.

Así como el cuerpo va informando, a través de estas diversas vías, de lo que puede estar mal, la persona de cuyo cuerpo se trata va informando de lo que *siente* fuera de lo normal. A veces estas dos fuentes de información

---

[23] Christina Middlebrook, *Seeing the Crab, op. cit.*, p. 62.

[24] *Ibid.*, p. 65.

[25] *Ibid.*, p. 72.

son congruentes, como cuando el paciente describe dolor en la pierna y la radiografía documenta una fractura de tibia. Otras veces, estas fuentes de información son contradictorias, como cuando el paciente describe dolor abdominal pero la TAC abdominal y las pruebas de función hepática no muestran hallazgos específicos.

Por desgracia, sabemos que no siempre es fácil decirles a los médicos cuál es el problema. La formación médica impone un método particular para escuchar los relatos de enfermedad de los pacientes. La mayoría de las facultades de medicina estadounidenses enseñan a los médicos a relatar la historia de un paciente siguiendo un esquema estándar: queja principal, historia de la enfermedad actual, antecedentes patológicos, historia social, historia familiar, revisión de los sistemas (preguntas sobre todos los sistemas orgánicos del cuerpo), exploración física, resultados de las pruebas de laboratorio, formulación de un posible diagnóstico, evaluación de estudios a efectuar y plan terapéutico. Los médicos, sobre todo los inexpertos, también *obtienen* información de los pacientes respetando esta secuencia. Oirá a un médico decir a un paciente que acaba de comentar la muerte de uno de sus padres: "Llegaremos a eso en la Historia familiar". Debido a que muchos profesionales de la salud se sienten incómodos con las emociones e inseguros cuando la entrevista médica no se centra claramente y de manera evidente en el problema físico en cuestión, estructuran la conversación a medida que se desarrolla interrumpiendo al paciente y redirigiéndolo para que proporcione sólo información médicamente relevante en el orden que dicta el esquema del médico.

Los estudiantes de literatura saben que las noticias que transmite una historia vienen dadas tanto por su contenido como por su forma. Entiendo el mensaje de Joseph Heller sobre la locura de la guerra no sólo por lo que les ocurrió a Yossarian y Snowden. Además de la trama en sí, entiendo las noticias de Heller gracias al género de comedia negra de la novela, al tono de intensa ironía, a las imágenes de profanación y explotación que atraviesan todo el texto, a lo surrealista de gran parte de lo que ocurre y a sus alusiones, como en este caso a Shakespeare, que me indican en qué más debo estar pensando mientras leo. También capto gradualmente el significado de la novela prestando atención a mi propia respuesta a ella: ¿qué es lo que yo, como lector, experimento al vivir la experiencia de la lectura? Todos estos aspectos formales del texto *transmiten* información muy importante sobre el mundo narrativo, información que no está disponible en el contenido de lo representado.

Cuando los pacientes intentan contar a sus médicos acerca de sus padecimientos, pretenden representar algo personal, aterrador, significativo, relacionado con la muerte y, por tanto, mucho más complejo que el argumento de una novela. Es mucho lo que se pierde si los médicos pueden privar a los pacientes de la *forma* de sus historias, limitándolos al simple contenido. En lugar de escuchar en silencio mientras un paciente hace las innumerables decisiones narrativas que deben tomarse para transmitir algo, el médico estropea la narración del paciente al forzarla a seguir el esquema y la secuencia preferidos por la medicina. Los médicos creen que agilizan el proceso de narración de los síntomas preguntando primero por la historia de la enfermedad actual y luego, cuando están preparados para ello, pasando a la historia familiar. En todos los problemas, excepto en los más mecánicos y sencillos, esta racionalización sacrifica información muy valiosa. Si los médicos fueran capaces de escuchar *en busca* de esas historias con sofisticación narrativa, extraerían muchísimos más conocimientos sobre sus pacientes en la misma cantidad de tiempo que pasan con ellos. Si el profesional escucha estereofónicamente lo que dice la persona y también lo que dice el cuerpo, tiene la rara oportunidad no sólo de escuchar el cuerpo, sino también de traducir las noticias del cuerpo a la persona que vive en él.

Un ideal narrativo-clínico

Cada vez nos damos más cuenta de lo complejo que es *oír* hablar tanto al cuerpo como a la persona. Es irreal esperar que una persona enferma pueda decirle a un profesional cuál es el problema. Si algunos relatos orales de enfermedad suenan cronológicos, bien organizados y coherentes, probablemente se deba a que el paciente escribió un esquema y ensayó su representación. Por lo general, la historia de la enfermedad aparece de forma caótica, no cronológica y entretejida con retazos de la vida y el pasado.

Al igual que la verdad narrativa, la verdad corpórea puede no estar inmediatamente disponible a través de su relato, pero es recuperable a través de una escucha auténtica. Hay una verdad que escuchar en la forma en que el paciente decide hablar de su padecimiento, su cuerpo o su yo. A veces, sin embargo, esta verdad se ve oscurecida por la incertidumbre o la emoción y debe extraerse activamente de la dicción, las metáforas, el género, el estado de ánimo y las alusiones de lo que un paciente puede contar a lo largo del tiempo. La naturaleza del cuerpo es tal que los pacientes no pueden limitarse a *decir* con palabras lo que hay que oír sobre él. En su lugar, los pacientes transmiten a través de multitud de formas lo que un buen profesional clínico debería ser capaz de cohesionar en una verdad corpórea. El dolor de cabeza de la mujer sana pero ansiosa o las náuseas del niño que no quiere ir al colegio no tienen por qué considerarse mentiras o invenciones.

Por el contrario, estos informes pueden recibirse provechosamente como mensajes —sobre el miedo, sobre la rebelión, sobre deseos desconocidos— que requieren más que la pericia habitual para ser descodificados, pero que, no obstante, están repletos de novedades, e incluso repletos de verdad.

Dos ejemplos clínicos pueden ilustrar lo que quiero decir. La internista general Julia Connelly escribe sobre la visita de un nuevo paciente, Andrew, en el consultorio, un anciano con demencia.[26] Su impulso fue dirigirse a la hermana del paciente, Emma, que acompañó al paciente a la visita y a quien la doctora conocía, para que le hiciera la historia clínica. Sin embargo, la doctora Connelly acababa de escuchar una ponencia de Cary Henderson, un autor que padecía una demencia leve, en la que hacía un llamamiento para que a las personas con Alzheimer "se les hablara y respetara como si fueran personas de verdad".[27] "Quería ser una 'buena' doctora y no quería avergonzar a Andrew ni herirlo haciéndole preguntas sencillas imposibles de responder. [...] Además, estaba presionada por el tiempo. Temía que una conversación con él se eternizara. [...] Mi propia negación también me alejaba de él. Realmente no quería experimentar las profundidades de su disfunción y sentir el terrible impacto de estos cambios en él".

Sin embargo, ser una "buena doctora" significaba que tenía que superar estos desincentivos para comprometerse a pleno con este hombre profundamente enfermo: "Él necesitaba saber a través de mis acciones que lo veía como una persona y que lo respetaba como tal, normal o no. Sabía que debía escuchar su discurso entrecortado y confuso, por muy difícil que me resultara y por mucho que tardara. Debía intentar entender lo que quisiera o necesitara decirme".[28]

La doctora deja que su paciente le cuente sus problemas y, en el proceso, él demuestra, a través de sus dificultades lingüísticas y su desorientación, lo afectado que está por la demencia. A través de tortuosos canales de conversación asociativa y viejas fotografías que el paciente muestra, la doctora se entera de la infancia del paciente, su historia militar y sus síntomas actuales. Es capaz de unirse a Andrew, a pesar de su deficiencia de

---

[26] Julia Connelly, "In the Absence of Narrative", en Rita Charon y Martha Montello (eds.), *Stories Matter: The Role of Narrative in Medical Ethics*, Nueva York, Routledge, 2002, pp. 138-140.

[27] Cary Smith Henderson, Ruth D. Henderson, Jackie Henderson Main y Nancy Andrews, *Partial View: An Alzheimer's Journal*, Dallas, Southern Methodist University Press, 1998, p. 7.

[28] Julia Connelly, "In the Absence of Narrative", *op. cit.*, pp. 141-142.

memoria, en un amplio abanico de sentimientos: su risa al ver fotos suyas de la infancia, su terror ante las recientes tormentas de viento y su gratitud hacia ella por su amabilidad.

Nos sentamos en silencio durante un rato. ¿Qué debía decir o hacer? Le dije que tenía una enfermedad que provoca una pérdida de memoria progresiva. "Por eso tienes problemas para recordar nombres". Le dije que empeoraría y que debía trasladarse a un lugar donde pudiera tener asistencia durante el día. Me escuchó y asintió con la cabeza. Finalmente aceptó visitar la residencia geriátrica. […] Prometí visitarlo allí si me necesitaba. […]

Cuando fui plenamente consciente de que la mente de Andrew estaba gravemente limitada, me ocurrieron varias cosas. Poco a poco me *convertí* en su médica, y fui consciente de mi deseo de protegerlo incluso del daño que podría causarle al sacar a la luz el secreto de su confusión. […] Poco a poco, empecé a darme cuenta de que era yo quien podría sentir vergüenza y que me escondía tras mis preocupaciones personales. La pérdida de Andrew es horrible, y continuará hasta que se produzca su desconexión total de la raza humana. No tuve la capacidad de empatizar con él.[29]

La doctora Connelly demuestra las consecuencias de escuchar historias, aunque para ello tenga que luchar contra los gradientes de la costumbre, la presión del tiempo y su propia reticencia a aceptar la realidad de las profundas pérdidas del paciente. Sus acciones ejemplifican varias de las características que he descrito de la medicina narrativa. Ella especifica que esta orientación hacia su paciente se desarrolló lentamente a lo largo de varias visitas al consultorio, que tuvo que abarcar lo singular de su paciente, y no sólo el conocimiento general que tenía sobre la enfermedad de Alzheimer, y que el trabajo terapéutico se llevó a cabo dentro del medio intersubjetivo del cumplimiento de sus deberes éticos hacia un paciente comprometido y vulnerable. En un nuevo giro de la espiral hacia la medicina narrativa avezada, Julie reconoce su deuda narrativa con Cary Henderson por haberle dado la perspicacia y el valor para *estar con* su paciente y ofrece su relato de Andrew con el mismo espíritu de benevolencia clínica, mostrando cómo la medicina eficaz empieza y termina en la narrativa: "Conocer al menos parte de la narrativa de Cary Henderson me animó a escribir la narrativa de Andrew como una forma de ayudarme a afrontar sus pérdidas. Le pedí a Emma que leyera lo que había escrito sobre su hermano y solicité permiso

---

[29] *Ibid.,* pp. 143-144.

para publicarlo aquí. Tanto Emma como su hija agradecieron haber leído lo que escribí y me concedieron permiso para publicar el ensayo. En el momento de escribir estas líneas, Andrew ha accedido a trasladarse al centro de atención para adultos".[30]

El segundo ejemplo clínico está escrito por una académica de literatura, sobre la muerte de su niña.[31] A los dos meses de edad, a la hija de Lisa Schnell se le diagnostica lisencefalia, una enfermedad neurológica congénita mortal que impide aparentemente todas las funciones cognitivas, motoras y sensoriales. Mientras la madre se enfrenta a este horrible diagnóstico y a la certeza de que su beba no vivirá más de uno o dos años, ella misma desarrolla síntomas neurológicos de contracciones musculares involuntarias, dificultad para tragar y espasmos oculares. Llega a la conclusión de que debe padecer esclerosis múltiple o esclerosis lateral amiotrófica.

Su internista la atiende regularmente en el consultorio. Él posterga firmemente la realización de procedimientos neurológicos invasivos y, en cambio, la trata con estabilizadores del ánimo suaves y le brinda mucho espacio para hablar sobre lo que le está pasando:

> Mi médico es un hombre muy inteligente y simpático al que conozco desde hace unos cuatro años y que se muestra muy comprensivo con mi situación, incluso realmente compasivo. En la primera visita se toma mucho tiempo para escuchar. Luego me hace un montón de pruebas neurológicas rudimentarias…, me pregunta cuánto duermo, cuánto como y me asegura que, casi con toda seguridad, no padezco ninguna enfermedad neurológica degenerativa. […] "Lo que usted tiene —me dice sin rastro de condescendencia o desaprobación— es estrés". […] Me dice que me estoy desenvolviendo sorprendentemente bien dadas las circunstancias, que soy valiente y con una actitud inspiradora. Me dice lo mucho que me admira.[32]

Cuando sus síntomas persisten durante meses a lo largo de muchas visitas, el médico parece perder la paciencia:

> "Lisa —dice bruscamente—, ¿hay algo malo que realmente te esté pasando?". Lo miro confusa. "Por eso estoy aquí", le digo. "*Tú* eres quien

---

[30] *Ibid.,* p. 145.

[31] Lisa J. Schnell, "Learning How to Tell", *Literature and Medicine,* núm. 23, 2004, pp. 265-279.

[32] *Ibid.,* p. 267.

debe decírmelo". "Lisa —repite…—, ¿hay algo malo que realmente te esté pasando?". Sólo puedo tartamudear: "No lo sé, simplemente no lo sé". Entonces la brusquedad desaparece y me dice, como si estuviera resignado a la inutilidad de este intercambio y tal vez incluso un poco triste por ello: "Lisa, algo verdaderamente malo te *está* ocurriendo… pero no es esto". Y yo me quedo paralizada en silencio mientras saca un bolígrafo y me escribe una derivación a un neurólogo. Me entrega la derivación, me dice que programe mi seguimiento regular para dentro de cuatro semanas y sale de la habitación, cerrando la puerta en silencio.[33]

Sólo después de este extraño intercambio, la madre se da cuenta de que sus síntomas están relacionados con la enfermedad de su hija. "El cuerpo tiene una forma asombrosa de 'pensar' por sí mismo. Y mi cuerpo estaba haciendo lo único que podía hacer para conectarme con mi hija: la estaba imitando". Se da cuenta de que siempre se había rendido a la narrativa maestra de la enfermedad, asumiendo que sus propias sensaciones anormales connotaban una enfermedad biológica, cuando en realidad le hablaban de su pérdida emocional. Una vez que puede dejar de preocuparse por su salud biológica, reconoce claramente, aunque con tristeza, los esfuerzos de su cuerpo por responder a la terrible pérdida que supuso la enfermedad de su bebé. "Fue la propia negativa de mi médico a contar su propia historia sobre mi enfermedad lo que me permitió recuperar la salud. […] Lo hice, poco a poco, pero sin duda, mejoré después de mi revelación narrativa. […] No hubo visitas al neurólogo, ni escáneres, ni resonancias magnéticas, ni biopsias musculares. Sólo una lenta recuperación de la salud. Y un duradero sentimiento de gratitud por, y la ironía de, un médico que fue lo suficientemente sabio como para darme una dosis de mi propia medicina".[34]

El clínico de la profesora Schnell fue capaz, en efecto, de escuchar al cuerpo de su paciente cuando le contaba una historia no biológica. Cuando pregunta bruscamente: "Lisa, ¿te está pasando realmente algo malo?", es casi como si se dirigiera a su cuerpo directamente, sabiendo que el cuerpo y el yo estaban, en ese momento, diciendo cosas contradictorias. Su comprensión, a su vez, permite a la paciente ampliar el registro en el que ella escucha sus síntomas y le permite hipotetizar una fuente emocional para su angustia. El médico toma la iniciativa a la hora de alejar al yo del cuerpo.

---

[33] *Ibid.*, pp. 268-269.
[34] *Ibid.*, p. 278.

Sin su guía (que requirió un grado de valentía), la paciente podría no haber encontrado el camino hacia la interpretación más útil de las comunicaciones de su cuerpo.

Si las autobiografías cuentan verdades sobre sus autores que estos desconocen, los relatos de los pacientes cuentan verdades sobre ellos mismos que ellos desconocen. Y si las narrativas de los pacientes tienen algún parecido con la narración de la vida en general —¿y cómo no?—, entonces *escuchar* estas narraciones es, como leer autobiografías, un acto intersubjetivo exigente y osado, que se sitúa entre el narrador y el oyente. Las estudiosas de la autobiografía Sidonie Smith y Julia Watson sugieren que "la narración autobiográfica… no puede ser leída únicamente como verdad factual o hechos simples. Como un modo intersubjetivo, se encuentra fuera de un modelo lógico o jurídico de verdad y falsedad".[35] Cuando un médico escucha a un paciente, no sólo está verificando conocimientos y recopilando hechos, sino también buscando de forma creativa una interpretación mutua de todo lo que el paciente pueda revelar sobre sí mismo. Y qué terriblemente trágico es que, cuando el señor Frankel contemporáneo camine por el pasillo dispuesto a entregar su vientre enfermo, el médico receptor no lo reconozca. El médico receptor no reconocerá ni al cuerpo ni al yo, y mucho menos al yo-en-el-cuerpo. La razón por la que la impersonalidad de los médicos ha alcanzado la categoría de crisis no radica en que sea peor que antes, sino que, hoy en día, no reconocer el cuerpo es no reconocer el yo.

Al reflexionar sobre las sesiones con sus médicos, algunos pacientes se sienten especialmente cómodos y satisfechos al contar sus síntomas físicos a un oyente serio. Lo que en otros contextos podría ser humillante y relatado con vergüenza, aquí es materia de revelación plena. El relato de sensaciones corporales privadas no sólo parece permitido aquí, sino que incluso es extrañamente (y no perversamente) placentero, ya que el oyente está preparado para ser testigo del relato, pero también para interpretar lo que oye, basándose en el conocimiento profesional del cuerpo. El médico será capaz de traspasar los síntomas del paciente para revelar significados que el propio paciente no puede encontrar, por lo que la narración no sólo se realiza para desahogarse de la información, sino además para obtener una lectura especializada de ella que únicamente está disponible a través de la mediación de un profesional de la salud.

---

[35] Sidonie Smith y Julia Watson, *Reading Autobiography: A Guide for Interpreting Life Narratives,* Minneapolis, University of Minnesota Press, 2001, p. 13.

Mientras la paciente habla, el médico escribe lo que dice, dando prueba de su importancia y valor. El tono de voz del médico es grave; la mirada a la paciente es directa y triste. Durante este intercambio, la paciente siente que lo que le ha ocurrido le importa al médico y que lo que cuenta es información importante. Durante el tiempo en que ella cuenta y él escucha, es como si al médico no le importara nada más que la paciente. El pacto entre ambos queda sellado no por el hecho de que él exhiba sus diplomas profesionales o ella ejerza sus derechos de paciente, sino por la franqueza de su mirada, el movimiento deliberado de su mano al escribir en la historia clínica y el curso informado de sus preguntas, que revela que ha escuchado sus respuestas.

La medicina narrativa propone que los profesionales de la salud, de forma rutinaria, estén equipados con las habilidades que les permitan de forma competente y natural absorber, reconocer, interpretar y comprender el valor de todo lo que cuentan los pacientes. A través de la formación en la lectura, la escritura, la reflexión y la decodificación de estos numerosos gestos de la escritura autobiográfica, los profesionales de la salud pueden convertirse fácilmente en lectores diligentes y poderosos de la narrativa de enfermedad de sus pacientes. Pueden hacer más. A través de sus propios poderes de reflexión e imaginación clínica, pueden reconocer las dificultades de los pacientes a veces con más claridad que ellos mismos. Pueden entonces, con profunda empatía, nombrar el sufrimiento que ven, ofrecerse humildemente como alguien que reconoce, que escucha y que se preocupa.

Parte III
Desarrollar la competencia narrativa

6

Lectura atenta

La medicina narrativa sostiene que la formación narrativa en lectura y escritura contribuye a la efectividad clínica. Hemos argumentado que, mediante el desarrollo de la competencia narrativa, los profesionales de la salud pueden prestar más atención a los pacientes, estar más en sintonía con sus experiencias, ser más reflexivos en su propia práctica e interpretar con mayor precisión las historias que los pacientes cuentan sobre su enfermedad.[1] El capítulo anterior nos proporcionó algunos términos y conceptos específicos con los que afinar estos argumentos: los profesionales de la salud tienen que aprender a escuchar el cuerpo y al yo que cuentan la enfermedad, en cualquiera de las formas, dicciones y discursos en los que se encuentran para expresar su realidad. Si lo que nos dicen los pacientes no se limita a dar respuestas a lo que preguntamos de la revisión de sistemas, entonces debemos estar preparados para comprender *todo* lo que contienen las palabras, los silencios, las metáforas, los géneros y las alusiones del paciente. Los clínicos atentos y vigilantes deben ser expertos en las lenguas del cuerpo y las lenguas del yo, conscientes de que el cuerpo y el yo guardan secretos entre sí, pueden malinterpretarse mutuamente y pueden resultar incomprensibles el uno para el otro sin un traductor hábil y diestro.

Estamos empezando a conceptualizar qué intermediarios y mecanismos podrían potenciar el proceso que va de la competencia narrativa a la eficacia clínica.[2] Los académicos han postulado varios candidatos: el desarrollo

---

[1] Algunos ejemplos de conferencias y talleres recientes sobre medicina narrativa dan una idea del alcance cada vez mayor de este campo, tanto geográfica como conceptualmente: "Narrative, Pain, and Suffering", en el Rockefeller Study Center, Bellagio, Italia, octubre de 2003; "Psychoanalysis and Narrative Medicine", Gainesville, Florida, febrero de 2004; "Narrative Medicine", mesa redonda en la reunión anual de la Modern Language Association, patrocinada por la Society for the Study of Narrative Literature, Washington DC, diciembre de 2005.

[2] El Fondo Nacional para las Humanidades financió un proyecto de dos años específicamente para abordar esta cuestión de los mecanismos y los intermediarios de la formación narrativa en la atención sanitaria. He convocado un grupo de estudio intensivo de profesores y estudiantes de posgrado de Columbia: Sayantani DasGupta (pediatría), Rebecca Garden (inglés), Craig Irvine (medicina familiar y filosofía), Eric Marcus (psiquiatría y el Instituto Psicoanalítico), Tara McGann (inglés), David Plante (escritura creativa), Maura Spiegel (inglés) y Patricia Stanley (defensa de la salud en el Sarah Lawrence College) para

de la imaginación clínica, la profundización de la empatía hacia los pacientes, la concientización de las dimensiones éticas de las situaciones clínicas y el desarrollo de las capacidades de atención se han sugerido como los beneficios clínicos de la formación narrativa.[3] En la actualidad, se están llevando a cabo investigaciones sobre su impacto en estudiantes de medicina, enfermeras, trabajadores sociales y médicos de la Universidad de Columbia, la Universidad de Carolina del Norte, la Universidad de Massachusetts y otros lugares, para recopilar información y generar datos que nos ayuden a comprender la naturaleza, dirección y magnitud de los cambios atribuibles a nuestra enseñanza.[4] Cuanto más claramente comprendamos *por qué* y *cómo* la formación narrativa beneficia a los clínicos, más plenamente lograremos sus beneficios.

Los primeros trabajos en literatura y medicina se centraron en la enseñanza de textos literarios a profesionales de la salud y estudiantes, y gran parte del trabajo teórico inaugural en este campo examina la enseñanza de

---

reflexionar, articular y poner a prueba los posibles medios conceptuales por los que la formación narrativa ejerce sus efectos benéficos para los profesionales de la salud y los alumnos. Los siguientes capítulos deben mucho a nuestras deliberaciones de 2003 a 2005.

[3] Véanse Kathryn Montgomery Hunter, Rita Charon y John Coulehan, "The Study of Literature in Medical Education", en *Academic Medicine*, núm. 70, 1995, pp. 787-794, y Anne Hudson Jones, "Literary Value: The Lesson of Medical Ethics", en *Neohelicon*, núm. 14, 1987, pp. 383-392; Jack Coulehan, "Empathy", en V. Gilchrist y Delese Wear (eds.), *Teaching Literature and Medicine*, Kansas City, Mo., Society of Teachers of Family Medicine, 1995, pp. 128-144; Rita Charon, y Joanne Trautmann Banks, Julia Connelly, Anne Hunsaker Hawkins, Kathryn Montgomery Hunter, Anne Hudson Jones, Martha Montello y Suzanne Poirier, "Literature and Medicine: Contributions to Clinical Practice", en *Annals of Internal Medicine*, núm. 122, 1995, pp. 599-606, para algunas hipótesis recientes. Anne Hunsaker Hawkins y Marilyn Chandler McEntyre (eds.) resumen estas teorías en su "Introduction: Teaching Literature and Medicine: A Retrospective and a Rationale", en *Teaching Literature and Medicine*, Nueva York, Modern Language Association, 2000, pp. 1-25. Robert Coles tuvo ideas visionarias sobre estos mecanismos en su *The Call of Stories: Teaching and the Moral Imagination*, Boston, Houghton Mifflin, 1989, y en "Medical Ethics and Living a Life", en *New England Journal of Medicine*, núm. 301, 1979, pp. 444-446.

[4] Véanse Sayantani DasGupta y Rita Charon, "Personal Illness Narratives: Using Reflective Writing to Teach Empathy", en *Academic Medicine*, núm. 79, 2004, pp. 351-356, y David Hatem y Emily Ferrara, "Becoming a Doctor: Fostering Humane Caregivers through Creative Writing", en *Patient Education and Counseling*, núm. 45, 2001, pp. 13-22, para ejemplos de estudios empíricos que empiezan a publicarse y que examinan sistemáticamente lo que ocurre en el curso de la formación narrativa en la atención sanitaria.

la lectura en entornos clínicos.[5] Como concepto inicial, la lectura en el entorno clínico ejercerá las mismas influencias que la lectura ejerce en todos los ámbitos. Desde la Antigüedad, los lectores han sabido que la acción de leer tiene una influencia profunda. Aristóteles describió los poderes transformadores de la piedad y el miedo que siguen a la lectura o el presenciar un drama, tanto del espectáculo como de la propia trama. En el año 50 a. C., Horacio recordaba a los poetas que su tarea es "enseñar y deleitar" a sus lectores. El poeta renacentista *sir* Philip Sidney afinó el argumento de Horacio, haciendo de la virtud el resultado último de la lectura y la escritura. Doscientos años después de Sidney, Percy Bysshe Shelley propuso la imaginación como el mecanismo muscular de este movimiento hacia la virtud.[6] Los estudiosos contemporáneos siguen examinando las consecuencias de la lectura, no sólo en sus aspectos técnicos, sino también como asuntos que atañen tanto a la belleza como a la bondad.[7]

A muchos de nosotros nos han llamado la atención los paralelismos entre los actos de lectura y los actos de curación. Una persona cuenta una historia, ya sea escribiéndola o articulándola en persona, mientras que otra recibe esa historia con la obligación de darle sentido. Lo que el lector o el oyente hagan con la historia del escritor o narrador dependerá de la capacidad de absorción del receptor, de su precisión interpretativa, de sus tendencias caracterológicas y del banco de historias que posea con las que pueda comparar o alinearla. El destino de la historia recibida también dependerá de la postura del receptor. ¿El lector/oyente se posiciona como crítico, como colaborador o como alguien que busca entretenimiento o distracción? En efecto, ¿qué quiere obtener el receptor de la historia y en beneficio de quién? A diferencia de la teoría de la comunicación o de la teoría de las relaciones interpersonales, una teoría de la lectura de la clínica

---

[5] Anne Hunsaker Hawkins y Marilyn Chandler McEntyre (eds.), *Teaching Literature and Medicine, op. cit.*

[6] Aristóteles, *Poetics,* en *Aristotle's Poetics: A Translation and Commentary for Students of Literature,* trad. de Leon Golden y O. B. Hardison Jr., Englewood Cliffs, NJ, Prentice-Hall, 1968; Horacio, *Ars Poetica,* trad. de Burton Raffel, Albany, State University of New York Press, 1974; Philip Sidney, "An Apology for Poetry", en David H. Richter (ed.), *The Critical Tradition: Classic Texts and Contemporary Trends,* Nueva York, Bedford Books, 1989, pp. 134-159; Percy Bysshe Shelley, "Defence of Poetry", en David H. Richter (ed.), *The Critical Tradition, op. cit.,* pp. 323-340.

[7] Véase Walter Benn Michaels, *The Shape of the Signifier: 1967 to the End of History,* Princeton, Princeton University Press, 2004, para una importante revisión de los conceptos de la experiencia del lector desde mediados de siglo.

abarca la dinámica de la relación entre dos personas, el narrador y el oyente, pero también conceptualiza la propia narrativa como un socio dinámico en su relación, capaz por sí mismo de alterar lo que sucede entre ellos.

Todo el terreno recorrido por los teóricos de la respuesta del lector durante la segunda mitad del siglo xx se está recapitulando desde un nuevo punto de partida dentro de las disciplinas clínicas.[8] Ya sea en una relación textual con un libro o en una relación clínica con un paciente, el lector/oyente/receptor utiliza el yo para compartir la creación del discurso, sin contener pasivamente ni dominar rígidamente la producción del otro. En 1972, Georges Poulet afirmó que "el hecho extraordinario en el caso de un libro es la caída de las barreras entre tú y él. Tú estás dentro de él; él está dentro de ti; ya no hay ni fuera ni dentro". Tales afirmaciones se repiten y actualizan en los análisis contemporáneos de los deberes éticos que los textos generan en el lector. En palabras de James Phelan, "el acto mismo de la lectura tiene una dimensión ética: leer implica hacer cosas como juzgar, desear, emocionar, acciones que están vinculadas a nuestros valores".[9] El lector se implica activamente en el asunto del libro, aceptando convertirse de algún modo en un agente para su uso, ya sea para aprobarlo, condenarlo o unirse a él en la búsqueda de significado.

Plantear una teoría clínica de la lectura nos permite evaluar afirmaciones que pueden hacerse de manera casi frívola al referirse a la ficción, pero que tienen consecuencias prácticas y demostrables para clínicos y pacientes. El académico literario Sander Gilman afirma, al evaluar el campo de la teoría crítica, que en las humanidades médicas se puede "encontrar un modelo que destaca la importancia de la teoría como componente inherente de la pedagogía. Los propios actos de leer y ver en sus modos más abstractos y críticos se convierten en uno de los medios a través de los cuales se forma a los jóvenes médicos".[10] Lo mismo podría decirse no sólo de

---

[8] Véanse Jane Tompkins (ed.), *Reader-Response Criticism: From Formalism to Post-Structuralism,* Baltimore, Johns Hopkins University Press, 1980, y Wallace Martin, *Recent Theories of Narrative,* Ithaca, Cornell University Press, 1986, como útiles introducciones a esta escuela de crítica literaria.

[9] Georges Poulet, "Criticism and the Experience of Interiority", en Jane Tompkins (ed.), *Reader-Response Criticism, op. cit.,* p. 42, y James Phelan, "Dual Focalization, Retrospective Fictional Autobiography, and the Ethics of *Lolita*", en Gary D. Fireman, Ted E. McVay Jr. y Owen J. Flanagan (eds.), *Narrative and Consciousness: Literature, Psychology, and the Brain,* Nueva York, Oxford University Press, 2003, p. 132.

[10] Véase la contribución de Sander Gilman al número del trigésimo aniversario de *Critical Inquiry,* "Collaboration, the Economy, and the Future of the Humanities", en *Critical Inquiry,* núm. 30, 2004, pp. 384-390.

la formación clínica, sino también del trabajo clínico en sí mismo. Si es así, inspeccionar la lectura en el entorno clínico puede permitirnos demostrar lo que sugieren los teóricos de la respuesta del lector sobre cómo se utiliza el yo lector para obtener significado del texto. La clínica se convierte en el laboratorio de los literatos, mientras que sus teorías contribuyen al trabajo diario de los clínicos.

Al ampliar las teorías y prácticas de la medicina narrativa, nos apoyamos en las concepciones tradicionales de los actos narrativos al tiempo que nos nutrimos de los movimientos más contemporáneos de la teoría crítica. Vemos cómo las prácticas de lectura de los Nuevos Críticos de la década de 1950 y el pensamiento analítico de los estructuralistas de la década de 1960 vuelven a ser útiles para los nuevos lectores, aunque su trabajo es, por supuesto, "corregido" o "refrescado" por el conocimiento posteriormente disponible de los académicos que les han seguido. En el proceso de transposición de las teorías literarias al trabajo clínico, nos encontramos haciendo un nuevo uso del trabajo que a veces hoy se pasa por alto, al tiempo que permitimos que el replanteamiento posmoderno nos guíe en nuevas direcciones. El siguiente relato sobre la lectura toma prestado del pasado reciente de la teoría crítica hacia una práctica emergente, comprometida con el significado y diseñada para ayudarnos a ser testigo de nuestros narradores.

¿Cómo se debe leer un libro?

En su ensayo "¿Cómo se debe leer un libro?", Virginia Woolf responde a su propia pregunta, provisionalmente, con una serie de observaciones: "Abre tu mente lo más ampliamente posible, luego signos y pistas de una finura casi imperceptible [...] te llevarán a la presencia de un ser humano diferente a cualquier otro".[11] Un esfuerzo perdurable de la crítica literaria a lo largo de la evolución de las escuelas y las etapas —desde los primeros formalismos, pasando por la Nueva Crítica, hasta el estructuralismo lingüísticamente orientado, y a través del giro deconstructivo hacia el posmodernismo y ahora hacia los nuevos formalismos— ha sido comprender el acto del lector. Jonathan Culler sugiere en *La poética estructuralista* que "leer es participar en el juego del texto, localizar zonas de resistencia y

---

[11] El ensayo de Virginia Woolf "How Should One Read a Book?", publicado en *The Second Common Reader,* Nueva York, Harcourt Brace Jovanovich, 1932, p. 235, visita con clarividencia muchos de los postulados de la crítica del lector-respuesta y de la teoría de la recepción de los siglos xx y xxi.

transparencia, aislar formas y definir su contenido y luego tratar ese contenido a su vez como una forma con su propio contenido, seguir, en resumen, la interacción de superficie y envoltura".[12]

Para traducir esta frase al español ordinario, lo que Culler sugiere es que el significado de un texto se encuentra en la relación dinámica entre lo que trata y cómo está construido, y que el buen lector puede entender el contenido del texto e identificar aspectos de su estructura que contribuyen a su significado. Cuando leemos la frase de Culler en el contexto del trabajo clínico, su carga se duplica, ya que nos damos cuenta de que nuestra "lectura" de la enfermedad tiene lugar en el nivel de la superficie del cuerpo y su estructura fisiopatológica bajo la piel, mientras que nuestra lectura de lo que dice un paciente tiene lugar en el nivel del significado evidente de las palabras y sus implicaciones ocultas acerca de la situación clínica o personal de los asuntos representados. Esto es lo que queremos enseñar a nuestros alumnos. No estamos comprometidos con el proyecto de enseñar a los estudiantes de medicina y a los profesionales de la salud las complejidades de la teoría literaria o incluso la crítica de obras concretas. Queremos hacer que sean transparentes para sí mismos como lectores y queremos dotarlos de las habilidades para abrir las historias de sus pacientes a una comprensión y apreciación profundas.

A lo largo del tiempo, Virginia Woolf y sus colegas han dado algunas respuestas a su pregunta —no respuestas normativas, sino esencialmente descriptivas— analizando a los propios lectores, al narrador y el proceso que se establece entre ellos.[13] El lector que entra en un texto tiene que realizar muchas tareas. Una de ellas es buscar el "lector implícito" más fructífero para cada texto, seleccionando entre innumerables lectores posibles el más prometedor para esta historia, novela o poema. En su obra fundamental, *La retórica de la ficción,* Wayne Booth explica que "hay que distinguir entre el yo lector y el yo, a menudo muy diferente, que se dedica a pagar facturas, reparar grifos que gotean y fallar en generosidad y sabiduría. Sólo cuando leo me convierto en el yo cuyas creencias

---

[12] Jonathan Culler, *Structuralist Poetics: Structuralism, Linguistics, and the Study of Literature,* Ithaca, Cornell University Press, 1975, p. 259.

[13] Véase James Phelan, *Living to Tell about It: A Rhetoric and Ethics of Character Narration.* Ithaca, Cornell University Press, 2005, para un tratamiento magistral de muchos de los elementos que he elegido mostrar en esta breve visita a la teoría narrativa, incluyendo el autor implicado, el narrador poco fiable, la ética de la lectura y el deseo inherente al acto de leer.

deben coincidir con las del autor".[14] Un lector hábil puede desplegar una variedad de enfoques interpretativos de un texto, del mismo modo que un clínico puede movilizar cualquier número de enfoques terapéuticos para un paciente. Tanto el lector hábil como el clínico experto aprenden a seleccionar un enfoque que "calce" con el texto o paciente específico. Por ejemplo, algunos textos necesitan un lector indulgente en lugar de un lector escéptico, y algunos pacientes necesitan un médico autoritario en lugar de un médico colaborativo. Desarrollar la habilidad como lector o como clínico implica saber cuál de los innumerables registros propios se debe utilizar en cada situación interpretativa. El lector adopta su postura lectora ante la obra —basada en parte en la constitución y el comportamiento del narrador, pero también en su propia constitución y comportamiento—, lo que *alterará* la obra. Una persona sentimental no comprenderá la ferocidad de Thomas Pynchon. Una persona obsesiva podría ser incapaz de entregarse a los viajes metafóricos de W. G. Sebald. De ahí se sigue que cada lectura es singular, basada en el acoplamiento de este narrador y este lector.

Los lectores no son entidades estáticas o únicas. Lionel Trilling nos recordó cómo nuestra valoración de las historias cambia a medida que maduramos: "Un libro de verdad nos lee. Yo he sido leído por los poemas de Eliot y por *Ulises* y por *Recuerdos del pasado* y por *El castillo* durante muchos años, desde la primera juventud. Algunos de estos libros me rechazaron al principio; los aburría. Pero a medida que fui creciendo y me conocieron mejor, empezaron a tener más simpatía por mí y a entender mis significados ocultos".[15] De esta manera desenfadada, Trilling expresa el poder de los libros para leernos, para alterarnos, para convertirse en fuerzas reales en nuestras vidas. Los lectores inexpertos —y los estudiantes de medicina y los profesionales de la salud que acuden a nuestros seminarios suelen leer en serio por primera vez— quedan impresionados al ver cómo se acumula su acervo de historias. Se dan cuenta de que las historias se influyen unas

---

[14] Wayne Booth, *The Rhetoric of Fiction,* Chicago, University of Chicago Press, 1983; Jeffrey M. Borkan, Shmuel Reis, D. Steinmetz y Jack H. Medalie (eds.), *Patients and Doctors: Life-Changing Stories from Primary Care,* Madison, University of Wisconsin Press, 1999, pp. 137-138.

[15] Lionel Trilling, "On the Teaching of Modern Literature", en *Beyond Culture: Essays on Literature and Learning,* Nueva York, Harcourt Brace Jovanovich, 1965, p. 7. Marshall Gregory defiende prácticamente lo mismo en un ensayo reciente, "Ethical Engagements over Time: Reading and Rereading *David Copperfield* and *Wuthering Heights*", en *Narrative,* núm. 12, 2004, pp. 281-305.

a otras, casi como si, dentro del lector individual, las obras de Flannery O'Connor hablaran con las de Richard Wright o las de Toni Morrison con las de Faulkner. Lo que los estudiosos de la literatura llaman "intertextualidad" no es más que el poder de los relatos para enriquecer el significado de sus vecinos. Los alumnos descubren que las historias, cuando se leen con seriedad y destreza, se meten en sus huesos y tienen algo que decir sobre lo que piensan y lo que hacen y, en definitiva, sobre quiénes son. El modelo de Arthur Frank de "pensar *con* las historias" se pone en práctica al principio de este proceso, y los profesores de la clínica somos los felices parteros de este cambio vital.[16]

Una de las tareas preliminares del lector es identificar al narrador de una historia. Aunque el narrador es una creación virtual del autor de carne y hueso y no debe confundirse con él, el lector establece una relación palpable con este ser durante la lectura de la obra. Dado que el lector sólo tiene acceso a los personajes o situaciones del texto a través de quien cuenta la historia, la posición del narrador —irónica, indulgente, escéptica, ingenuamente aceptadora, hostil— influirá en todos los aspectos de la lectura.

El buen lector aprende a distinguir entre muchos tipos de narradores con distintos niveles de fiabilidad y autoridad. Gran parte de la narratología se ha centrado en el examen del narrador. Algunas historias están contadas por un narrador en primera persona y otras, por un narrador en tercera persona o, lo que es más infrecuente, por un narrador en segunda persona. Un narrador puede estar situado fuera de la acción de la trama o puede estar situado como un personaje dentro de la trama, ya sea como agente activo u observador pasivo.[17] Los narradores pueden, en virtud de la edad, del equipamiento cognitivo o de la motivación, ser fiables o poco fiables. Benjy, en *El sonido y la furia*, de William Faulkner, no es fiable en algunos aspectos de la narración debido a su retraso mental. Maisie, en *Lo que Maisie sabía*, de Henry James, una niña de 6 años que se hace mayor en el transcurso de la novela, adquiere fiabilidad a medida que crece.

---

[16] Arthur W. Frank, "Asking the Right Question about Pain: Narrative and Phronesis", en *Literature and Medicine,* núm. 23, 2004, pp. 209-225.

[17] Esta área de la narratología está plagada o bendecida con un lenguaje muy técnico y discriminatorio, que distingue entre narradores extradiegéticos (fuera de la acción de la trama) y narradores intradiegéticos (dentro de la acción de la trama), que a su vez se diferencian en narradores heterodiegéticos (participantes en la acción de la trama) y narradores heterodiegéticos (ausentes de las acciones de la trama). He optado por no incluir esta terminología en mi texto, pero la señalo aquí para los lectores que deseen consultar a Rimmon-Kenan o Chatman para más detalles.

La institutriz de *Una vuelta de tuerca,* de James, en cambio, va *perdiendo fiabilidad* a lo largo de la historia, a medida que se muestra cada vez más gobernada por algo distinto a la lógica y la observación cuidadosa.[18]

El narrador puede cambiar o multiplicarse a lo largo de una obra. Algunos relatos —*Una vuelta de tuerca,* de Henry James, y *Frankenstein,* de Mary Shelley, son ejemplos destacados— están relatados por una serie de narradores anidados, uno de los cuales cuenta la historia al siguiente, y finalmente la historia, pasando por muchos narradores, llega al lector. Los perspicaces lectores de este tipo de relatos tienen que adoptar múltiples tareas de lectura a la vez. Deben prestar atención a cada uno de los "relatos" anidados y tolerar la fusión y la contradicción inherentes a la lectura de múltiples versiones de una historia. En última instancia, deben ser capaces de interpretar cada nivel de la historia dentro de su propio contexto de intenciones y perspectivas. Cada etapa de esta actividad narrativa tiene sus propias limitaciones en cuanto a perspectiva y motivaciones enfrentadas, aunque, por supuesto, el beneficio potencial de historias contadas varias veces es proporcionar una imagen cercana a la "vida bulliciosa y zumbante",* fiel a la deslumbrante complejidad de la realidad ordinaria. Para hacer un paralelismo clínico, este tipo de relatos confusos y contradictorios se producen regularmente en el hospital: ¡el paciente cuenta la historia de su enfermedad actual al estudiante de medicina, que a su vez se la cuenta al interno, que se la presenta al médico tratante, que escribe la evolución en la historia clínica!

Una vez que el lector ha entrado en el texto y se ha familiarizado con el narrador, tiene que estar preparado para las transformaciones del acto de lectura. Algunos psicólogos y estudiosos de la literatura consideran que el acto de leer consta de tres fases: partida, acción y cambio.[19] El

---

[18] Véanse Shlomith Rimmon-Kenan, "Narration: Levels and Voices", en *Narrative Fiction: Contemporary Poetics,* Londres, Routledge, 2002, pp. 87-106; Seymour Chatman, "Discourse: Covert versus Overt Narrators", en *Story and Discourse: Narrative Structure in Fiction and Film,* Ithaca, Cornell University Press, 1978, pp. 196-262, y Wayne Booth, "Types of Narration", en *The Rhetoric of Fiction, op. cit.,* pp. 49-165, para resúmenes útiles de estos conceptos.

* En el original, *booming, buzzing life* es una referencia al libro de William James cuando describe la percepción de los bebés. [N. de T.]

[19] Véase la maravillosa discusión de Martha Montello sobre el lector como viajero, basándose en el trabajo del psicólogo Richard Gerrig, en "Narrative Competence", en Hilde Nelson (ed.), *Stories and Their Limits,* Nueva York, Routledge, 1997, pp. 185-197. Véase también Charles Anderson y Martha Montello, "The Reader's Response and Why It

lector se ve transportado a mundos y épocas extraños, puede participar imaginariamente en paisajes y acontecimientos del pasado y del futuro, tiene acceso a conversaciones y reflexiones interiores de personas reales y ficticias y, de un modo extrañamente *real,* entra en relación personal tanto con el escritor que crea los personajes como con los personajes de ficción creados. Mientras dura la lectura, se suspende la incredulidad para que los acontecimientos ficcionales puedan experimentarse *como si* fueran creíbles y reales. Los buenos lectores desarrollan las capacidades cognitivas e imaginativas necesarias para evocar por sí mismos de forma terrenal y aparentemente real lo que el autor y el narrador representan en el texto. La ciudad de Middlemarch es *vista* por el buen lector de la obra maestra de George Eliot, y el lector de *La montaña mágica,* de Thomas Mann, se siente como un habitante del sanatorio de tuberculosis en los Alpes. Cuando el buen lector entra en un texto, toma nota y vive según sus reglas. El mundo del realismo mágico de Gabriel García Márquez establece reglas diferentes a las del mundo del realismo clínico de Honoré de Balzac. Un lector podría considerarse un huésped en la casa del texto, ansioso por verlo todo y asimilar sus detalles, al tiempo que extiende a quienes viven allí su gratitud por la acogida, aceptando vivir de acuerdo con los ritmos y las exigencias del lugar y cuidando de no perturbar sus rutinas. Por supuesto, cuando un lector encuentra el mundo narrativo inhóspito o molesto, puede marcharse y cerrar el libro, o bien registrar su malestar en la literatura crítica o en el aula.

Lo que es especialmente importante para la práctica clínica es que el lector es un instrumento activo para la creación del texto. El mundo del texto no existe hasta que es asumido, imaginado, configurado y experimentado por el lector individual. En palabras del erudito literario Wolfgang Iser: "El texto literario activa nuestras propias facultades, permitiéndonos recrear el mundo que presenta. [...] Esta experiencia se produce a través de un proceso de modificación continua que es muy similar al modo en que acumulamos experiencias en la vida".[20] El lector debe "subir a bordo", como dice Iser, de un viaje de consecuencias no insignificantes.[21]

Matters in Biomedical Ethics", en Rita Charon y Martha Montello (eds.), *Stories Matter: The Role of Narrative in Medical Ethics,* Nueva York, Routledge, 2003, pp. 85-94.

[20] Wolfgang Iser, *The Implied Reader: Patterns of Communication in Prose Fiction from Bunyan to Beckett,* Baltimore, Johns Hopkins University Press, 1974, pp. 279-281.

[21] *Ibid.,* p. 277.

Mientras transcurre la narración, el lector no es un espectador pasivo, sino un participante muy activo en los acontecimientos, y al regresar del viaje de lectura, el lector se da cuenta de que el viaje lo ha alterado.[22] Esto no quiere decir que el lector que se entrega al texto abandone sus facultades críticas. Al igual que el clínico que se esfuerza por diagnosticar a un paciente y, al mismo tiempo, desarrollar una alianza terapéutica con él, el lector categoriza, analiza, mide los éxitos y los fracasos y despliega juicios críticos sobre la obra que tiene entre manos, al tiempo que se somete al mundo del texto. La susceptibilidad de alguien a ser transportado por la imaginación no hace que sus pies críticos abandonen el suelo.

A través de los procesos cognitivos e imaginativos de transporte, transformación y fusión con el narrador y lo narrado, se logra la intersubjetividad. La posición de sujeto del lector puede abandonarse temporalmente en favor de —o enriquecerse con— la posición de sujeto del personaje o, incluso, del paciente. Es decir, podemos elegir ver el mundo desde otra posición. Como escribe Virginia Woolf en "¿Cómo se debe leer un libro?": "Leer una novela es un arte difícil y complejo. Hay que ser capaz no sólo de una gran finura de percepción, sino también de una gran audacia de imaginación".[23] Esta audacia de la imaginación es el valor de renunciar a la propia experiencia coherente del mundo por el punto de vista inexplorado, insondable y potencialmente volátil de otra persona. *Este* es el proceso que debemos comprender en la asistencia sanitaria. No es necesario haber vivido el calvario del paciente, ni siquiera sentir lástima por él o ella, para adoptar una postura clínica desde la que poder ayudarlo: hay que *ver* el

---

[22] Uno de los temas principales de la teoría de la respuesta del lector y de los enfoques psicoanalíticos de la literatura, la transformación personal experimentada por el lector se extiende no sólo al conocimiento adquirido o a las emociones experimentadas, sino también a la profunda reestructuración caracterológica del yo. Además de las obras ya citadas de Norman Holland y Richard Gerrig, véase la crítica literaria psicoanalítica practicada por Shlomith Rimmon-Kenan (ed.), en *Discourse in Psychoanalysis and Literature,* Londres, Methuen, 1987; Meredith Skura, en *The Literary Use of the Psychoanalytic Process,* New Haven, Yale University Press, 1981; Norman Holland, en *The Dynamics of Literary Response,* Nueva York, Columbia University Press, 1989; Peter Brooks, en *Psychoanalysis and Storytelling,* Oxford, UK, Blackwell, 1994, y Peter Rudnytsky y la publicación de su consejo editorial de la revista *American Imago,* que aúnan la teorización literaria y psicoanalítica. Por supuesto, todo este esfuerzo comienza con Sigmund Freud, "Creative Artists and Daydreaming", en *Standard Edition of the Complete Psychological Works of Sigmund Freud,* vol. 9, ed. de James Strachey, Londres, Hogarth Press, 1959, pp. 141-153.

[23] Virginia Woolf "How Should One Read a Book?", *op. cit.,* p. 236.

mundo desde el punto de vista del paciente y *experimentar,* a través de la experiencia del otro, los acontecimientos desde esa perspectiva.[24]

Anne Hudson Jones ha denominado "enfoque estético" al enfoque pedagógico de la literatura y la medicina dirigido a estos cambios en la posición del sujeto, y la aplaudo por ello, ya que el nombre sugiere que el trabajo clínico nos pide que contemplemos, valoremos y nos volvamos humildes ante los pacientes mientras realizamos un trabajo activo y deliberado para ellos.[25] Reconocer que uno de los objetivos de enseñar textos literarios a los médicos es desarrollar su capacidad de apreciación estética agudiza la tarea que tenemos entre manos: no estoy intentando formar a eruditos literarios, ni a médicos, enfermeros o estudiantes de medicina para que proporcionen atención psicológica a pacientes con problemas. Lo que intento es reforzar las capacidades cognitivas e imaginativas necesarias para que una persona asimile y aprecie la representación —y, por consiguiente, la realidad— de otra. Tanto si la representación se encuentra en el arte visual, en un texto funcional o en las palabras de un paciente en el consultorio, el que absorbe y *confirma* la representación debe tener las capacidades para presenciar y dar significado a la situación representada. Sólo entonces el receptor podrá ser impulsado a actuar en nombre de su creador.

Cuando digo que los buenos lectores hacen buenos médicos, me refiero a un tipo muy concreto de lectores. La "lectura atenta" es el tipo de lectura que se enseña en los programas de posgrado de literatura, en los que el lector, por costumbre, presta atención no sólo a las palabras y al argumento, sino incluso a todos los aspectos del aparato literario de un texto. La lectura atenta, una expresión introducida por los Nuevos Críticos en la década de 1940, comenzó su carrera como una respuesta atrevida a las formas anteriores de erudición literaria dominadas por los intereses bibliográficos o biográficos.[26] Los Nuevos Críticos (entre los que se encontraban, por ejemplo, I. A. Richards, William Empson, T. S. Eliot, Cleanth Brooks y Kenneth Burke) abogaban por prestar especial atención al propio

---

[24] Ver una colección de ensayos sobre la compasión que resuenan inquietantemente en la iniciativa clínica: Lauren Berland (ed.), *Compassion: The Culture and Politics of an Emotion,* Nueva York, Routledge, 2004.

[25] Anne Hudson Jones, "Literature and Medicine: Traditions and Innovations", en Bruce Clarke y Wendell Aycock (eds.), *The Body and the Text: Comparative Essays in Literature and Medicine,* Lubbock, Texas Tech University Press, 1990, pp. 11-23.

[26] Véase Frank Lentricchia y Andrew DuBois (eds.), *Close Reading: The Reader,* Durham, Duke University Press, 2003, para una visión general de la resistencia de la lectura atenta desde la Nueva Crítica.

texto y a toda la ambigüedad, ironía, paradoja y "tono" que contenían las propias palabras. Desde entonces, la crítica se ha alejado muchas veces del firme compromiso con el propio texto para enmarcarlo histórica, política, semiótica y económicamente, en términos de género, sexualidad o estatus colonial, y, sin embargo, los críticos posteriores no pueden sino fundamentar su crítica en sus propias lecturas atentas de los textos. Lo que los textos "hacen", nos damos cuenta todos en última instancia, lo hacen en la resonancia lograda entre las propias palabras y los mundos que las rodean, las provocan y son reflejadas y transformadas por ellas.

Cuando un estudiante ha sido entrenado en la lectura atenta durante un periodo de tiempo, desarrolla los reflejos necesarios para detenerse en muchísimos aspectos de un texto. El entrenamiento para la lectura atenta de textos literarios no es diferente del entrenamiento para tipos de lectura más clínicos que asimilan los profesionales de la salud. Si yo colocara una radiografía normal de tórax en un visor (o, como solíamos hacer a menudo en el antiguo Hospital Presbiteriano, cuyas salas de conferencias no estaban equipadas con aparatos tan lujosos, contra una ventana orientada hacia el río Hudson), cualquier médico diría algo como lo siguiente: "Esta es una placa bien penetrada, no rotada. La inspiración es adecuada. Las estructuras óseas son normales. El mediastino es normal. La silueta cardiaca es normal. El parénquima pulmonar no tiene consolidaciones. No hay derrames". El lector ha aprendido a prestar atención a las distintas características del texto visual, pasando secuencialmente por un ejercicio de aspectos específicos para captar todas las novedades que ofrece la radiografía de tórax. Sin el ejercicio, el ansioso estudiante de medicina podría ir directamente a los signos de neumonía sin haber notado la lesión metastásica en la sexta costilla derecha.

He desarrollado una especie de método para leer textos en el que el lector examina cinco aspectos del texto narrativo —marco, forma, tiempo, trama y deseo— que me gustaría compartir con otros profesores de literatura para profesionales de la salud. No es, por supuesto, una coincidencia que algunos de estos aspectos del texto narrativo se hagan eco de lo que he llamado las características narrativas de la medicina: temporalidad, singularidad, causalidad/contingencia, intersubjetividad y ética. El ejercicio de lectura moviliza la consideración de estas características durante el examen de un texto narrativo individual, cristalizando las ideas abstractas discutidas en capítulos anteriores a través de la experiencia del lector con cada texto en particular. Del mismo modo que a un estudiante de medicina se le enseña a fijarse en la calidad de la placa, los huesos, el mediastino, el corazón y los pulmones, a los lectores se les puede recordar que consideren explícitamente cada uno de estos cinco aspectos textuales. Cuando este ejercicio con la práctica se vuelve reflejo, el lector no pasará por alto elementos importantes de la narración. He aprendido que mi método ayuda a abrir los textos incluso a lectores inexpertos y que el mismo ejercicio es eficaz tanto si el texto es un relato corto, una novela, un artículo científico, una nota de evolución de una historia clínica hospitalaria o una entrada escrita por un estudiante de medicina en la Historia Clínica Paralela. A riesgo de que parezca que se pretende transformar en una rutina el logro de la lectura, que es altamente singular, creativo e individual, permítanme definir cada uno de estos elementos y mostrar cómo pueden utilizarse.

Marco

En primer lugar, el lector enmarca el texto y lo sitúa en el mundo planteándose muchas preguntas: ¿de dónde procede este texto? ¿Cómo apareció? ¿A qué responde? ¿Cómo fue respondido? ¿Cómo cambia el significado de otros textos?[27] Los historiadores se refieren a este tipo de localización textual como "historización". Un artículo publicado en el *New England Journal of Medicine* tiene un tipo de autoridad diferente al de un artículo publicado en una revista clínica desechable. * El relato corto emblemático de la décima colección de relatos de un autor experimentado se leerá de forma diferente que el primer relato de un autor desconocido publicado en Internet. Una nota de evolución fechada el 3 de julio y escrita por un médico residente debe leerse de forma diferente a una nota escrita por el mismo autor el siguiente mes de mayo, ya que el residente de julio está saturado de incertidumbre y entusiasmo por su nueva responsabilidad y tiene poca experiencia práctica en el tratamiento de enfermedades. En todos estos casos, los marcos particulares de los textos requieren suposiciones específicas sobre sus objetivos y anticipan consecuencias particulares que deben derivarse de su lectura.

Podemos seguir la descripción tripartita que hace Gérard Genette del discurso narrativo, que consiste en la *historia,* o los acontecimientos reales que se representan; la *narrativa,* o el texto con el que se representan estos acontecimientos; y el *narrar,* o el acto de contar lo sucedido. En este caso, nuestros esfuerzos de encuadre se centran en la *narración* que se está

---

[27] Véase el análisis de Tod Chambers sobre el encuadre de los casos de ética en *The Fiction of Bioethics: Cases as Literary Texts,* Nueva York, Routledge, 1999, pp. 17-19.

* En inglés, *throwaway journal* refiere a publicaciones para ser tiradas, de poca relevancia científica. [N. de T.]

llevando a cabo. ¿Cuál es la situación narrativa de esta lectura o escucha concreta? ¿Quién está reunido para escuchar esta historia? Las diferencias entre el *New England Journal of Medicine* y *Resident Physician* * consisten, fundamentalmente, en quiénes son los lectores: su estatus, su calificación profesional, lo que han tenido que pagar para acceder al texto, cuánto tiempo pueden guardar las páginas en sus archivos para futuras relecturas, etc. Algunas situaciones narrativas confieren extrañeza o reverencia a sus textos. En busca de los resultados de la tomografía de tórax de un paciente, mi equipo de medicina interna entra en la sala de lectura de radiología, un espacio que semeja una cueva de unos 12 por 20 metros, tenuemente iluminado, subdividido por tabiques a la altura de los hombros en secciones para leer imágenes del tórax, los huesos, el abdomen y la cabeza. Grupos de personas con batas blancas deambulan por el laberinto, en silencio, como si respondieran a la oscuridad. Encontramos el panel para la lectura del tórax, un tríptico de pantallas frente al que se sienta una joven radióloga con el rostro iluminado por el suave resplandor azul. Cuando visualiza la tomografía torácica de nuestro paciente en sus monitores, se dirige a las imágenes, y no a nosotros. Mira fijamente las imágenes y, como si fuera la médium de un otro ausente, entona lo que recibe de la fuente mientras nosotros hacemos todo lo posible por escuchar su monólogo. Nunca se gira para hablarnos, sino que da voz a las imágenes que contempla. Mi interno dijo que, si de repente se encendieran todas las luces, todo el mundo parpadearía de angustia, los radiólogos ahora se verían pálidos en su cueva y el hechizo se habría roto.

Cuando un lector encuadra un texto, presta atención necesariamente a su origen y a su destino, es decir, a su escritor y a su lector. Un lector previo, aparentemente exasperado, de mi primera edición de *The American Scene,* de Henry James, escribió al margen de un tramo de prosa especialmente complejo y elaborado: "¿Qué *busca*?". Al enmarcar este texto, el lector tenía que cuestionar la intención del autor (por muy pasado de moda que haya quedado en los estudios literarios tal interés); por supuesto, al cuestionar la intención del autor, el lector expone su propia experiencia afectiva experimentada en el acto de la lectura. De hecho, enmarcar el texto siempre revela algo sobre las fuerzas que mantienen unidos a este escritor y a este lector en particular. Cada lectura tiene su propio marco, que depende del texto, por supuesto, pero también de la situación personal, temporal y cultural del lector y del escritor.

---

* Contraste entre la revista *New England Journal of Medicine,* de alto nivel científico, y *Resident Physician,* una publicación de divulgación para residentes. [N. de T.]

El significado espacial de la palabra "enmarcar" también es importante para el lector. En efecto, ¿qué queda dentro y qué queda fuera de este texto? ¿Cómo ha delimitado el autor los acontecimientos, las personas, los periodos de tiempo o las emociones a la hora de determinar el ámbito de la obra? El poder de algunas obras depende de la estrechez de su marco. El relato de Hemingway "Colinas como elefantes blancos" alcanza su fuerza omitiendo toda mención explícita al aborto sobre el que la pareja está decidiendo. *Sentido y sensibilidad* y *Emma,* de Jane Austen, tienen un efecto aún más feroz en el lector contemporáneo al limitar su interés manifiesto a las vidas domésticas de sus protagonistas, dejando que los lectores completen los indignantes espacios en blanco en relación con las injusticias de género y clase. Lo que hay que cuestionar en medicina rara vez es la exactitud de las observaciones, más bien es la restricción del interés —el marco estrechamente trazado— a lo biológico.

Las críticas feministas se han mostrado muy atentas a las lagunas de los textos o a lo que ocurre más allá de sus finales.[28] El lector atento puede dar voz a lo que está presente por inferencia, efecto o el solo silencio. Al igual que Sherlock Holmes se percataba de que el perro no ladraba, el lector que inspecciona adecuadamente el marco del texto se preguntará activamente por lo que queda fuera y aportará —aunque sólo sea en hipótesis— aquello que deja, en el mejor de los casos, una sombra o un rastro. Los críticos deconstructivistas hablaban de las *aporías* o lagunas de sentido inherentes al propio lenguaje. De hecho, nunca un hablante de una lengua "comprende" completamente lo que otro hablante hace con ella. Puedo suponer que mi azul es similar al tuyo, o que mi uso de la palabra "desafortunado" no es muy diferente del tuyo, pero es mejor que asuma —y deje espacio para— los límites de esta suposición. Los lectores que adquieren el hábito de preguntarse qué se ha omitido en un texto son mucho más capaces de descifrar su significado, y los médicos que adquieren este hábito aprenderán, a través de sus curiosidades resultantes, datos médicos relevantes sobre la vida y la salud de sus pacientes.

---

[28] Véanse Sandra Gilbert y Susan Gubar, *The Madwoman in the Attic: The Woman Writer and the Nineteenth-Century Literary Imagination,* New Haven, Yale University Press, 2000, y Rachel Blau Duplessis, *Writing beyond the Ending: Narrative Strategies of Twentieth-Century Women Writers,* Bloomington, Indiana University Press, 1985, como poderosos ejemplos de los beneficios de atender a lo que no se dice. Véanse Toril Moi (ed.), *What Is a Woman? and Other Essays,* Nueva York, Oxford University Press, 2001, y *Sexual/Textual Politics: Feminist Literary Theory,* Nueva York, Routledge, 2002 (incluye ensayos de Helene Cixous y Luce Irigaray), y Rita Felski, *Literature after Feminism,* Chicago, University of Chicago, 2003, para publicaciones recientes sobre teoría feminista.

Forma

La *forma* del texto puede ser invisible, salvo para quienes tienen formación y habilidad para reconocerla. Como escribe Percy Lubbock en *The Craft of Fiction* [El arte de la ficción]: "La forma de una novela [...] es algo que quizá ninguno de nosotros haya contemplado realmente. Se revela poco a poco, página a página, y se retira tan rápido como se revela; como un todo, completo y perfecto, sólo podría existir en una memoria más tenaz que la que la mayoría de nosotros tenemos para confiar".[29] Heredamos de los estructuralistas una aguda apreciación de cómo se construye un texto y cómo los elementos formales de este —su género, sus divisiones en partes, su dicción, sus metáforas, las características de su narrador— lo dotan de significado más allá de la denotación de las palabras individuales o los eventos particulares de la trama. En las secciones siguientes, presto atención esencialmente al género, la estructura visible, al narrador, la metáfora, la alusión y la dicción, entre los elementos más importantes de la forma literaria. Cuando enseñamos la lectura atenta, animamos a los lectores a prestar atención explícita a cada uno de estos elementos de la forma, para poder medir mejor no sólo de qué trata un texto, sino también cómo ejerce su influencia en el lector. He adquirido el hábito de pedir a los alumnos que analicen cada una de estas categorías al examinar cualquier texto, especialmente cuando parecen inapropiadas. Identificar las metáforas en una nota de evolución de un residente o darse cuenta de que el género de un resumen de alta dictado tras la muerte de un paciente es un obituario son nuevas formas de abrir los textos —y a autores y lectores— a la conciencia de la labor que realiza el texto.

Género: ¿se trata de un cuento, una necrológica, una novela epistolar, un relato gótico, una comedia negra o un poema lírico?[30] Cada tipo de texto literario, o género, tiene sus propias reglas y convenciones, que exigen habilidades particulares del escritor y requieren formas particulares de atención por parte del lector. Un lector puede equivocarse por completo si aplica las reglas de lectura de una memoria a la lectura de la ciencia

---

[29] Percy Lubbock, *The Craft of Fiction,* Nueva York, Jonathan Cape and Harrison Smith, 1931, p. 3.

[30] Véanse Jonathan Culler, *Structuralist Poetics, op. cit.,* y Ross Chambers, *Story and Situation: Narrative Seduction and the Power of Fiction,* Minneapolis, University of Minnesota Press, 1984, para la erudición en el campo de la poética o el estudio del género.

ficción o las reglas de lectura del drama isabelino a la lectura de una obra de Beckett.

Porque un género literario es un organismo activo y vivo que evoluciona en relación con su tiempo y su cultura, se refresca y abre nuevos caminos al tiempo que se recapitula y rinde homenaje a lo que le precedió. Al igual que las enfermedades, los géneros no son entidades estáticas. Surgen nuevos géneros a partir de los antiguos, los antiguos se revitalizan, aparecen combinaciones de varios géneros que arrasan en el mundo de la lectura.[31] ¿Qué es *El paciente inglés,* de Michael Ondaatje? Es una novela, por supuesto, pero insertadas en ella hay disquisiciones climatológicas sobre las arenas del desierto y los vientos africanos, la física de la neutralización de las bombas y la historia antigua contada por Herodoto. ¿Qué es el *Austerlitz,* de W. G. Sebald, sino una combinación perfecta de sueño, memoria nacional, monólogo psicoanalítico y cuaderno de artista? Cuando nos damos cuenta de que la historia clínica hospitalaria es un género con sus propias reglas estrictas de composición, desbloqueamos un poderoso método para estudiar el propio texto, así como las acciones que trata de representar.[32]

Me impresiona el impacto que la identificación del género puede tener en los lectores inexpertos. La sugerencia de que el relato de Tillie Olsen *Dime una adivinanza* es, genéricamente, un acertijo ayuda a mis alumnos a tolerar sus propias incertidumbres a través de la lectura sobre Eva. Un alumno me enseñó el año pasado que el ensayo meditativo de Richard McCann "The Resurrectionist" es en sí mismo la carta de agradecimiento al donante de hígado a la que se alude en el texto. "Los lisiados serán los primeros", de Flannery O'Connor, podría leerse de forma mucho más productiva si nos diéramos cuenta de que es, de hecho, como su título, una parábola.

---

[31] Véanse Marie-Laure Ryan, *Narrative as Virtual Reality: Immersion and Interactivity in Literature and Electronic Media,* Baltimore, Johns Hopkins University Press, 2004, y Marleen Barr y Carl Freedman (eds.), tópico especial: "Science Fiction and Literary Studies: The Next Millennium", en PMLA, núm. 119, 2004, pp. 429-546, una sección temática especial de una reciente PMLA (Journal of the Modern Language Association of America) para introducciones de nuevos géneros.

[32] Véanse Suzanne Poirier y Daniel Brauner, "The Voices of the Medical Record", en *Theoretical Medicine,* núm. 11, 1990, pp. 29-39, y Rita Charon, "The Life-Long Error, or John Marcher the Proleptic", en Laurie Zoloth y Susan B. Rubin (eds.), *Margin of Error: Mistakes in Ethics Practice and Clinical Medicine,* Hagerstown, Md., University Publishing Group, 2000, pp. 37-57.

Una de las implicaciones de abordar directamente el género es asegurarnos de incluir muchos géneros en nuestra enseñanza. Hugh Crawford nos advirtió hace años de que la restricción convencional de los profesores de literatura y medicina al género del relato corto limita el trabajo que podemos hacer con los estudiantes.[33] Los estudiantes necesitan la experiencia de vivir con un narrador a través de una obra larga de ficción, así como una obra corta. La poesía, el teatro, la escritura de la vida, el cine y la biografía aportan cada uno sus propias lecciones genéricas a los lectores e, idealmente, todas se ofrecerán con el tiempo a medida que los clínicos adquieran competencia como lectores.

Estructura visible: algunas obras se dividen en libros y capítulos. Algunos capítulos tienen subdivisiones dentro de ellos. Incluso los relatos cortos pueden construirse con secciones numeradas o con nombre, o al menos con secciones separadas entre sí por un espacio en blanco adicional. La observación de las subdivisiones estructurales de un texto suele suscitar preguntas productivas. El hecho de que las secciones del relato de Charlotte Perkins Gilman *El tapiz amarillo* se vayan acortando progresivamente proporciona una información importante sobre el estado de ánimo de la narradora. El libro 1 de *Las alas de la paloma,* de Henry James, es más corto que el libro 2, lo que da lugar a lo que James denomina "acortamiento"* de su desarrollo ficcional. La separación entre las secciones 1 y 2 de "Olor a crisantemos", de Lawrence, se produce en el momento de la muerte de Walter, significando lo que hace sentido en estas vidas. "Nena", de Jamaica Kincaid, no es sólo un párrafo sin pausa; es una frase sin aliento. Los capítulos de *La muerte de Iván Ilich* abarcan periodos de tiempo cada vez más cortos, lo que demuestra, si se representa en un gráfico con el capítulo en el eje x y el año en el y, una curva asintótica hacia la muerte.

Examinar explícitamente la estructura visible del texto permite al lector interrogar el significado de las pausas, el impacto del tempo y el mensaje del ritmo de la obra. Incluso la longitud relativa de las secciones puede dar una pista sobre su importancia o peso. Como norma, pido a los alumnos que escriban listas de capítulos o secciones, con números de página y algunas palabras de resumen de la trama, para que se den cuenta de los posibles significados de estos elementos formales del texto.

---

[33] T. Hugh Crawford, "The Politics of Narrative Form", en *Literature and Medicine,* núm. 11, 1992, pp. 147-162.

* *Foreshortening.* El concepto de James no tiene una traducción sencilla y refiere a una serie de procesos para abreviar y dar consistencia al texto. [N. de T.]

Narrador: aunque los lectores clínicos no tienen que dominar todo Genette o Rimmon-Kenan, sí pueden desarrollar el hábito de identificar con cierto detalle aspectos del narrador. Insisto en que los alumnos comenten la implicación del narrador en la historia, su acceso a los acontecimientos y al conocimiento de los personajes, y su posición de vista o focalización. Los animo a que caractericen su propia relación con el narrador y si esta cambia a lo largo del texto o de múltiples lecturas.

Además de hacer las distinciones generales planteadas anteriormente sobre la fiabilidad del narrador y su posición respecto al plano de la historia y la acción de la trama, los estudiantes deben examinar los aspectos de la experiencia del narrador de la historia. Un narrador puede ser íntimo, como el narrador de Chéjov de *El pabellón número 6,* que invita al lector a entrar en el peligroso entorno de la historia con un virtual brazo sobre el hombro y una presencia reconfortante y acogedora. Otros narradores se perciben como remotos, escépticos, implacables o sentenciosos. El narrador de "Los lisiados serán los primeros", de Flannery O'Connor, juzga a la protagonista Shepherd de forma tan cáustica e implacable desde el principio de la historia que el lector puede sentir la necesidad de defender al personaje contra el ataque del narrador. En *Beloved,* Toni Morrison deja que el fantasma del bebé asesinado se apodere gradualmente de la narración. Hay casos especiales en los que un texto tiene múltiples narradores, ya sea anidados unos dentro de otros, como *Frankenstein,* o turnándose, como *El sonido y la furia.*

La posición del narrador ante la historia o los personajes puede cambiar a lo largo de esta. James Joyce representa una profunda comunión humana y universal en "Los muertos" al dejar que su narrador pase lentamente de una postura distante y crítica hacia el personaje de Gabriel a una presencia íntima e indulgente al lado de Gabriel. El ángulo de visión del narrador del cuento "Gusev", de Chéjov, se amplía a lo largo de la historia hasta incluir, al final de esta, todo el cosmos. La clave que abre el significado de *La muerte de Iván Ilich* es el movimiento del narrador a lo largo de la historia. El primer narrador de la vida de Iván, desdeñoso, despectivo y crítico, se acerca poco a poco a Iván, más cercano, más indulgente, hasta que, en el capítulo 4, ha alcanzado el interior de Iván y puede hablar *por* él así como de él. En el capítulo 9, el orador es el alma de Iván. Este es el extraordinario logro de Tolstói, habernos mostrado cómo cruzar esa frontera hacia la subjetividad del otro.

La práctica acumulada en la identificación de narradores y focalizadores en la acción narrativa es de enorme beneficio cuando se leen textos clínicos como las notas de evolución o los informes de ingreso. "¿Quién habla?" es a menudo la pregunta fundamental cuando se intenta, por ejemplo, comprender la decisión de un paciente sobre los cuidados al final de la vida o, menos dramáticamente, sobre si ha llegado o no el momento de dejar de fumar.

Metáfora: las metáforas pueden ser imágenes locales y fugaces que cristalizan el significado a través de una yuxtaposición fresca o una imagen rectora perdurable que recorre o cohesiona una obra. El ruiseñor es la imagen rectora de Keats en su "Oda a un ruiseñor" para representar el espíritu creativo. La nieve, que cubre generalmente toda Irlanda, es la imagen rectora de Joyce en "Los muertos", para sugerir la universalidad indulgente de la condición de ser humano. El loro disecado de *Un corazón sencillo,* de Flaubert, reproduce, dentro de su propio sentimiento ridículo, el carácter, la seriedad y la piedad de Felicité. Sin el loro, Flaubert no habría podido transmitir a su lector la postura contradictoria de la campesina, a la vez condenada y trascendente. Cuando un estudiante de medicina británico me recordó que "Mum" era la palabra utilizada en Inglaterra tanto para los crisantemos como para las madres, "Olor a crisantemos", de Lawrence, se me reveló por completo.

Identificar una imagen rectora en una obra a menudo ayuda a orientar al lector hacia su significado figurativo o incluso más allá del argumento de la obra. Los sonidos plateados del arroyo en "Mujer sin vergüenza", de Sandra Cisneros, dan voz a todo el proyecto de escritura, incluyendo tanto la risa de la protagonista como la producción verbal de la propia historia por parte del narrador. Enfrentarse a las metáforas de la luz y el saco al final de *La muerte de Iván Ilich* permite al lector aceptar la muerte. Los trabajos de lingüistas y antropólogos como Cynthia Ozick, George Lakoff y Mark Johnson y James Boyd White nos ayudan a comprender la primacía del pensamiento metafórico no sólo en los actos literarios, sino también en todos nuestros actos de pensar y vivir. Todo pensamiento, afirman, incluido el científico y el matemático, así como el poético, es metafórico, porque la metáfora es la forma en que viaja el cerebro humano.[34]

Alusión: todos los textos les hablan a otros textos —no pueden evitarlo— y el lector atento está alerta a los ecos de estas conversaciones

---

[34] Cynthia Ozick, *Metaphor and Memory: Essays,* Nueva York, Knopf, 1989; Roy Pascal, *Design and Truth in Autobiography,* Cambridge, Harvard University Press, 1960; George Lakoff y Mark Johnson, *Metaphors We Live By,* Chicago, University of Chicago Press, 2003; James Boyd White, *When Words Lose Their Meaning: Constitutions and Reconstitutions of Language, Character, and Community,* Chicago, University of Chicago Press, 1984.

intertextuales. Por ejemplo, el monstruo de *Frankenstein* aprende inglés leyendo un ejemplar encontrado de *El paraíso perdido;* sólo cuando el lector haya identificado *Frankenstein* como una nueva versión del poema dramático de Milton podrá comprender plenamente el significado de la obra maestra de Shelley. El relato de Henry James *La bestia en la jungla* incluye una escena en el lecho de muerte —en la que la heroína moribunda, May Bartram, perdona al protagonista de cráneo grueso, John Marcher— que a muchos lectores les parece la escena que falta en *La alas de la paloma,* de James. Al leer "La bestia", los lectores saben por fin lo que la heroína de *Las alas,* Milly Theale, podría haberle dicho a su poco valiente pretendiente, Merton Densher. Los lectores se inquietan ante su escaso acervo de historias al principio de su carrera lectora, y sus profesores tienen que ayudarlos a superar este estado afectivo mientras acumulan —pacientemente, con el tiempo— la gran expansión dentro del intertexto narrativo.

Dicción: la dicción es el registro lingüístico en el que está escrita una obra. Algunos textos están escritos de forma conversacional o informal, como "Catedral", de Raymond Carver, que comienza así: "Este ciego, un viejo amigo de mi mujer, iba camino a pasar la noche". Otros tienen dicciones bíblicas, como "Olor a crisantemos": "Ella se asustó con un miedo sin fondo, así que lo cuidó" y "Y ahora ella vio, y se volvió silenciosa, al ver". Al caracterizar el lenguaje como casual o formal, desenfadado o burocrático, contemporáneo o atemporal, el lector puede identificar el estado de ánimo, el nivel de gravedad, el tipo de autoridad que se busca y el tipo de intimidad con el lector que desea la obra. En algunas obras, se insertan dicciones o textos en dialectos, flujo de conciencia, secuencias oníricas, cartas u obras citadas que pueden contrastar con la dicción del narrador.

Las historias clínicas tienen una dicción exhaustivamente controlada, que prescribe el tiempo gramatical y la voz en que se puede escribir y prohíbe los términos emotivos. Los jóvenes estudiantes aprenden lecciones de medicina *en virtud de la dicción* con la que se encuentran escribiendo: si, se preguntan, tengo que escribir "se administraron 40 mg de Lasix" en lugar de "administré 40 mg de Lasix", entonces debe de haber algo peculiar en el "yo" de este mundo.

Tiempo

En la enseñanza de la lectura atenta en entornos clínicos, resulta útil pedir a los estudiantes que identifiquen el andamiaje temporal del texto con el mayor detalle posible. Los lectores que prestan una atención disciplinada al orden, la duración, el tiempo de la historia, el tiempo del discurso y la velo-cidad pueden *entrar* en ese mundo narrativo con una nueva facilidad. Una vez orientados hacia la estructura temporal del texto, incluso los lectores inexpertos parecen capaces de comprender dislocaciones desconcertantes de la trama o líneas argumentales con múltiples narraciones. Un simple vistazo a los tiempos verbales del relato puede decir algo al lector sobre la inmediatez o reflexión del relato. Que el cuento "Gusev", de Chéjov, esté narrado en tiempo presente atrae al lector a la enfermería de ese barco y no deja de mantener el suspenso sobre la pregunta de cuál de los dos será el próximo en morir. Las formas iterativas o progresivas, como la frase "Con buen tiempo, irían temprano a la granja de Gefosses", de *Un cora-zón sencillo,* confieren una sensación de cronicidad o infinitud. El tiempo se vuelve cíclico en lugar de apuntar hacia una meta, lo que sugiere una universalidad atemporal y mítica o que el lector simplemente está atrapado en el texto.

El tiempo-relato, o el tiempo recorrido en el curso de la trama narrati-va, confiere a un texto su alcance y al acto de lectura su tempo. Transcurren generaciones en *La guerra y la paz,* de Tolstói; transcurre un día de junio en *La señora Dalloway,* de Virginia Woolf; transcurre el tiempo que se tarda en planchar una blusa en "Aquí estoy, planchando", de Tillie Olsen. En "Laundry", de Susan Mates, el teléfono que empieza a sonar al principio de la historia sigue sonando al final, lo que indica un tiempo de historia de segundos. Aunque el lector se entera de los acontecimientos más allá de estos periodos de tiempo a través de recuerdos y retrospectivas, la histo-ria-tiempo es una experiencia *vivida* por el lector, que confiere agudeza o cronicidad al propio acto de lectura.

Las dislocaciones y sincronicidades temporales son, por supuesto, la firma del modernismo. Woolf, Joyce y Proust, entre otros, revolucionaron el acto de leer y conmocionaron a los lectores para que experimentaran de nuevo el tiempo. La señora Dalloway experimenta el día de su fiesta *al mismo tiempo* que experimenta los tiempos pasados de forma sensual o aso-ciativa ese día. El chirrido de las bisagras de la puerta le trae a la memoria los primeros días en Bournton; la anticipación de ver a Peter despierta la sensación de haberlo amado; la entonación del Big Ben afirma y contrasta la plenitud del tiempo convencional con cada momento acronológico vi-vido. Esta protagonista se experimenta a sí misma en todos los momentos del ser, por así decirlo, ¡a la vez! El lector, mareado por la sugerencia de que el niño de 4 años y el joven de 24 años del pasado están realmente *dentro* de sí como partes del presente, no puede evitar abrirse a sus "antiguos" yoes considerados convencionalmente. Los autores suelen marcar su propio tiempo dentro de los textos, haciendo referencia específica al tiempo que les ha llevado narrar una acción concreta o reflexionando sobre la duración de su propia atención a la historia que están contando. Al prestar atención a los cambios temporales dentro del mundo funcional y a las afirmaciones metanarrativas sobre el tiempo fuera del texto, el lector puede llegar a una comprensión provisional de lo que este narrador concreto es capaz de hacer al desvelar la verdad de su máscara temporal.

En su novela *Adiós, hasta mañana,* William Maxwell adopta la imagen rectora de la estructura abierta de una casa en construcción (que refuerza invocando también la escultura de Giacometti *Saturday 4 A.M.*) para transmitir la forma de la vida. De la mano de Maxwell, el niño protagonista, sin nombre, juega en su futura casa mientras se construye: sin puertas, sin paredes, sin tejado, sólo tablones de dos por cuatro enmarcando el cielo, el paso posible que pronto será imposible entre la cocina y el salón o entre los dormitorios contiguos. La apertura, el vacío y el espacio para el cielo expresan, como no pueden hacerlo las palabras, el anhelo de estar simultáneamente en todas las habitaciones de la vida, el pasado, el presente y el futuro permeables entre sí, su orden aleatorio y, por tanto, indeterminado y libre de la fuerza del destino.[35]

Por desgracia, tanto para el protagonista de la novela como para el lector que la lee, los muros del tiempo se levantan, el pasado retrocede —hecho, irrecuperable— y el futuro espera, mientras el presente oscila entre lo inevitable e insoportable. Maxwell encarna, en esta obra de ficción, la conexión que Ricoeur afirma entre temporalidad y narratividad. El niño y el anciano en que se convierte el niño cuentan juntos la historia, no necesariamente en orden cronológico, sino en un orden que expone su significado. La propia estructura de esta o cualquier novela —como cualquier prosa, cualquier frase— hace que una unidad siga a otra, en secuencia, un sonido y una idea y un paso a la vez, un todo inasimilable, pero que necesita ser experimentado en el tiempo.

Como muchos cuentos y novelas, la novela de Maxwell trata *acerca* del tiempo. El tiempo es su argumento. La repetición, la recapitulación y la elaboración no son sólo las estructuras temporales adoptadas en la narración; son también los elementos de la trama (el protagonista, después de todo, está contando esta historia a su analista en tratamiento mucho tiempo después de que ocurrieran los hechos). Lo que esta novela, y podría

---

[35] Véase James F. Mayfield, "Memory and Imagination in William Maxwell's *So Long, See You Tomorrow*", en *Critique,* vol. 24, núm. 1, 1982, pp. 21-37, para un fino examen del andamiaje temporal de esta novela.

decirse que todas las ficciones posmodernas, *intenta* conseguir es un espacio en el tiempo, tanto para el escritor como para el lector, durante el cual el arrepentimiento se aquieta, la ansiedad se silencia, la memoria es transparente y la repetición puede cesar. Lo que consigue, más modestamente, es una triste conciencia de nuestra inserción en el pasado y una humilde aceptación de la inevitabilidad de nuestro destino.

La razón para insistir en que los lectores médicos estén en sintonía con el tiempo narrativo es entrenarlos para que estén en sintonía con el tiempo de la enfermedad. El trabajo clínico se desarrolla en un marco temporal muy regulado: los médicos están ansiosos por precisar la cronología y la duración de los síntomas. Yo diría que la mayoría de las interrupciones en los relatos de los pacientes son para hacer preguntas como ¿durante cuánto tiempo? o ¿cuándo empezó? Dado que la temporalidad es una firma para la enfermedad, los diagnosticadores no pueden morar en una simultaneidad woolfiana o joyceana. No obstante, la diacronía reglada de las preguntas del médico puede estar reñida con la sincronía expresiva del paciente. Dado que la experiencia del tiempo podría ser uno de los aspectos más reveladores de la división entre enfermos y sanos, los profesionales de la salud tienen la urgente necesidad de examinar y dar sentido, al menos imaginativo, a cómo los pacientes podrían experimentar el tiempo.

Los pacientes existen dentro de pausas temporales, la experiencia del dolor o el sufrimiento indivisible en el "antes" y el "ahora". Los estados de sufrimiento borran todas las distinciones en el tiempo excepto "antes de que empezara" y "desde". El cuento de Jean Stafford "Interior Castle" describe el estado de dolor de una joven que ha sufrido un accidente de auto: "Todo lo que había sido antes y todos los recuerdos que podría haber sacado a relucir para perturbar la monotonía de, por ejemplo, el baño matutino, y todo lo que el pasado significaba para el futuro cuando abandonara el hospital, no tenían ninguna importancia para ella".[36] Estos estados no se pueden desear ni controlar, sino simplemente hay que soportarlos.

Nuestros cuerpos envejecen, pero también existen simultáneamente en todas las épocas. No perdemos los órganos que teníamos cuando éramos niños. Simplemente nos acompañan o nos fallan. Una mujer con insuficiencia renal recibe el riñón de su hijo en un trasplante, aceptando de nuevo en su pelvis el riñón que había cultivado allí décadas atrás para él. Richard McCann, en "The Resurrectionist", se pregunta por el cuerpo

---

[36] Jean Stafford, "The Interior Castle", en *The Interior Castle,* Nueva York, Harcourt, Brace, 1953, pp. 199-200.

que tenía de niño, de adolescente, ahora que el hígado le ha fallado en la edad adulta: "Todavía podía recordar el cuerpo que había tenido a los 10 años, el cuerpo en el que llevaba lo que yo llamaba 'yo mismo', caminando por las vías del ferrocarril C&O. [...] Podía recordar el cuerpo que había tenido, nervioso y vacilante, cuando hice el amor por primera vez a los 17 años. Pero esos cuerpos se fueron, al igual que el cuerpo en el que había nacido, esos cuerpos a los que había llamado 'míos' sin dudarlo, intactos, separados y enteros".[37]

Todo lo que le ha pasado a nuestro cuerpo sigue con nosotros: cicatrices, infartos, estenosis, adherencias. Kathryn Montgomery me dijo una vez que se podía completar toda una entrevista médica diciéndole a un paciente: "Hábleme de sus cicatrices". Nuestros cuerpos son textos, pues, que registran lo que hemos pasado, guardan pruebas de heridas pasadas, recuerdan como sólo los cuerpos pueden hacerlo las estabilidades corporales que nos mantienen vivos.

Enseñar a los lectores de medicina a prestar atención a la temporalidad en textos ficcionales o poéticos puede dotarlos de herramientas sólidas para la empatía.[38] Nuestra propia temporalidad puede actuar como un silo, privándonos de la experiencia existencial de los demás. Si no sabemos lo que es azul o rojo para otra persona, mucho menos entenderemos lo que es una hora o un día para otra. Esta dimensión tan fundamental del tiempo puede separarnos de los demás, a menos que nos tomemos la molestia de imaginar el tiempo de los demás y la experiencia interior de su paso. Si se les enseña a prestar atención a la temporalidad de los demás, el médico, la enfermera o el trabajador social tendrán acceso a un aspecto poderoso y a menudo oculto de la condición de paciente y podrán imaginar mejor el día o la hora de la vida de la persona enferma a la que cuidan.

Trama

Los lectores abandonan con cierto alivio las exigentes tareas intelectuales de analizar los elementos formales de un texto, como el marco, la dicción, la metáfora y el tiempo, para prestar atención a lo que ocurre en él. "Leer por la trama", por supuesto, ha sido ridiculizado como algo que los lectores eruditos no hacen. Sin embargo, como insiste Peter Brooks en su influyente *Reading for the Plot,* los lectores más consumados nunca superan su ansia

---

[37] Richard McCann, "The Resurrectionist", en Alan Lightman (ed.), *The Best American Essays of 2000*, Boston, Houghton Mifflin, 2002, p. 101.

[38] Rita Charon y Martha Montello (eds.), *Stories Matter, op. cit.,* pp. 59-68.

de saber "qué ha pasado" o su sed de leer hasta el final de la historia. En efecto, todo verdadero deseo textual debe basarse en el deseo espontáneo y juvenil de viajar, junto con el autor, hacia donde nos lleve la trama. "La trama [...] aparece así como una forma central en la que nosotros, como lectores, damos sentido, primero al texto y luego, utilizando el texto como modelo interpretativo, a la vida".[39] Conocer y vivir con los personajes de una historia, entrar imaginariamente en su escenario y vivir sus acontecimientos parecen ser para muchos las cosas fundamentales que uno *hace* con una historia.

La trama de una historia es como una proteína, una cadena de aminoácidos. La simple secuencia de aminoácidos no basta para que la proteína haga cosas. Además de un *orden,* la proteína necesita una *forma* para funcionar. Necesita enroscarse sobre sí misma para formar puntos de contacto o sitios para otras moléculas. La molécula de hemoglobina, por ejemplo, es una larga cadena de aminoácidos que se enrosca para alojar en su interior un átomo de hierro. La proteína sólo puede cumplir su función de transportar oxígeno si está configurada de modo que el átomo de hierro tenga cabida. De la misma manera, la trama comienza como una cadena de acontecimientos cronológicamente relacionados. Por lo general, estos acontecimientos pueden contarse en unas pocas frases: "John Marcher y May Bartram se conocen en Nápoles y quedan atrapados en una tormenta en un pequeño bote en la bahía. Muchos años después, vuelven a encontrarse en la casa de campo de un amigo común y entablan una intimidad casual. Nunca se casan, en parte debido a la creencia fatalista de Marcher de que algo terrible le ocurrirá. May ofrece su amor a Marcher, pero este no la escucha. Sólo al morir May de una enfermedad de la sangre, Marcher se da cuenta de su terrible error al no haber aceptado y correspondido el amor de May". Construida sobre este delgado andamiaje argumental, *La bestia en la jungla,* de James, despliega una tremenda intensidad y significado en virtud no de "lo que ocurrió", sino de cómo lo ocurrido se desarrolla, se enrosca sobre sí mismo en retrospectivas reflexivas y atemorizados esfuerzos por ver el futuro. Lo que se "mantiene" dentro de los nidos de esta enroscada cadena de acontecimientos es el amor silencioso de May, el odioso solipsismo de Marcher, el lugar del matrimonio en la vida ordinaria, las fuentes de la angustia del dolor y el sentido de cómo el valor de uno depende del dolor de los demás ante su muerte.

---

[39] Peter Brooks, *Reading for the Plot: Design and Intention in Narrative,* Nueva York, Vintage Books, 1984, p. 19.

Por supuesto, no se puede separar la trama de la forma en que se presenta. Al describir la relación de la trama (James la llama "idea") con su forma en el ensayo "El arte de la ficción", James escribe que, "en la medida en que la obra tiene éxito, la idea la impregna y la penetra, la informa y la anima, de modo que cada palabra y cada signo de puntuación contribuyen directamente a la expresión, en esa medida perdemos nuestra sensación de que la historia es como la hoja de una espada que puede ser más o menos desenvainada. La historia y la novela, la idea y la forma, son la aguja y el hilo, y nunca oí hablar de un gremio de sastres que recomendara el uso del hilo sin la aguja, o de la aguja sin el hilo".[40] Del mismo modo que un biólogo de hoy nunca distinguiría entre anatomía y fisiología, el lector sabe que no debe afirmar que la trama es separable de algún modo de la forma.

Sin embargo, algo *ocurre* en los relatos, más allá del lenguaje utilizado o del estilo adoptado. Y "eso que ocurre" no siempre es evidente: las ambigüedades proliferan en obras modernistas como *Al faro,* de Woolf, o *Finnegan's Wake,* de Joyce, y en novelas posmodernas como *La flecha del tiempo,* de Martin Amis, o *Trilogía de Nueva York,* de Paul Auster. A los lectores inexpertos les preocupa que la trama no les resulte visible en su totalidad. Buscan resúmenes abreviados u otro tipo de garantías de que están "entendiendo" lo que se pretende obtener de una lectura. A lo largo de toda una vida de lectura, adquieren la confianza de que su propia indagación en el significado de una obra estará a la altura de la de los demás. Cuando Frank Kermode escribe que "las ficciones sirven para descubrir cosas, y cambian a medida que cambian las necesidades de la creación de sentido", insinúa la pluripotencia de la ficción, su flexibilidad en diferentes manos.[41] "Porque el mundo es nuestro querido código. A nosotros [...], viviendo y leyendo, nos gusta pensar que es un lugar en el que podemos viajar de un lado a otro a voluntad, adivinando congruencias, conjunciones, opuestos; extrayendo secretos de su secretismo, estableciendo relaciones comprensibles, con un álgebra apropiado".[42] Nos convence de que nuestra tarea como lectores puede ser tan importante como la tarea del escritor, aunque de formas diferentes, porque configuramos los acontecimientos de la trama para que tengan sentido.

---

[40] Henry James, "The Art of Fiction", en *Selected Literary Criticism,* ed. de Morris Shapira, Cambridge, Cambridge University Press, 1981, p. 63.

[41] Frank Kermode, *The Sense of an Ending: Studies in the Theory of Fiction,* Londres, Oxford University Press, 1968, p. 39.

[42] Frank Kermode, *The Genesis of Secrecy: On the Interpretation of Narrative,* Cambridge, Harvard University Press, 1979, p. 145.

Sin duda, el narrador y el oyente en el entorno clínico trabajan juntos para descubrir o crear la trama de sus preocupaciones. Cuanto mejor preparados estén los clínicos para escuchar o leer en busca de una trama, más acertados serán los diagnósticos probables y estarán alerta ante los improbables pero posibles. Haber desarrollado métodos de búsqueda de la trama o incluso de imaginar cuál podría ser la trama prepara a los clínicos para esperar, pacientemente, a que se declare un diagnóstico, seguros de que finalmente la niebla se levantará y los contornos del significado se aclararán. No pretendo sugerir que haya una línea recta que conecte a la señora Ramsay de *Al faro* con los criterios diagnósticos de la artritis reumatoidea o la enfermedad de Alzheimer, sino que una combinación similar de capacidades cognitivas, afectivas, imaginativas y caracterológicas se ponen en juego para encontrar la trama en la narración y hacer un diagnóstico en el padecimiento.

Deseo

A la hora de enseñar a los alumnos inexpertos lectura atenta, la categoría del deseo es a la vez la más oscura y la más accesible. ¿Qué apetito se satisface en virtud del acto de lectura? ¿Qué hambre parece haber sido satisfecha en el narrador en virtud de su acto de escritura? Estas preguntas no se refieren tanto a los deseos de los personajes de la obra o del autor de carne y hueso que está detrás de la obra como a los deseos del narrador y del propio lector. El deseo impulsa la producción y el consumo de un texto, y reconocer las satisfacciones de la lectura —Roland Barthes las llama los "placeres del texto"— aumenta no sólo la recompensa, sino también la precisión de nuestra apreciación del texto.[43]

Casi las últimas preguntas que he aprendido a plantear a una clase de lectura son preguntas sobre el deseo: ¿qué ha satisfecho en ti la lectura de este texto? ¿Qué parece satisfacerse al escribirlo? Aunque no es idéntico a la intención, que suele pertenecer al autor, y no al narrador, el deseo en el texto connota una experiencia casi física de necesidad satisfecha, del impulso logrado, del estado de felicidad alcanzado. De un modo extraño, la lectura atenta puede ser a menudo experimentada como un ejercicio físico, en la cual los lectores se sienten agotados por una actividad exigente en la que utilizan muchas partes de sí mismos y que les deja en un estado de satisfacción y agotamiento. Quizá este estado de agotamiento distinga la lectura atenta

---

[43] Véase Roland Barthes, *The Pleasures of the Text,* trad. de Richard Miller, Nueva York, Hill and Wang, 1975.

de la lectura ocasional. El lector ocasional lee para relajarse o distraerse, satisfaciendo sólo un deseo de entretenimiento o descanso. El lector atento despliega todas sus facultades intelectuales, de concentración, de imaginación, de pensamiento metafórico y de confrontación moral, satisfaciendo sus deseos de identidad, de autoexamen, de enfrentarse a los retos y de alcanzar una nueva claridad sobre el mundo, sobre sí mismo y sobre los demás. Como James describe en el prefacio de *Las alas de la paloma:* "El disfrute de una obra de arte, la aceptación de una ilusión irresistible, que constituye, en mi opinión, nuestra experiencia más elevada del 'lujo'; el lujo no es el mayor, según mi consecuente medida, cuando la obra requiere la menor atención posible. Es mayor, es maravillosa y divinamente grande, cuando sentimos que la superficie, como el grueso hielo del estanque del patinador, soporta sin resquebrajarse la presión más fuerte que ejercemos sobre ella".[44]

Pedir a los lectores que articulen los deseos que despierta un texto ha sido, en mi enseñanza, un método fiable para guiarlos hasta el corazón de su encuentro con el texto. El lector que experimenta sus deseos en respuesta a un texto está *viviendo* la penetración y la transformación que se producen al incorporar una historia a uno mismo. Nos nutrimos de las historias que escuchamos y leemos; las metabolizamos y las incorporamos a nuestros tejidos, obtenemos energía de ellas, nos convertimos en más de lo que somos en virtud de su combustible. Al llamar la atención sobre estos apetitos y deseos, se reconoce el carácter fundamental de la lectura como acto humano, al darnos cuenta de que hacemos lo que hacemos como lectores no sólo por nuestro propio bien, sino también porque nuestras vidas dependen de ello.

Hablar de apetitos y deseos da un matiz físico a las acciones de la lectura. Me refiero a ello, ya que estos deseos se experimentan con todo el cuerpo y la mente del lector. Los estudiosos de la literatura se han interesado mucho por fenómenos como la memoria, la inmunidad, la genética y la reproducción, no como rompecabezas científicos, sino como medios para dar sentido a la experiencia humana. Creo que la raíz del *interés* por estos temas está en su realidad corporal. La forma en que vivimos nuestras vidas dentro de nuestros cuerpos —incluyendo, por supuesto, nuestros cerebros y sinapsis y rastros de memoria y pasiones sexuales y similares— se reconoce cada vez más como un elemento crítico en nuestros esfuerzos por encontrar o dar sentido a las producciones creativas de unos y otros.

---

[44] Henry James, *The New York Edition: The Novels and Tales of Henry James,* Nueva York, Charles Scribner's Sons, 1909, vol. 19, pp. xx-xxi.

Muchos enfoques críticos contemporáneos del texto están muy relacionados con nociones del cuerpo. Críticos tan influyentes como Julia Kristeva, Judith Butler, Michel Foucault y Eve Kosofsky Sedgwick basan sus conceptos textuales en aspectos del cuerpo. Butler se pregunta, en *Cuerpos que importan:* "¿Son ciertas construcciones del cuerpo constitutivas en este sentido: que no podríamos funcionar sin ellas, que sin ellas no habría 'yo', ni 'nosotros'?".[45] Es decir, la experiencia que uno tiene de sí mismo deviene en parte de su propia condición de encarnado, y así los actos narrativos por definición implican al lector y al escritor en procesos de descubrimiento y transformación que incluyen dimensiones de los procesos físicos reales de la memoria, la percepción, la sensación, la creatividad y la respuesta.

El deseo que surge de un texto suele combinar algún aspecto de sensación o respuesta física real con deseos intelectuales o emocionales. Quizás "Los lisiados serán los primeros" satisface el deseo de desafiarse a uno mismo con lo moralmente cuestionable para distinguir mejor lo santo de lo satánico. Tal vez *La muerte de Iván Ilich* satisfaga el deseo de mirar a la muerte a la cara, mientras reconoce y absuelve a todos los que atraviesan días ordinarios, en vidas ordinarias, con mezquindad, egoísmo y temor. Quizá *La bestia en la jungla* satisface un deseo no explorado de salvarse de los peligros de la intimidad y el amor. El lector atento llegará al final de un texto habiendo sufrido algo, habiendo experimentado un acontecimiento, habiendo sido alterado por su lectura. Cuanto mejor se identifiquen las necesidades o los anhelos que se satisfacen con la lectura, mejor se podrá definir lo que el texto ha logrado.

Este aspecto final de mi ejercicio de lectura difiere de los cuatro anteriores (marco, forma, tiempo y trama) en que es especialmente adecuado para el estudio literario en el entorno médico. Enfrentarse a los propios deseos frente a los propios textos puede ser algo que se haga de forma más adecuada y experta en el departamento de medicina que en el de lengua. Puede ser un área en la que la medicina narrativa pueda hacer contribuciones originales a los estudios literarios, aunque sólo sea en virtud de nuestra familiaridad y facilidad con los aspectos del cuerpo. Al concluir con un examen del deseo, mis lectores pueden volver a la tierra, a la materialidad, aterrizar de nuevo tras las abstracciones de la temporalidad y la metáfora, volver a casa una vez más en las vidas de los cuerpos y la salud.

---

[45] Judith Butler, *Bodies That Matter: On the Discursive Limits of "Sex"*, Nueva York, Routledge, 1993, p. xi.

Coda

Mientras enseñamos cómo leer a profesionales de la salud y estudiantes, nos damos cuenta de que estos hábitos de lectura reflexiva son muy valiosos para el clínico que escucha al paciente, lee una nota en una historia clínica o relee lo que ha escrito sobre la práctica. El simple ejercicio de enseñar a los lectores a identificar el marco, la forma, el tiempo, la trama y el deseo puede movilizar su consideración de las características narrativas duraderas de la medicina y la enfermedad: temporalidad, singularidad, causalidad/continuidad, intersubjetividad y ética. O sea, el ejercicio reconstituye, a nivel local y textual, las características más abstractas de la medicina narrativa y *las aplica* en un único acto de lectura. Se espera, por supuesto, que el médico haga el mismo tipo de *aplicación* no sólo al leer un cuento, sino también al escuchar a un paciente hablar de su padecimiento.

Cuando estas destrezas de lectura se ponen en práctica en un encuentro clínico con un paciente, hacen su trabajo, en parte, salvando algunas de las brechas que separan a los clínicos de los pacientes y que surgen de las concepciones divergentes de la mortalidad, la contextualización, la causalidad y el sufrimiento emocional. El clínico equipado con las habilidades de una lectura atenta, esperamos, estará mejor preparado para zanjar estas brechas una vez equipado con los medios para absorber la forma, comprender la trama, identificar al narrador, seguir la metáfora, rastrear el tiempo y vivir de cara al deseo. Estos clínicos tendrán entonces la capacidad de prestar atención a lo que les cuentan los pacientes y de representar lo que escuchan de una forma que honre los actos narrativos realizados por el paciente. Estos dos momentos del encuentro clínico —la atención de uno a lo que el otro cuenta y la representación de lo que el otro ha contado— son los motores poderosos y recíprocos que permiten ser testigo y desarrollar la vinculación terapéutica en un encuentro clínico. El siguiente capítulo explica cómo, una vez equipado con las habilidades formales y textuales de la lectura atenta, el médico, la enfermera o el trabajador social pueden desarrollar y mantener un enorme poder para escuchar, reconocer e *importar* al paciente.

7
Atención, representación y vinculación

Muchos de los que nos dedicamos a la medicina narrativa hemos aprendido que escribir en un lenguaje no técnico sobre nuestros pacientes nos ayuda a *percibirlos,* a interpretar lo que hacen, a reconocer nuestras propias respuestas emocionales a su difícil situación y a cohesionar todo lo que recibimos sobre ellos. Muchos profesionales de la salud y educadores se han sentido atraídos por la escritura narrativa como un camino hacia la empatía y la reflexión en el trabajo clínico.[1] Cada vez más entornos clínicos ofrecen a los estudiantes y a los profesionales de la salud oportunidades para la escritura reflexiva. Los estudiantes de enfermería llevan diarios reflexivos a medida que avanzan en su formación clínica.[2] A los estudiantes de medicina de primer año se les pide que escriban sobre sus sentimientos al diseccionar el cuerpo humano.[3] Los estudiantes preclínicos en cursos sobre la relación médico-paciente escriben sobre la vida de sus pacientes.[4] A los estudiantes de medicina se les anima a escribir ficción o poesía para fomentar la sensibilidad y la atención humanitaria.[5]

---

[1] Véase el número especial de Charles Anderson (ed.) de *Literature and Medicine*, sobre la escritura y la curación: "Writing and Healing", número especial de *Literature and Medicine,* núm. 19, 2000, pp. 1-132. Gillie Bolton, *The Therapeutic Potential of Creative Writing,* Londres, Jessica Kingsley, 2000, y mi "The Narrative Road to Empathy", en Howard Spiro *et al.* (eds.), *Empathy and the Practice of Medicine: Beyond Pills and the Scalpel,* New Haven, Yale University Press, 1993, pp. 147-159.

[2] C. Skott, "Caring Narratives and the Strategy of Presence: Narrative Communication in Nursing Practice and Research", en *Nursing Science Quarterly,* núm. 14, 2001, pp. 249-254.

[3] Jack Coulehan, "The First Patient: Reflections and Stories about the Anatomy Cadaver", en *Teaching and Learning in Medicine,* núm. 7, 1995, pp. 61-66, y Douglas Reifler, "'I Actually Don't Mind the Bone Saw': Narratives of Gross Anatomy", en *Literature and Medicine,* núm. 15, 1996, pp. 183-199.

[4] Marcia Day Childress, "Of Symbols and Silence: Using Narrative and Its Interpretation to Foster Physician Understanding", en Rita Charon y Martha Montello (eds.), *Stories Matter: The Role of Narrative in Medical Ethics,* Nueva York, Routledge, 2002, pp. 119-125, y Patricia Marshall y John O'Keefe, "Medical Students' First-Person Narratives of a Patient's Story of aids", en *Social Science and Medicine,* núm. 40, 1995, pp. 67-76.

[5] David Hatem y Emily Ferrara, "Becoming a Doctor: Fostering Humane Caregivers through Creative Writing", en *Patient Education and Counseling,* núm. 45, 2001, pp. 13-22, y Suzanne Poirier, William Ahrens y Daniel J. Brauner, "Songs of Innocence and

Los estudiantes y los residentes escriben sobre "incidentes críticos" para comprender sus propias experiencias.[6] Los residentes* escriben descripciones naturalistas de lo que aprenden sobre sus pacientes mientras realizan visitas a domicilio.[7] Los médicos escriben sobre las experiencias significativas de su práctica para procesar su trabajo clínico.[8] Los médicos, los enfermeros y los trabajadores sociales escriben juntos en sesiones de oncología narrativa sobre su atención a los pacientes ingresados en las unidades hospitalarias en las que trabajan.[9]

Estas prácticas comparten una orientación teórica que valora *la narración* como una vía hacia la conciencia, el compromiso, la responsabilidad y la ética. La razón por la cual escribimos no es sólo para expresar a otros lo que hemos aprendido sobre el trabajo clínico. Antes de este objetivo —como aprendí de Luz hace muchos años—, está el de cumplir con nuestro deber clínico hacia los pacientes. Es a través de la escritura que podemos *saber*, fundamentalmente, cuál puede ser el problema de un paciente y nuestra relación con él. Si podemos entender claramente los pasajes que unen el encuentro con una persona que sufre con la representación de esa experiencia y la subsiguiente reflexión sobre el significado de esta, podemos conceptualizar caminos hacia los objetivos finales de la medicina

Experience: Students' Poems about their Medical Education", en *Academic Medicine,* núm. 73, 1998, pp. 473-478.

[6] William Branch, R. J. Pels, Robert Lawrence y Ronald Arky, "Becoming a Doctor: Critical-Incident Reports from Third-Year Medical Students", en *New England Journal of Medicine,* núm. 329, 1993, pp. 1130-1132, y D. W. Brady, G. Corbie-Smith y William T. Branch, "'What's Important to You?' The Use of Narratives to Promote Self-Reflection and to Understand the Experiences of Medical Residents", en *Annals of Internal Medicine,* núm. 137, 2002, pp. 220-223.

* En el original, *house officers:* refiere a los residentes de primer año que cumplen tareas de asistencia domiciliaria. [N. de T.]

[7] Eileen Moroney, "Home Is Where the Residents Visit", en *P & S Journal,* vol. 22, núm. 2, 2002, pp. 23-26.

[8] C. R. Horowitz, Anthony Suchman, William T. Branch y Richard M. Frankel, "What Do Doctors Find Meaningful about Their Work?", en *Annals of Internal Medicine,* núm. 138, 2003, pp. 772-775; Jeffrey Borkan, Shmuel Reis, D. Steinmetz y Jack H. Medalie (eds.), *Patients and Doctors: Life-Changing Stories from Primary Care,* Madison, University of Wisconsin Press, 1999, y B. B. Dan y Rosemary Young, *A Piece of My Mind: A Collection of Essays from the Journal of the American Medical Association,* Nueva York, Ballantine, 1990.

[9] Joan Klein, "Narrative Oncology: Medicine's Untold Stories", en *Oncology Times,* 25 de febrero de 2003, 10, 13.

narrativa: extender la empatía y el cuidado eficaz hacia los pacientes a los que servimos y construir una comunidad con los colegas con los que hacemos nuestro trabajo.[10]

Al desarrollar esta forma de práctica médica, me encuentro pensando en el corazón. Cuando me siento en el consultorio con un paciente, hago dos cosas contradictorias y simultáneas. Utilizo mi cerebro de forma muscular, ordenada: diagnosticando, interpretando, generando hipótesis que sugieran significados, haciendo que las cosas sucedan. Este es el trabajo sistólico del médico: empujar, trazar, guiar la acción. Casi al mismo tiempo, o alternando con este trabajo sistólico, está el trabajo diastólico: relajar, absorber, hacer sitio dentro de mí para una aceptación oceánica de lo que ofrece el paciente. En la posición diastólica, espero, presto atención, me lleno de la presencia del paciente. Los movimientos sistólico y diastólico del corazón constituyen conjuntamente la función cardiaca, mediante la cual el corazón *actúa,* y la disfunción de cualquiera de ellos es catastrófica.

Atención

Cualquier esfuerzo por brindar asistencia sanitaria empieza por prestar atención al paciente. Nos sentamos en nuestras oficinas, en nuestros cubículos de urgencias o en nuestro lado de la cortina verde que separa a nuestro paciente hospitalizado de otro extraño que sufre, haciendo lo que podemos para *atender* a la persona enferma. Incluso antes de desencadenar la cascada de acontecimientos que culmina en el diagnóstico y el tratamiento, somos testigos de la difícil situación del paciente. Tanto si tratamos un trastorno de estrés postraumático como una angina de pecho progresiva, debemos comenzar nuestra atención escuchando el relato del paciente sobre lo ocurrido y confirmando nuestra recepción del informe.

El estado de atención es complejo, exigente y difícil de alcanzar. La atención, un tema de creciente interés entre clínicos, psicoanalistas, escritores

---

[10] En este capítulo vuelvo a reconocer mi enorme deuda con el Grupo de Estudio de la Fundación Nacional para las Humanidades, formado por profesores de la Universidad de Columbia que se han reunido a lo largo de 2004 y seguirán trabajando juntos en 2005 en el Programa de Medicina Narrativa. Los miembros del grupo son Maura Spiegel, Rebecca Garden y Tara McGann, de inglés; David Plante, de escritura creativa; Sayantani DasGupta, de pediatría; Craig Irvine, de medicina de familia y filosofía; Eric Marcus, del Instituto Psicoanalítico y psiquiatría; y Patricia Stanley, del Departamento de Programa de Abogacía por la Salud en Sarah Lawrence College. Entre nuestros invitados, se encuentran David Morris, Anne Hunsaker Hawkins, Charles Anderson, Joanne Trautmann Banks y Marsha Hurst.

y filósofos, connota el vaciamiento de uno mismo para convertirse en un instrumento para recibir el significado de otro.[11] El reciente movimiento hacia la atención plena en medicina ha articulado la necesidad de un estado de atención focalizada que requiere que el clínico silencie activamente las distracciones internas para concentrar todo el poder de la presencia en el paciente.[12] Prácticas contemplativas como el Zen o el budismo tibetano, el sufismo, la meditación trascendental y diversas formas de yoga son vías hacia la pureza, la concentración y el discernimiento.[13] En palabras de la filósofa Simone Weil, que a su vez ha estudiado las prácticas de los místicos religiosos y los meditadores, "la atención extrema es lo que constituye la facultad creativa en el ser humano. [...] La atención sola, esa atención que es tan plena que el yo desaparece, es la que se me exige".[14]

Los clínicos nos brindamos como recipientes generadores de sentido al paciente que cuenta su situación; actuamos casi como ventrílocuos para dar voz a lo que el paciente emite. Lo digo así porque el paciente no siempre puede contar, en un lenguaje lógico u organizado, aquello que se debe contar. En su lugar, estos mensajes nos llegan a través de las palabras, silencios, gestos, expresiones faciales y posturas corporales del paciente, así como de hallazgos físicos, imágenes diagnósticas y mediciones de laboratorio, y nuestra tarea consiste en cohesionar estas fuentes de información diferentes y, a veces, contradictorias para crear un significado al menos provisional.

---

[11] Véanse Sharon Cameron, "The Practice of Attention: Simone Weil's Performance of Impersonality", en *Critical Inquiry,* núm. 29, 2003, pp. 216-252, y *Beautiful Work: A Meditation on Pain,* Durham, Duke University Press, 2000; Simone Weil, *Waiting for God,* trad. de Emma Craufurd, Nueva York, Perennial Classics, 2001, y Roy Schafer, "Generative Empathy in the Treatment Situation", en *Psychoanalytic Quarterly,* núm. 28, 1959, pp. 343-373, para algunas líneas de trabajo académico y clínico en este campo en desarrollo.

[12] El trabajo de clínicos como Julia Connelly y Ronald Epstein introdujo la atención plena en la medicina interna y de familia como un método de sintonización que puede adoptarse de forma práctica y eficaz en un consultorio clínico muy ocupado. Véanse Julia Connelly, "Being in the Present Moment: Developing the Capacity for Mindfulness in Medicine", en *Academic Medicine,* núm. 74, 1999, pp. 420-424, y Ronald M. Epstein, "Mindful Practice", en *Journal of the American Medical Association,* núm. 282, 1999, pp. 833-839.

[13] Véase Daniel Goleman, *The Meditative Mind: The Varieties of Meditative Experience,* Nueva York, G. P. Putnam's Sons, 1988, para un útil resumen de las vías meditativas y la psicología y los resultados de la meditación.

[14] Simone Weil, "Attention and Will", en *Gravity and Grace,* trad. de Arthur Wills, Nueva York, Putnam, 1952, pp. 170-172.

Una de las descripciones más memorables de la atención clínica se encuentra en la novela tardía de Henry James *Las alas de la paloma*. Joven, enferma y completamente sola en el mundo, Milly Theale busca tratamiento del doctor *sir* Luke Strett. El narrador describe lo que Milly experimenta mientras *sir* Luke la escucha: "Tan cristalina la gran taza vacía de atención que puso entre ellos sobre la mesa. [...] Su rostro grande y firme, aunque rígido, no era, como ella había pensado al principio, duro; aparecía en su imaginación, de la manera más extraña, como mitad general y mitad obispo. [...] Había establecido, en otras palabras, de manera práctica una relación con la taza; y la relación era el trofeo especial que, por una hora, se llevaba. Era como una posesión absoluta, un recurso totalmente nuevo, algo envuelto en la seda más suave y guardado bajo el brazo de la memoria".[15]

James sabía, de alguna manera, que, para realizar la sanación de otro, uno tiene que vaciarse de pensamiento, distracción y metas y brindarse al otro. *Sir* Luke se *suspende para* escuchar a Milly. James no sólo plantea la relación entre *sir* Luke y Milly como esencial para la situación de curación, sino que también la interpreta como mutuamente encarnada: el rostro de él, el brazo de memoria de ella. Que este novelista —al que muchos consideran virginal, célibe, distante de su propio cuerpo— se diera cuenta de la corporeidad de este estado de atención nos ayuda a los clínicos a comprender lo afortunados que somos de poder incluir los cuerpos de nuestros pacientes en nuestras deliberaciones sobre su salud.

En un notable ensayo sobre la empatía generativa, el psicoanalista Roy Schafer escribe: "La empatía generativa puede definirse como la experiencia interior de compartir y comprender el estado psicológico momentáneo de otra persona".[16] Antes, en el mismo ensayo, cita a Christine Olden, quien escribe que "el sujeto abandona temporalmente su propio yo por el del objeto".[17] ¿No nos sentimos entusiasmados cuando logramos esta atención vacía, cuando podemos ponernos a disposición del otro, dejando que el otro hable *a través de* nosotros, encontrando las palabras para decir lo que no se puede decir? Como un ánfora, resonando con el viento, pone sonido a la presencia del aire en movimiento, el oyente traduce las palabras del orador en significado.

---

[15] Henry James, *Wings of the Dove*, en *The New York Edition: The Novels and Tales of Henry James*, Nueva York, Charles Scribner's Sons, 1909, vol. 19, p. 231.

[16] Roy Schafer, "Generative Empathy in the Treatment Situation", *op. cit.*, p. 345.

[17] *Ibid.*, p. 344.

Esta suspensión del yo no es del todo comprendida, sobre todo por los médicos. No se trata de sugerir que uno abandone su juicio clínico o su bagaje de conocimientos médicos cuando se enfrenta a un paciente, ni tampoco que sustraiga su auténtico yo a la conexión terapéutica. Todo lo contrario. Uno quiere poner todo lo que sabe a disposición de cada paciente, individualmente, en un acto de adecuada generosidad y humildad. Más aún: uno quiere unirse, con el paciente, como una presencia completa, desplegando todos sus dones humanos de intuición, empatía y habilidad para ser testigo de cada paciente que ve.[18] Al mismo tiempo, uno quiere disminuir sus propias preocupaciones privadas para dar prioridad a las preocupaciones del paciente. "El paciente", en la memorable Ley número 4 de *La casa de Dios,* "es el que tiene la enfermedad".[19] El filósofo existencialista cristiano Gabriel Marcel articula con fuerza y claridad los conceptos de atención más útiles para la práctica clínica. Escribe sobre la presencia y la *disponibilidad (disponibilité):*

> Es un hecho innegable, aunque difícil de describir en términos inteligibles, que hay algunas personas que se revelan como "presentes" —es decir, a nuestra disposición—cuando sentimos dolor o necesitamos confiar en alguien, mientras que hay otras personas que no nos producen este sentimiento. [...] La verdad es que hay una forma de escuchar que es una forma de dar. [...] La presencia es algo que se manifiesta de forma inmediata e inconfundible en una mirada, una sonrisa, una entonación o un apretón de manos. [...]
>
> La persona que está a mi disposición es la que es capaz de estar conmigo con la totalidad de sí misma cuando la necesito; mientras que la que no está a mi disposición parece limitarse a ofrecerme un préstamo temporal levantado sobre sus recursos. Para uno soy una presencia; para el otro soy un objeto.[20]

El erudito religioso Ralph Harper escribe que "a menudo estamos tan cargados con nuestras almas fragmentadas y temblorosas que podemos estar cerrados a la presencia cuando se nos ofrece, y totalmente incapaces

---

[18] Véase Richard Zaner, "Power and Hope in the Clinical Encounter: A Meditation on Vulnerability", en *Medicine, Health Care, and Philosophy,* núm. 3, 2000, pp. 265-275, para un conmovedor debate sobre la presencia, el *ex-tasis* (ser arrastrado más allá de uno mismo por otro) y la evocación de un sentido moral por las rutinas del trabajo clínico.

[19] Sam Shem *The House of God,* Nueva York, Dell, 1978, p. 72.

[20] Gabriel Marcel, *The Philosophy of Existence,* Londres, Harvill Press, 1948, pp. 25-26.

de dar toda nuestra atención, el don de nosotros mismos como un todo, a cualquier otra persona".[21] A pesar de la aparente contradicción o ambigüedad de este estado disponible y, sin embargo, suspendido del yo en la atención, el médico o la enfermera o el trabajador social que lo consigue *lo sabe,* al igual que sus pacientes, que pueden consolarse con el resplandor y la elevación de ser aceptados como un misterio, una singularidad, un yo.

La atención no sólo se consigue en momentos raros de exaltación. Hay otra forma de atención, más continua, que describe mejor la filósofa y novelista Iris Murdoch. A diferencia de los filósofos morales angloestadounidenses y continentales de principios del siglo xx, que consideraban como actividad "filosófica" sólo las decisiones tomadas racional y jurídicamente en los momentos decisivos de la carrera moral de una persona, Murdoch confirmó la atención, definida como "una mirada justa y amorosa dirigida a una realidad individual [que] es el resultado de la imaginación moral y del esfuerzo moral", igualmente digna de una seria consideración filosófica.[22] En su esfuerzo por reintroducir la vida interior en el discurso filosófico y situar la libertad humana interiormente y humildemente, Murdoch sugirió que "el ejercicio de la libertad es una tarea de pequeños fragmentos [...] y no un grandioso salto sin obstáculos en momentos importantes" y que "la tarea de la atención continúa todo el tiempo, y en momentos aparentemente vacíos y cotidianos estamos 'mirando', haciendo esos pequeños esfuerzos de imaginación que tienen resultados acumulativos tan importantes".[23] La postura de la atención tónica —el hábito mental de apertura y disposición para absorber lo que vemos— contribuye al trabajo diario de la medicina, ya que proporciona a los médicos un conocimiento constantemente renovado del paciente y al paciente un médico en sintonía y listo para sorprenderse.

Esta gran taza vacía de atención —tanto los movimientos focalizados de James como los difusos de Murdoch— tiene profundas implicaciones para la medicina narrativa, ya que es el método a través del cual los clínicos podemos poner en práctica nuestro deber profesional. Asistir con seriedad y silencio, absorbiendo de manera diastólica lo que el otro dice, conlleva, muestra, ejecuta e *intenciona,* requiere de un trabajo diagnóstico y terapéutico eficaz. Al vaciarse de sí mismo y aceptar las perspectivas y posturas del

---

[21] Ralph Harper, *On Presence: Variations and Reflections,* Philadelphia, Trinity Press International, 1991, p. 42.

[22] Iris Murdoch, "The Idea of Perfection", en *The Sovereignty of Good,* Londres y Nueva York, Routledge, 2001, 33, 36.

[23] *Ibid.,* 36, 42.

paciente, el clínico puede dejarse *llenar* por el sufrimiento particular del paciente, llegando así a vislumbrar sus necesidades y deseos, por así decirlo, desde dentro.

Cuando alcanzamos este estado de atención diastólica, estamos disponibles a la llamada de nuestros pacientes. Nos llama el sufrimiento de nuestros pacientes, sus necesidades, su difícil situación, su auténtico yo. El filósofo francés Emmanuel Lévinas proporciona quizá el marco más riguroso y útil para considerar la presencia de otra persona que requiere atención clínica. La obra de Lévinas está guiada por su concepto del rostro y los deberes derivados de la auténtica interacción y respuesta ante él: "La manera en que el otro se presenta a sí mismo, superando *la idea del otro en mí,* aquí la llamamos rostro".[24] Los mismos fundamentos de la filosofía de Lévinas comienzan con la ética, antes que el saber, antes que el ser, como se explica de manera más profunda a través de las responsabilidades hacia el rostro del otro (y por ser convocados por él): "La presencia ante un rostro, mi orientación hacia el Otro sólo pueden perder la avidez propia de la mirada convirtiéndose en generosidad, incapaz de acercarse al otro con las manos vacías. Esta relación que se establece [...] es la relación de la conversación. [...] Este *modo* no consiste en aparecer como tema bajo mi mirada, en desplegarse como un conjunto de cualidades que forman una imagen. [...] *Se expresa a sí mismo*".[25]

Cuando uno responde auténticamente a otro, entrando en lo que Lévinas denomina la "conversación", el observador posee "un mundo que puedo otorgar como un don al Otro, es decir, como una presencia ante un rostro".[26] Cuando somos convocados, en el sentido lévinasiano, por el rostro del otro en un entorno clínico, somos convocados a unirnos a los pacientes en el miedo y el dolor de la enfermedad o la proximidad de la muerte. Al mismo tiempo, nuestro don de la atención, o presencia, conlleva en nosotros responsabilidades hacia el otro y transformaciones en nuestro interior: "La relación ética que subyace al discurso no es una especie de conciencia cuyo rayo emana del yo, sino que pone al yo en cuestión. Esta puesta en cuestión emana del otro".[27] El *yo* que es así convocado, que es puesto en cuestión, es el *yo* auténtico. El yo que escucha la llamada es el yo genuino.

---

[24] Emmanuel Lévinas, *Totality and Infinity,* trad. de Alphonso Lingis, Boston, M. Nijhoff, 1979, p. 50.

[25] *Ibid.,* pp. 50-51.

[26] *Ibid.,* p. 50.

[27] *Ibid.,* p. 195.

Estamos descubriendo que el entrenamiento y la práctica narrativos pueden ayudarnos a alcanzar este estado de atención, permitiéndonos *escuchar* y *responder* a la llamada. La lectura atenta, como se describe en el último capítulo, estimula las habilidades que requiere la atención, al igual que la escritura reflexiva que se describe en el resto de este capítulo. El estudio de Harper sobre la presencia gira en torno a las novelas de Proust, a quien lee con el entendimiento de que Proust "cuenta más de lo que él mismo pretendía o sabía. Una lectura con mente abierta —en sí misma un ejemplo de presencia— puede tener enormes beneficios".[28] Como lectores, nos dejamos llevar por el autor o el texto; nos entregamos —nuestra maquinaria cognitiva, nuestra capacidad de respuesta afectiva, nuestros poderes de interpretación, nuestros recuerdos de otros textos— a las exigencias de la forma y la trama. Como han sugerido Norman Holland, Peter Brooks y otros teóricos de la literatura de orientación psicoanalítica, este proceso clarifica y revela al mismo tiempo el yo —sus modos característicos de afrontar la tensión, sus disposiciones hacia la creación de significado—, al tiempo que puede conducir a un cambio personal sustancial. Al desarrollar la capacidad de atención, la formación narrativa no sólo puede proporcionar a médicos, enfermeras y trabajadores sociales los medios para escuchar a los pacientes con mayor precisión y comprender sus situaciones más plenamente, sino que también, como un potente beneficio, puede ayudarlos en su búsqueda de significado personal.

Representación

Parece existir una poderosa conexión recíproca entre este estado de atención y la representación que tiene lugar en el proceso de escritura narrativa. En nuestra práctica de la medicina narrativa, estamos descubriendo que el clínico debe *representar* lo que ha presenciado. En muchos entornos diferentes —seminarios de escritura oncológica narrativa para enfermeros, médicos y trabajadores sociales que trabajan en la unidad de oncología de pacientes hospitalizados, sesiones de historias clínicas paralelas con estudiantes de medicina a los que se invita a escribir "fuera de la historia clínica del hospital" sobre su atención a los pacientes, y sesiones en programas de residencia de atención primaria en las que los residentes escriben descripciones naturalistas de las visitas domiciliarias que han hecho a los pacientes—, damos permiso a los clínicos para escribir en lenguaje ordinario sobre lo que observan y experimentan en la atención a los pacientes.

---

[28] Ralph Harper, *On Presence, op. cit.,* p. 5.

Sin una amplia formación o práctica, los clínicos son capaces de producir descripciones complejas y conmovedoras de sus pacientes y de su trabajo con ellos.

Existe una enorme y variada literatura conceptual sobre la teoría y la práctica de la representación. Desde los campos de la filosofía, la psicología cognitiva, la estética, los estudios literarios, la escritura creativa y el psicoanálisis, se ha escrito mucho sobre los procesos creativos reales implicados en percibir o imaginar y luego representar, a través del lenguaje, una situación o estado de cosas, ya sea "real" o imaginado. Permítanme simplemente señalar todo este continente de reflexión sobre la representación con algunas citas de los prefacios y cuadernos de notas de Henry James, en los que detalla sus propios procesos de "mostrar" aquello de lo que es testigo.

En el prefacio de *Los embajadores,* James escribe: "El arte trata con lo que vemos, debe primero contribuir plenamente con ese ingrediente: arranca su material, expresado de otra manera, del jardín de la vida. [...] Pero no pasa mucho tiempo antes de que deba tener en cuenta un *proceso*... el de la expresión, la acción literal de exprimir, del valor".[29] Lo que se representa *procede de* algo visto, experimentado, percibido, argumenta James, más que de la "pura" invención. Al igual que el soñador, el artista creativo —o el médico o el enfermero que escriben sobre un encuentro clínico— no se sienta en su buhardilla, con los ojos cerrados, a inventar cosas. Demasiado impresionable para *no* reflejar impresiones, la imaginación metaboliza sus recuerdos, sensaciones y percepciones asociadas, dándoles una nueva forma, pero *originándose* en algún lugar, en algún nivel, de aquello que ha sido experimentado. Describir el proceso expresivo como un "exprimido de valor" sugiere que el artista no se limita a contar lo que ve, sino que genera activamente a partir de las percepciones su raro valor, utilizando la palabra "expresión" en su sentido biológico, del mismo modo que uno exprime leche de un pezón o secreciones de una glándula. ¡James sabía, por tanto, sobre la sístole! Esta frase anticipa la poderosa descripción que Walter Benjamin hace del narrador, subrayando que el significado se "expresa" tanto desde el narrador como desde el sujeto: "Contar historias... sumerge la cosa [representada] en la vida del narrador, para sacarla de él de nuevo. Así, las huellas del narrador se adhieren a la historia como las del alfarero se adhieren a la vasija de arcilla".[30]

---

[29] Henry James, *The New York Edition, op. cit.,* vol. 21, pp. ix-x.

[30] Walter Benjamin, "The Storyteller", en *Illuminations,* trad. de Harry Zohn, ed. de Hannah Arendt, Nueva York, Schocken Books, 1988, pp. 91-92.

Quienes teorizan sobre la creación de representaciones visuales tienen mucho que contribuir a nuestro examen inicial de la escritura representacional en el ámbito clínico. Estudiosos como John Berger y Susan Sontag, por ejemplo, profundizan en las ramificaciones interiores y estéticas del *ver* y representar imágenes visuales para que otros las vean.[31] Sin citar el comentario de James, pero sin duda habiéndolo leído, Roland Barthes rinde homenaje a esta noción de expresión en *La cámara lúcida,* su jubiloso tratado sobre la representación fotográfica. Aunque distingue la representación fotográfica de la textual, mantiene la conciencia de James de que el valor de una representación reside en el objeto representado: "Parece que en latín 'fotografía' se diría 'imago lucis opera expressa'; es decir: imagen revelada, 'extraída', 'montada', 'exprimida' (como el zumo de un limón) por la acción de la luz".[32] Los comentarios de Barthes nos ayudan a aclarar la *acción* de la representación que la convierte en una herramienta tan poderosa en medicina: es en virtud de la "acción de la luz" como aparece la imagen, ya sea la luz visible que oscurece los granos de plata en el revelado de la película o la luz de la atención que irradia el sujeto.

Puede darse el caso de que todos los actos de atención —ejecutados o no por artistas dotados— culminen en la forma. En la medicina narrativa, estamos convencidos de que la atención no se logrará ni funcionará sin el corolario obligatorio de la representación. Es un lugar común decir que no hay percepción sin representación, aunque sea en la parte posterior de la retina o en el córtex occipital. El neurólogo Antonio Damasio describe el acto de la percepción como el que genera el conocimiento del mundo, "el conocimiento que se materializa cuando te enfrentas a un objeto, construyes un patrón neural para él y descubres automáticamente que la imagen ahora saliente del objeto está formada en tu perspectiva, te pertenece y que incluso puedes actuar sobre ella".[33] La conciencia, en términos de Damasio, procede a través de la creación de imágenes, que es otra forma de decir que la atención exige representación. Más allá del paso corpóreo de describir neuralmente las percepciones, la práctica estética real de conferir

---

[31] Véanse John Berger, *Ways of Seeing,* Londres, Penguin Books y British Broadcasting Corporation, 1972, y Susan Sontag, *Regarding the Pain of Others,* Nueva York, Farrar Straus and Giroux, 2002.

[32] Roland Barthes, *Camera Lucida,* trad. de Richard Howard, Nueva York, Hill and Wang, 1981, p. 81.

[33] Antonio Damasio, *The Feeling of What Happens: Body and Emotion in the Making of Consciousness,* Nueva York, Harcourt Brace, 1999, p. 126.

forma —en palabras o en medios visuales— puede ser necesaria para que la atención se aplique y conduzca a la vinculación terapéutica.

El escritor contemporáneo que quizá arroje más luz sobre estos procesos de representación es el fenomenólogo Paul Ricoeur. En su influyente obra en tres volúmenes *Tiempo y narración,* Ricoeur expone una investigación hermenéutica de las formas en que los seres humanos pueden comprender su propia experiencia en el mundo, al tiempo que pueden comprender —a través del texto— las experiencias de los demás.[34] Me atrae especialmente el marco tripartito de la mímesis de Ricoeur. *Mímesis,* por supuesto, es el término griego para representación, o imitación, que Aristóteles utiliza en *Poética* para describir los medios por los que la forma se entrega a la acción para crear la trama. Siguiendo el uso de Aristóteles, Ricoeur define la actividad mimética como "el proceso activo de imitar o representar algo [...] en el sentido dinámico de hacer una representación, una transposición a obras representativas".[35] Ricoeur se atiene a los preceptos de Aristóteles de que la mímesis se logra con herramientas textuales —trama, personaje, lenguaje, pensamiento, espectáculo y melodía— que, por extensión al discurso contemporáneo, sugieren la metáfora, el género, la métrica, la alusión y otros aspectos de la forma poética. No se trata de una mera copia o réplica; la mímesis de Aristóteles (y de Ricoeur) "es una actividad que nos enseña algo".[36] La mímesis crea algo a través de su praxis, algo que no existía antes de su acto.

De un modo que poco a poco se vuelve extraordinariamente radiante y explicativo, Ricoeur separa la mímesis en tres etapas: mímesis$_1$, mímesis$_2$ y mímesis$_3$. No tenía ni idea, al leer por primera vez esta formulación bastante enigmática, de lo útil que llegaría a ser el plan en tres etapas para la medicina narrativa. El acto mimético, sugiere Ricoeur, contiene en sí mismo tres movimientos, tanto secuenciales como simultáneos, cada uno de los cuales es necesario para que se produzca la espiral hacia la comprensión creativa. Mímesis$_1$ se refiere a la "precomprensión" de la acción humana con la que se contempla el mundo. El observador aporta a lo contemplado categorías de pensamiento —en semántica, símbolos y temporalidad— que dotan a lo percibido con el *potencial* de que pueda surgir de él un significado y, lo que es aún más fundamental, de que pueda configurarse a

---

[34] Paul Ricoeur, *Time and Narrative,* 3 vols., trad. de Kathleen McLaughlin y David Pellauer, Chicago, University of Chicago Press, 1984-1988.

[35] *Ibid.,* vol. 1, p. 33.

[36] *Ibid.,* vol. 1, p. 236, n. 8.

partir de él un acontecimiento o una acción comprensibles. Esta precomprensión se basa en una comprensión común —compartida por toda la comunidad humana de posibles creadores y receptores de mímesis— de lo que puede aportar significado. Este complejo proceso es el reverso, o el "de adentro hacia afuera", del entramado, en el sentido de que es el proceso a través del cual los seres humanos reconocen la trama incipiente cuando se topan con ella. A diferencia de lo que he venido llamando *atención,* la mímesis$_1$ sitúa al agente humano fresca y abiertamente frente a lo que va a contemplar para liberar de ello su significado.

Mímesis$_2$ se refiere al acto mismo de la composición, la práctica creativa de configurar acontecimientos o estados de cosas en algo "narrable" o representable. Mediante esta operación, se confiere forma a la experiencia cruda, haciéndola, por tanto, visible o perceptible. Dentro de la forma, por supuesto, se encuentran todos los recursos textuales, como la metáfora, la dicción, el género, la alusión y el andamiaje temporal. El *muthos* de Aristóteles, o entramado, está contenido en este movimiento de mímesis, ya que el autor confiere una forma, un orden y, por tanto, un *significado* a lo que se ve, arrastrándolo desde el sinsentido de la coincidencia o el azar hacia el significado de la historia estructurada. Si la mímesis$_1$ de Ricoeur corresponde a mi "atención" diastólica, la mímesis$_2$ corresponde a mi "representación" sistólica.

El movimiento final de Ricoeur, mímesis$_3$, se refiere a las consecuencias, para el lector, de recibir lo que otro compone. "Es en el oyente o en el lector donde la travesía de la mímesis alcanza su realización".[37] La mímesis$_3$ es la acción real —la función cardíaca, si se quiere— engendrada por el contemplar y el representar, *pues estas dos etapas se entrelazan hacia un cambio real en el mundo.* Mímesis$_3$ "marca la intersección del mundo del texto y el mundo del oyente o lector, la intersección, por tanto, del mundo configurado por el poema y el mundo en el que ocurre la acción real y despliega su temporalidad específica".[38] Mímesis$_2$, o representación, media entre la contemplación de la mímesis$_1$ y la acción de la mímesis$_3$, permitiendo a las personas *hacer* cosas o *cambiar* en virtud de haber producido representaciones de lo que ven o de haber leído las representaciones de otros. De cara a la discusión sobre la vinculación en este capítulo, la mímesis$_3$ nos proporciona términos con los que establecer el hecho de que las acciones clínicas reales —de compromiso terapéutico y construcción de

---

[37] *Ibid.,* vol. 1, p. 71.

[38] *Ibid.*

una comunidad colaborativa— son los beneficios inevitables y poderosos de lograr la atención y la representación.

Cuando los profesionales de la salud escriben, en cualquier género y dicción que elijan, sobre experiencias clínicas, descubren, como algo natural, aspectos de la experiencia que, hasta la escritura, no eran evidentes para ellos. "No tenemos más que pensar un momento en un asunto tal como el juego de los valores *representativos,* aquellos que hacen parte, y parte importante, de nuestra toma de elementos ofrecidos, en que debemos tomarlas como aspectos y visibilidades —tomarlas al máximo como apariencias, imágenes, figuras, objetos, tantos elementos importantes, tantos elementos contributivos del mobiliario del mundo— para sentir inmediatamente el efecto de tal condición en cada giro de nuestra aventura y en cada punto de la superficie representativa".[39] Esto es del prefacio de James a *La copa dorada* justo un poco antes de la magnífica declaración: "Expresar cosas es, de manera muy exacta, responsable e interminable, hacerlas".[40] La acción, para James —y, por extensión, para mí y, quizá, para este esfuerzo narrativo dentro de la atención sanitaria— equivale a representar lo que uno ve.

Rutinariamente, oímos a nuestros clínicos-escritores decir: "Sí, ahora que he escrito esa descripción, entiendo lo que pensaba o sentía sobre este paciente". Ya es rutina. Al intentar conceptualizar lo que ocurre *en virtud de la escritura,* creemos que representar la experiencia clínica es un paso crítico en nuestra posición. Una vez representadas estas cosas que vivimos —no sólo con palabras, sino con género, metáfora, tiempo, dicción, situación narrativa y estructura—, pueden examinarse desde todos los ángulos. Al conferir forma a la experiencia informe, el escritor puede mostrar y apreciar todas las dimensiones o facetas de la situación. Puede caminar alrededor de la representación y ver aspectos a su espalda o a su lado que, hasta que se le confirió la forma, no estaban al alcance del escritor. Con el cambio en la posición del sujeto que posibilita la escritura, el escritor puede verse a sí mismo desde lejos o desde el punto de vista de otro actor de la escena.

Mejor que hablar de estas cosas en un grupo de apoyo o en una sesión de desahogo, la escritura dota a las reflexiones de una forma duradera y, por tanto, les da existencia. Se convierten en "cosas" (pienso en los textos como pagodas, pabellones o edificios de algún tipo) que el escritor y sus lectores pueden contemplar y habitar. Mis escritores están muy orgullosos de lo

---

[39] Henry James, *The New York Edition, op. cit.,* vol. 23, p. xxiii.

[40] *Ibid.,* vol. 23, p. xxiv.

que escriben. Nos damos cuenta de que cada vez son mejores escritores, capaces de plasmar su experiencia en un lenguaje que pueda transmitirla a los demás. Si pueden plasmarla con mayor fuerza y precisión, significa que la están percibiendo con mayor exactitud y plenitud a medida que se produce. La escritura no sólo les ayuda a responder al llamado del sufrimiento del paciente, sino que además les ayuda a escucharlo. Esto es muy radical Y, así, me siento lo suficientemente audaz como para decir que representar estos eventos nos permite prestarles atención.

Los actos de representación combinan procesos complejos de percepción, manipulación neuronal, acumulación de impresiones asociadas y, a continuación, el llenado imaginativo, el redondeo, el *desarrollo* de lo que se ve en algo creado como nuevo. Como aclara el filósofo Martin Buber, estos estados —tanto corporales como espirituales— forman parte del arte: "Esta es la fuente eterna del arte: un hombre se enfrenta a una forma que desea convertirse a través de él en una obra. [...] No puedo experimentar ni describir la forma que me encuentra, sino solamente darle cuerpo. Y... lo contemplo, espléndido en el resplandor de lo que me enfrenta".[41] Otra formulación de estas ideas procede de la teoría psicoanalítica. El escritor Guy Allen nos recuerda el carácter lúdico de la escritura narrativa para sus estudiantes universitarios de composición: "Las narraciones personales son objetos de juego porque existen en un espacio entre el mundo del estudiante y el mundo exterior. [...] Winnicott los llamaría 'fenómenos transicionales': cosas que median en el espacio potencial entre el interior y el exterior, cosas que operan en 'la tercera área' entre el yo y el otro".[42] La escritura, sugiere Allen, funciona para liberar al escritor de la autoconciencia y, por tanto, de la restricción en su propia posición subjetiva, permitiéndole ir más allá del espacio de sí mismo, como el bebé con la seguridad de la "madre suficientemente buena" en el fondo, hacia ese espacio límite mediador que tiende un puente entre el yo y el otro. En ningún caso se trata de una fotocopia o de una "realidad" dada neutralmente, los actos de representación proceden del sujeto que ve, el objeto visto, las perspectivas

---

[41] Martin Buber, *I and Thou,* trad. de Ronald Gregor Smith, Nueva York, Charles Scribner's Sons, 1958, pp. 9-10.

[42] Guy Allen, "The 'Good-Enough' Teacher and the Authentic Student", en Jon Mills (ed.), *A Pedagogy of Becoming,* Ámsterdam, Rodopi Press, 2002, pp. 141-176. Tenemos una enorme deuda de gratitud con el profesor Allen, por aportar las formulaciones de Winnicott a la práctica de la escritura narrativa en los entornos sanitarios.

de la visión, el "endometrio" estético en el que anida esta visión fertilizada y el público para el que se prepara la representación.

Mientras una persona asiste, la otra representa, y mientras una persona representa, la otra asiste. Se trata de procesos recíprocos y de colaboración —no hay atención sin representación, ni representación sin atención— que ponen en contacto al que atiende y al que representa en situaciones de penetración, entrega, necesidad y confianza mutuas. Y, por supuesto, quien asiste en un momento representará en el siguiente, creando espirales que se cruzan dentro de uno mismo y entre uno mismo y el otro. Estas prácticas textuales nos invitan a una relación intersubjetiva, incluso con un autor muerto hace tiempo, como en mi caso con James, o, lo que es más importante aquí, entre una persona enferma y un clínico comprometido a servir. La espiral de mimetismo de Ricoeur culmina, en efecto, en la acción, en la función, en el *contacto* transformador de uno con otro, desterrando la soledad, negándose a abandonar, demostrando amor.

Representación clínica: historias clínicas

Al analizar estas nuevas formas de escritura clínica reflexiva, resulta útil reconocer el lugar perdurable de la escritura en la atención clínica. Los clínicos siempre han escrito de forma diaria. Ya sea con tinta de pluma estilográfica en la historia clínica de papel, en notas de ordenador para apuntes en línea o en lenguaje oral dictado para que otro lo transcriba, el médico, el enfermero o el trabajador social que escriben no sólo guardan, sino que además crean sus impresiones clínicas, no sólo marcan, sino que también eligen sus acciones clínicas. Hemos tenido la experiencia de leer nuestra propia letra cuando pasamos de la impresión al plan: "Veo que estoy lo bastante preocupado por su hipertensión como para empezar a darle un segundo medicamento. Me preocupa lo suficiente que pueda ser un TEP como para pedir un centello VQ".* El plan no se formula antes de escribirlo, sino en el acto mismo de escribirlo.

Un examen detenido de cómo hemos estado haciendo estas cosas puede recompensarse con un mayor poder sobre nuestros actos continuados de atención y representación en la práctica actual. Antes de examinar el tercer término de mi tríada de atención, representación y vinculación, analicemos brevemente dos géneros de escritura clínica —las historias clínicas de

---

* TEP es la abreviatura para tromboembolismo pulmonar, y centello VQ refiere al estudio centellográfico de ventilación perfusión, uno de los estudios diagnósticos para esta enfermedad. [N. de T.]

los hospitales y las historias clínicas de los consultorios privados— para plantear cuestiones de forma y consecuencia. ¿Cómo iluminan estas representaciones clínicas aspectos interiores del escritor y del sujeto, y cómo podrían influir en la práctica real de la asistencia sanitaria?

Al menos en Estados Unidos, los historiales médicos de los hospitales tienen formularios similares, independientemente de que el hospital esté en Boston, Atlanta o Missoula. Cualquier historia clínica que abra tendrá el nombre del paciente, la fecha de nacimiento y el número de identificación estampados en la esquina superior derecha de cada página. La propia historia clínica es un registro cronológico diario del estado del paciente, escrito por muchos autores diferentes, cada uno de los cuales anota la fecha (y a veces la hora) y se identifica en la parte superior de la nota de la forma prescrita: Nota de evolución interna, Médico adjunto, Consulta ética, Fisioterapia, Otorrinolaringología. El orden temporal de las notas se respeta de forma impecable: no se puede escribir en los espacios entre notas escritas anteriormente, aunque haya espacio de sobra. De hecho, hay que tachar con tinta las secciones vacías de las páginas, impidiendo que un autor posterior escriba en ese espacio. Las propias notas son iterativas, repitiendo en las primeras líneas la edad, el diagnóstico de ingreso y la situación de la paciente: "Mujer de 61 años con esclerosis múltiple, vejiga neurógena, internación reciente en la UCI por urosepsis ingresada con fiebre, disuria y cambio en el estado mental". Cada nota de evolución repetirá casi exactamente estas mismas palabras, quizá como prueba de que cada autor ha leído las entradas anteriores, comprende la situación de la paciente y respalda la interpretación actual de esta.

Las historias clínicas tienen una estabilidad reconfortante. Los cirujanos suelen ilustrar sus notas con imágenes anatómicas que diagraman el punto de máximo dolor. Los oftalmólogos escriben con letra ilegible para los no oftalmólogos. Los neurólogos suelen utilizar números romanos y frases en latín. La mayoría de las notas comienzan con un resumen clínico y luego describen los acontecimientos del día o de la hospitalización, presentan los hallazgos del examen físico, informan de los resultados de las pruebas diagnósticas, formulan una evaluación y esbozan un plan. Dado que puede haber muchísimos médicos, enfermeros y terapeutas atendiendo a un mismo paciente, todos deben leer el historial para conocer los hallazgos, las impresiones y los planes de los demás. Salvo en circunstancias extraordinarias, cuando un caso se hace público y se discute, la lectura del historial suele sustituir a la conversación entre los cuidadores.

Cuando los estudiantes de medicina de tercer curso se esfuerzan por dominar las complejidades de lo que se incluye en una nota hospitalaria

—cómo estructurar las frases, cómo ordenar las palabras en la página—, muchos no saben que están dominando la sabiduría y la costumbre de casi un siglo de medicina occidental. Hasta 1916, cada sala de hospital tenía un registro en el que se anotaban los acontecimientos del día de todos los pacientes de esa sala. Fue en mi hospital, el Hospital Presbiteriano de la ciudad de Nueva York, donde surgió la brillante idea de dar a cada paciente un libro propio, la historia clínica.[43] Disponer de una historia clínica individual para cada paciente permitió a los primeros hospitales controlar y evaluar la atención médica prestada por cada médico, y las historias clínicas actuales cumplen una función evaluadora similar. Lo que comenzó a principios de siglo como un esfuerzo por mejorar la calidad de la atención hospitalaria se ha convertido en una actividad médica central —"¿has escrito tus notas en la evolución?", le preguntará un interno a otro para saber lo cerca que está de poder irse a casa— y en un elemento necesario en la atención multiprofesional del paciente hospitalizado.

Cuando prestamos una debida atención a la historia clínica del hospital, vemos que, de hecho, es un documento extraño.[44] Cualquiera que sea la especialidad del escritor, la nota de la historia clínica transmite información tanto por su forma como por su contenido. Al igual que ocurre con las novelas, las obras de teatro o la poesía, las noticias que se obtienen de una nota hospitalaria se transmiten tanto por las palabras escritas como por las características formales en las que está redactada. Escrita casi en su totalidad en presente y futuro, la historia también está escrita en voz pasiva o imperativa: "Radiografía abdominal y lactato para seguir, rehidratar suavemente, considerar paracentesis del abdomen". La mayor parte de la historia está escrita por un narrador borrado, es decir, por un hablante que silencia su propia voz. En lugar de escribir: "He administrado 80 mg de Lasix", el médico escribe: "Se han administrado 80 mg de Lasix". De este modo, se minimizan las diferencias entre los distintos autores individuales,

---

[43] Stanley Joel Reiser, "Creating Form out of Mass: The Development of the Medical Record", en Everett Mendelsohn (ed.), *Transformation and Tradition in the Sciences: Essays in Honor of I. Bernard Cohen,* Cambridge, Cambridge University Press, 1984, pp. 303-316.

[44] Véase una creciente corriente de investigación textual sobre historias clínicas hospitalarias, como Suzanne Poirier y Daniel Brauner, "The Voices of the Medical Record", en *Theoretical Medicine,* núm. 11, 1990, pp. 29-39; Joanne Trautmann Banks y Anne Hunsaker Hawkins (eds.), "The Art of the Case History", número especial de *Literature and Medicine,* núm. 13, 1992, pp. 1-180, y mi "The Life-Long Error, or John Marcher the Proleptic", en Laurie Zoloth y Susan B. Rubin (eds.), *Margin of Error: Mistakes in Ethics Practice and Clinical Medicine,* Hagerstown, Md., University Publishing Group, 2000, pp. 37-57.

aunque se refuerzan las diferencias entre los grupos de escritores: cirujanos, neurólogos, enfermeras.

Estas normas genéricas implícitas de escritura en la historia clínica significan que el autor implícito de una nota no es un médico o un enfermero individual, sino un representante de una disciplina específica. Cuando el médico adjunto de medicina interna escribe: "Siga la brecha aniónica, * es posible que tenga que drenar el abdomen", él o ella representan las acciones futuras de todo el grupo de internistas que atienden a este paciente durante los días, semanas o meses de hospitalización. (Durante una hospitalización larga en un hospital universitario con cambios periódicos en la composición de los equipos de planta, puede haber acumulados más de veinte internistas atendiendo a un paciente individual). Cada autor individual escribe como si representara el punto de vista de un conjunto de individuos que actúa como si fuera uno solo, lo que enfatiza el conocimiento colectivo del grupo, pero silencia las acciones y la responsabilidad del individuo.

Debido a su formación en el estilo específico de la historia clínica, los médicos aprenden a suprimir su propia voz de autor, su individualidad. En una época en la que los médicos valoraban el distanciamiento como la postura clínica ideal, la supresión del punto de vista personal que se lograba diciendo "se administraron 80 mg de Lasix" se consideraba quizá un deber. Sin embargo, en la actualidad hemos aprendido lo suficiente sobre el poder retórico de la forma y las consecuencias clínicas del distanciamiento como para cuestionar la conveniencia de tal omisión.[45] Si, en efecto, la interpretación que hacen los médicos de los problemas a los que se enfrentan sus pacientes y el comportamiento que adoptan con ellos vienen determinados, en parte, por el lenguaje y las formas en las que hablan, escriben y piensan sobre estos problemas, entonces puede ser fructífero analizar de forma muy crítica estos géneros y tomar decisiones sobre cómo queremos que nuestros médicos, enfermeros y trabajadores sociales escriban sobre nosotros.[46]

---

* El término en inglés es *anion gap,* y se usa en la práctica de esa manera o como brecha aniónica. [N. de T.]

[45] Jodi Halpern, en *From Detached Concern to Empathy: Humanizing Medical Practice,* Nueva York, Oxford University Press, 2001, aportó un enorme regalo a la práctica clínica al examinar para nosotros todos los caminos perniciosos que llevaron a valorar el desapego clínico y los métodos que podríamos adoptar ahora para corregir este giro en falso.

[46] Véase Thomas Laqueur, "Bodies, Details, and the Humanitarian Narrative", en Lynn Hunt (ed.), *The New Cultural History,* Berkeley, University of California Press, 1989, pp. 176-204, para una explicación de la fuente social y las primas narrativas de la nota clínica.

El primer paso consiste en estudiar diversos textos clínicos para comprender su funcionamiento. Recibí los manuscritos de un libro de guardia del Hospital Roosevelt de la década de 1880. He aquí un extracto de un ingreso hospitalario del 31 de agosto de 1884, titulado Cáncer de pulmón, hemoptisis:

> TJM, 24 Nueva York Soltero [Tranvía] Guarda
> Antecedentes: Padre muerto de neumonía, madre envenenada por error. Ha tenido escarlatina, intermitente. Niega sífilis. Bebe muy poco. Ha tenido numerosas hemorragias, la primera hace siete años y la última hace dos, variando de una taza a un cuarto. Ha tenido sudores nocturnos.
> Enfermedad actual: A las 8:15 de anoche, mientras estaba en su coche, tuvo un ataque de tos seguido inmediatamente de un sabor dulce en la boca y sangró por la boca unos 20 minutos. Tomó ácido gálico que tuvo buen efecto.
> Al ingreso: El paciente entró sangrando profusamente por la boca. Pulso fuerte, al principio rápido, después más lento. Ord. Ergot, solución de ácido tánico.
> Sept 1: Se siente mejor esta mañana. Ord. Ergot
> Sept 3: Muy débil y sin aliento, todavía escupe coágulos de sangre.
> Sept 4: Mucho más débil. Infusión Digitalis. Cianosis creciente, todavía sangrando.
> Sept 5: El paciente se hundió gradualmente a las 8 de la mañana. Sin pulso radial. Temperatura 40 y a las 9:15, murió tranquilamente.

Leemos la dignidad formal de esta prosa, reconocemos los formatos que utilizamos hoy, y asistimos más de cien años después a esta muerte que nos conecta con el joven perdido y con el triste médico que intentó salvarlo. La historia de este joven guarda de tranvía se narra en un género muy familiar para cualquier médico formado desde finales del siglo xix. El caso se relata con secciones tituladas Antecedentes, Enfermedad Actual, Al Ingreso, muy parecidas a las actuales Historia Médica Anterior, Historia de la Enfermedad actual y Problema Principal. Y así, además de aprender sobre este desafortunado guarda que muere por hemorragia pulmonar, los médicos lectores sienten simultáneamente una conexión terrenal y misteriosa con el médico que escribía hace más de un siglo y, por extensión, con todos los médicos que piensan, escriben y razonan de estas formas colectivas especiales.

Más de cien años después, los médicos siguen escribiendo de forma similar en las historias clínicas de los hospitales. Con el permiso de la Junta de Revisión Institucional, cito fragmentos de una historia clínica reciente en la que se relata la hospitalización de un anciano con cáncer metastásico en fase terminal que muere mientras duerme.[47]

> Médico Residente Senior. Nota de admisión 1 AM 22/10
> Varón de 73 años con diagnóstico de cáncer de células escamosas pobremente diferenciado?, cabeza y cuello, atendido por el servicio de Otorrinolaringología del Centro Médico, recomendaron radioterapia, pero el paciente la aplazó, no ha recibido tratamiento. El tumor parece extenderse al cuello, nasofaringe, amígdala izquierda. En previsión de sus necesidades nutricionales, se le practicó una enterogastrostomía percutánea [es decir, una sonda de alimentación] el 10/6/xx, la biopsia gástrica reveló un carcinoma (?adeno) poco diferenciado, el TAC de tórax/abdomen/pelvis muestra metástasis en los ganglios linfáticos, nódulos cutáneos, masas suprarrenales bilaterales. Presenta dolor al tragar, disminución de la ingesta por la boca, pérdida de peso de 15 kilogramos/3 meses. Se queja de dolor aumentado en el cuello...
> Historia social: Casado, vive con su mujer. Tiene hijastros, no tiene hijos propios. Vivió en NY la mayor parte de su vida, fue militar, nació en Ohio.

---

[47] Este estudio textual de historias clínicas hospitalarias, "Análisis lingüístico de historias clínicas hospitalarias", fue aprobado por la Junta de Revisión Institucional de la Facultad de Médicos y Cirujanos de la Universidad de Columbia el 1° de junio de 1997. Todos los nombres, las fechas y los datos identificativos de pacientes y profesionales de la salud han sido modificados por motivos de confidencialidad. Me he tomado la libertad de deletrear en el texto las abreviaturas y los símbolos que aparecen en las notas de las historias clínicas de los hospitales, porque el texto real es excesivamente impenetrable. Por ejemplo, el texto real de la primera sección aquí reproducida es el siguiente:

> 73 yo ♂ w/dx poorly differentiated ?squamous cell CA H+N, seen by ENT svc @ —— MC, rec XRT but pt deferred, has not had tx. Tumor appears to extend to neck, nasopharynx, L tonsil. In anticipation of nutritional needs, PEG tube placed 10/6/xx, gastric bx→ (?adeno) CA poorly diff, chest/abd /pelvis CT shows mets to LN's, skin nodules, B adrenal masses. Presents w/dysphagia, ↓po intake, wt loss 30#/3 mos. C/o pain↑ @ neck...

Extractos más extensos de esta historia clínica, con todas las desgarbadas abreviaturas y símbolos, se publicaron en mi "The Life-Long Error, or John Marcher the Proleptic", *op. cit.*, pp. 37-57.

Examen 140/70 pulso 100 Temperatura 37,3
General: Anciano negro, acostado de lado, parece incómodo.
Cabeza, ojos, oídos, nariz, garganta: gran masa infiltrativa de partes blandas; afecta a toda la mandíbula, cuello izquierdo... conducto auditivo externo izquierdo con exudado blanquecino conducto externo interior, demasiado doloroso para visualizarlo...

Lowe

Este anciano ingresa en el hospital debido a una masa en el cuello y la cara, que le impide tragar. Ha perdido mucho peso y sufre grandes dolores. Tras una intervención rutinaria para colocarle una sonda de alimentación, se descubre que el tumor se origina en el estómago, y no en el cuello. Este sorprendente descubrimiento apenas es tenido en cuenta por los autores de la historia clínica, que ocultan este y todos los demás misterios del caso.

El paciente sufre una depresión aguda y tiene tendencias suicidas al enterarse de que tiene cáncer, y se pide a un psiquiatra que lo evalúe y recomiende un tratamiento. El psiquiatra se entera de que el paciente tiene antecedentes de esquizofrenia y estuvo hospitalizado para recibir tratamiento psiquiátrico durante la Segunda Guerra Mundial. También se entera de que el paciente ha estado cada vez más deprimido en los últimos meses, con pérdida de placer, dificultad para dormir, disminución del apetito y disminución de la esperanza. El psiquiatra ordena que se cierren las ventanas de la habitación del paciente para evitar que salte al vacío. Ordena la administración de varios medicamentos psicoactivos y la presencia de un acompañante privado de turno junto a la cama del paciente para evitar que se haga daño.

El psiquiatra aborda la atención de este paciente de forma muy parecida a como lo hacen los internistas, cirujanos y otorrinolaringólogos: con diagnósticos médicos y tratamientos físicos. La realidad del sufrimiento del paciente llega a una persona del equipo sanitario: el acompañante privado que se sienta junto a su cama todos los días por el riesgo de que el paciente se haga daño. Este asistente, la persona menos preparada del equipo, es quizá la que más se acerca al paciente en cuanto a experiencia vital y antecedentes, y es capaz, como el Gerasim de Tolstói en *La muerte de Iván Ilich,* de tender un puente entre los enfermos y los sanos atendiendo e incluso representando lo que dice este hombre gravemente enfermo:

28/10/xx Nota psicológica
El paciente dice haber mejorado su humor y haber dormido más. Niega haber vuelto a pensar en saltar por la ventana. Sin embargo,

el asistente informa que el paciente habla frecuentemente de la muerte y de su deseo de no sufrir más. Sigue pareciendo deprimido, aunque menos. Tolera la medicación psiquiátrica.

Y de nuevo dos días después:

30/10/xx Nota psicológica. Anotado arriba.
El paciente se queja de sequedad de garganta. Por lo demás, informa de que su estado de ánimo ha mejorado. Parece menos disfórico. El sueño ha mejorado. Quiere comer. Niega ideación suicida. El asistente informa que el paciente cantó una canción sobre la muerte todo el día 10/29.

Hay problemas para decidir qué hacer por el paciente. Su mujer no quiere aceptar cuidados heroicos en su nombre, ni tiene capacidad económica para pagar una residencia de ancianos. Todos los tratamientos posibles se consideran fútiles, y el paciente es declarado no resucitable. El último día de hospitalización del paciente, se registran las siguientes notas:

17/11/xx 9:45 AM   Nota de evolución del interno
S: Paciente somnoliento + letárgico esta mañana...
A/P: Paciente de 73 años con adenocarcinoma gástrico metastásico en cabeza, cuello y cerebro. Paciente con hemorragia persistente de una lesión gástrica ulcerada.
Ahora con pobre saturación de oxígeno, recibiendo tratamiento de radiación. Paciente estable...

Murray 4507

Y, sin embargo, una hora más tarde, el médico residente junior es "llamado para ver al paciente":

17/11/97 Nota sobre el Evento. Médico Junior Residente
10:45 AM Llamado para ver paciente encontrado sin respiración + sin pulso por su asistente y enfermero. Paciente tumbado en la cama con mascarilla facial de no reinhalación que no responde a estímulos verbales/sonidos. Sin movimientos torácicos; en la exploración: sin ruidos cardíacos; sin movimiento aéreo; sin pulsos.

Paciente declarado muerto a las 10:39 AM de hoy. El paciente
era no resucitable. Esposa notificada.

Perella 8327

Lo que vemos en este brevísimo fragmento de texto de la historia clínica hospitalaria es lo abrumadoramente denso que se ha convertido el
aspecto instrumental de nuestras representaciones clínicas. Debido a los
usos administrativos y legales que se dan a estas historias clínicas, quizá los
redactores no sean libres de expresar sus propias percepciones sobre lo que
sufre el paciente. Esta historia contemporánea no tiene la gravedad de la
historia de 1884, aunque el paciente está tan enfermo como el guarda del
tranvía que murió desangrado. Si se mira con atención, se ve que los que
cuidaron a este anciano se conmovieron por su sufrimiento. Por ejemplo,
el médico residente describe el oído izquierdo del paciente como "demasiado doloroso para visualizarlo", una frase que puede contener simplemente
la explicación de que el médico no pudo introducir el otoscopio en el
conducto auditivo externo del paciente debido al dolor excesivo que le
causaba. La frase puede, al mismo tiempo, señalar un "dolor" más global
experimentado por este joven médico al presenciar la difícil situación de
este pobre anciano, enfermo mental que pronto morirá.

En esta historia clínica y en innumerables otras como esta, una serie
de periodistas médicos describen un aspecto de la enfermedad biológica
del paciente: el cirujano de cuello informa sobre el cuello; el gastroenterólogo, sobre el estómago; el psiquiatra, sobre la depresión. Cuando leí este
historial completo, que abarcaba una hospitalización de casi un mes, me
abrumó todo su peso de sufrimiento, incertidumbre, conflicto y tristeza.
No leí una o dos evoluciones, sino que me sumergí en todo lo que les ocurrió a este caballero y a su esposa, y pude reconstruir la historia del paciente
tal y como la relataron de forma oblicua y fragmentaria las docenas de
profesionales de la salud que escribieron en su historial. Tuve que aportar a
la historia mi capacidad lectora de interpretación e imaginación, uniendo
diversas piezas de evidencia de diferentes evoluciones para hacerme una
idea del aislamiento, el pánico y la sensación de abandono del paciente. Si
hubiera atendido a este paciente, estas hipótesis generadas por las palabras
de mis colegas me habrían impulsado, espero, a intentar mitigar la soledad
del paciente y a acompañarlo en su miedo.

Sin embargo, estoy convencida de que soy la única persona que ha leído
esta historia completa, y sólo en virtud de la historia iterativa e implacable
de la enfermedad puedo apreciar la gravedad del sufrimiento representado. Como he aprendido a ser una lectora atenta, puedo seguir la difícil

situación de este hombre y su esposa, la urgencia de su necesidad y la respuesta afectiva de sus cuidadores a su sufrimiento. Y lo hago a pesar de, y no en virtud de, la prosa formulista, cargada de jerga y plagada de abreviaturas en la que hoy se expresan las representaciones clínicas. No debería ser tan difícil conocer la situación de un paciente a través de nuestros historiales. No debería ser necesario un doctorado en inglés para descifrar los complejos secretos que se esconden en nuestras llamadas notas de evolución. Si nos ayudamos unos a otros a desarrollar las habilidades de lectura atenta necesarias para descifrar los códigos de los historiales médicos convencionales, también podríamos desarrollar formas más directas y transparentes de representar todo lo que los médicos, enfermeras y trabajadores sociales llegamos a saber sobre nuestros pacientes y sobre nosotros mismos.

Representaciones clínicas: historias clínicas del consultorio

Las historias clínicas son, por definición, leídas por muchos lectores, entre los que ahora se incluyen no sólo otros profesionales de la salud, sino también abogados, administradores de hospitales, los llamados auditores de calidad y gestores de riesgos, compañías de seguros y empleados de facturación. Lamentablemente, la historia clínica hospitalaria se está perdiendo como instrumento de reflexión, porque se ha cargado con funciones no clínicas. Como ya no se permite a los profesionales de la salud escribir en la historia clínica sus desacuerdos o sus incertidumbres para que tales revelaciones no tengan consecuencias legales, la historia clínica es cada vez menos útil para los que realmente atienden a los pacientes. Pero las historias clínicas privadas pueden permitir una reflexión más honesta sobre la atención al paciente. Los médicos que atienden a pacientes en consultas privadas guardan archivos personales, escritos sólo por ellos y leídos sólo por ellos. Es más probable que estos registros reflejen los pensamientos y sentimientos individuales y personales del médico que atiende al paciente que la historia clínica de un hospital, a pesar de que los organismos reguladores y las compañías de seguros examinan rutinariamente las historias clínicas de los consultorios privados. En lugar del texto heteroglósico o multilingüe de la historia clínica hospitalaria —escrito por docenas de profesionales de la salud, pero estructurado para minimizar la voz idiosincrásica de cualquier médico—, la historia clínica del consultorio privilegia y da voz a la comprensión y el tratamiento de la situación clínica de un paciente concreto por parte de un solo médico.

Mi padre, George Charon, era médico generalista en Providence, Rhode Island, y atendía a la población francocanadiense que trabajaba en las fábricas allí. Tengo cajones llenos de sus historiales escritos a mano, con su tinta azul y negra, debajo de la mesa de mi casa. Mientras leo un cajón de historiales amarillos, experimento de manera indirecta las horas de consulta de mi padre. El 23 de agosto de 1973, ve por primera vez a una mujer casada de 25 años. "La atendí en el parto hace 25 años", es la primera línea del historial, con una anotación del nombre y la dirección de la madre de la paciente. Lleva "3 años enferma-sin atención médica-3 años separada de su marido-temerosa de los médicos-muy infeliz-alejada de su marido, que le hace la vida imposible-le grita a su hija sin motivo. ¡¡160/100!! Debería tener Hdur. Muy ansiosa y deprimida (pensaba en suicidarse)". La ve semanalmente y le da un antidepresivo y un diurético para la presión. Al cabo de tres semanas, puede volver al trabajo. Ella continúa viéndolo en el consultorio con regularidad y también le consulta por teléfono. Y entonces, con la fecha especificando sólo "1974", mi *madre,* que trabajaba como recepcionista/auxiliar de enfermería para mi padre, escribe en la ficha: "Nos envió una tarjeta de Navidad".

Lo que surge aquí es una síntesis de lo instrumental y lo reflexivo, en la que la atención y la representación se apoyan y alimentan mutuamente. Al mismo tiempo —a menudo en la misma frase seguida— que se inician los medicamentos para la presión arterial, se registra el estado emocional del paciente. Se intuye la conexión entre lo instrumental y lo reflexivo en la propia vida del paciente, como cuando las dificultades conyugales intensifican los síntomas de depresión. El propio compromiso del médico en la vida en curso del paciente es evidente en todas partes, tanto en el nivel de percepción alcanzado de la vida del paciente como en la inclusión intermitente de la propia vida privada del médico. El 26 de abril de 1973, mi padre escribe en la historia clínica de una paciente difícil con una terrible enfermedad vascular y una diabetes fuera de control: "¡Hoy Michele cumple 15 años!". Marca el cumpleaños de mi hermana justo ahí, en medio de las lecturas de glucosa de *Mme* R.

Otros historiales revelan una ternura y un profundo compromiso con el bienestar de sus pacientes. Mi padre ve a una pareja en los años sesenta. Son infelices, se pelean entre ellos, están perplejos. Hace la historia clínica, se concentra en sus tensiones emocionales, escucha cómo se quejan por turnos de sus suegros.

12/19 Recientemente tratado en casa de faringitis aguda con pastillas de Madriban: la garganta está bien hoy-Ahora: tensión emocional y fricción con su esposa: que estaba presente: Ambos relatan historia de infelicidad en el hogar cuando eran jóvenes.

Ahora roces por falta de amistad en las relaciones; él la culpa a ella de alterar la paz; ella no admite del todo su culpabilidad. La relación entre los dos es pobre ahora.

Se les da ánimo: enfatizo la culpabilidad de cada parte debido a la inestabilidad emocional existente en ambas partes:

Ánimo: remantener unidad familiar-salvarla. Rx:[*] Equanil[**] ambos qid 1ª semana, tid 2ª semana, bid 3ª semana y luego una vez. $5.

Durante los meses y años siguientes, distintos miembros de la familia son tratados por dolores de garganta, inapetencia, forúnculos, heridas punzantes, fractura de un dedo del pie, tos y sibilancias. El marido deja un trabajo, tiene problemas de dinero (en un momento dado, hay una anotación en el historial: "Yo le debo 0,40, pero él me debe 9,00"), y empieza a trabajar por su cuenta con una especie de camión de comida. Se hace seguimiento de la situación familiar, así como el contexto de los numerosos problemas de salud de todos ellos. "27/2: Todo tipo de discusiones con parientes y esposa. Fuera de control. Ánimo: Volverás a estar bien. Aconsejo caminar 1 h, leche 2 h prn, vitamina tid". Los actos ocasionales de "dar ánimo" equivalen a una modesta psicoterapia. No da las recomendaciones de un psiquiatra. Deriva a sus pacientes a la clínica de salud mental o a psiquiatras privados. Pero lo que hace en sus actos de aliento es unirse a los pacientes, de alguna manera, después de haberlos escuchado con lo que parece ser una gran precisión y consideración.

Cuando leo estos historiales, la tarea práctica de aprender cómo escriben los médicos sobre sus pacientes se impregna del descubrimiento del tipo de médico que era mi padre. Nunca fue evidente que supiera estas cosas tristes, oscuras, enojosas, pesimistas y graves sobre la vida, sobre los males corrientes de las familias. La razón por la cual él escribía estas cosas en las historias clínicas de los pacientes debía ser que concebía la salud de modo que incluyera la salud emocional, la estabilidad matrimonial y la gratificación sexual. Sus historias clínicas son, simultánea y transparentemente, historias de enfermedades de pacientes individuales, de un médico individual, de las costumbres de una cultura, de la intimidad, del dolor, de una persona que acompaña a otra a través de la oscuridad.

---

[*] Abreviaturas médicas. Rx: receta. Qid: cuatro veces por día. Tid: tres veces por día. Bid: dos veces por día. [N. de T.]

[**] Equanil. Nombre comercial de meprobamato, un tranquilizante menor. [N. de T.]

Este breve examen de las historias clínicas sugiere que algunas formas de escribir sobre los pacientes pueden contribuir al esfuerzo por comprender las experiencias de los pacientes y, como dividendo, las del propio escritor, mientras que otras pueden, a través de medios formales, limitar la visión de dicha unidad. Mi padre escribía sobre sus pacientes, su propia familia y sobre sí mismo en formas que lograban una modesta unidad de cuerpo, mente y espíritu. Por razones de forma, audiencia y función, pudo escribir sobre sus pacientes de manera que lo *ayudara* a apreciar las individualidades en lugar de las formas, como se ve en el historial médico del hospital reproducido arriba, que oscurecen las conexiones entre el paciente y entre todos los testigos de su calvario.

Vinculación

Permítanme recapitular el argumento sobre la relación entre tales actos de representación y los estados de atención y vinculación que los rodean. Los estados de atención existen en relación recíproca con los actos de representación en la práctica clínica. Al igual que la sístole y la diástole del corazón, estos estados, aunque "opuestos" en dirección o intención, se necesitan mutuamente en la práctica clínica diaria. Todos los implicados en la transacción —pacientes, familiares, médicos— se turnan para atender y representar. Mientras uno representa, el otro atiende, y luego pueden rotar al papel complementario. Los médicos, enfermeros y trabajadores sociales no siempre alcanzan los estados de atención ideales y completos de Simone Weil o Henry James. Tampoco suelen disponer del tiempo y la habilidad necesarios para elaborar descripciones atentas y detalladas de los pacientes que puedan considerarse representaciones ricas y singulares de todo lo que contemplan y sufren en la práctica. Sin embargo, lo intentan. Intentan, en la medida de lo posible, escuchar a sus pacientes y clientes. Representan lo que ven y piensan por escrito, de una forma u otra, cada vez que ven a un paciente profesionalmente.

La medicina narrativa —y sus primos la literatura y la medicina, la atención centrada en las relaciones, la atención centrada en el paciente y similares— ha desarrollado medios para estimular a los clínicos a representar de forma más completa lo que aprenden sobre los pacientes y sobre sí mismos. Este nuevo tipo de escritura es reflexiva o creativa. No se rige por las convenciones de la historia clínica hospitalaria. Permite el "yo" del sujeto que escribe. No pertenece a la historia clínica del hospital. Lo que he llamado la "Historia Clínica Paralela" es un ejemplo de este tipo de actividad narrativa: escritura realizada en un lenguaje no técnico que capta las dimensiones personales y metafóricas del significado, tanto para la persona enferma como para quienes la atienden.

Como cualquier escritura creativa eficaz, la escritura reflexiva de la medicina narrativa comprende el juego de la imaginación, la riqueza del inconsciente al alcance del lenguaje y la resonancia del recipiente del escritor para dar voz al sujeto. A diferencia del estudiado altruismo del profesionalismo —una sustitución conscientemente elegida y regulada de la codicia por el interés superior del paciente—, la riqueza de la medicina narrativa se despliega a través de la entrega de uno mismo para ser utilizado como instrumento creativo en la representación del otro.

Escribir narrativamente sobre un paciente obliga al clínico a permanecer en su presencia. Al describir un encuentro clínico con una paciente, tengo que sentarme en silencio con mi recuerdo de haber estado con ella. Las descripciones de la paciente y de mí misma suelen incluir dimensiones interiores muy potentes: el interior biológico del cuerpo de la paciente, el interior emocional de la paciente y mi propio interior emocional. Por último, está el interior de nosotras dos. El retrato es el retrato de una díada. La díada paciente/médica está haciendo el trabajo, y ambas son fundamentales para el trabajo que *sólo ellas dos pueden hacer*.

Descubro que, después de escribir una historia así, soy más capaz que si no lo hubiera hecho de darme cuenta de las cosas en las visitas posteriores. En virtud de la escritura, me involucro en la situación singular de la paciente y es más probable que recuerde lo que ocurrió en visitas anteriores y que capte el significado de acciones, palabras o sentimientos. Esta memoria incluye todo tipo de conocimientos: dosis de medicamentos, resultados de pruebas diagnósticas, muertes recientes en la familia de la paciente, sus miedos. Una se embarca, con la paciente, en una búsqueda.

Habiendo representado a la paciente, en lo que ahora reconozco como una espiral hacia la vinculación, veo que soy más capaz de atenderla la próxima vez que esté con ella. Somos capaces —mutuamente— de alcanzar la presencia. Gabriel Marcel describe el estado de presencia en *El misterio del ser:* "Cuando la presencia de alguien se hace sentir de verdad, puede refrescar mi ser interior; me revela a mí mismo, me hace ser más plenamente yo mismo de lo que debería ser si no estuviera expuesto a su impacto".[48] Qué estado tan curativo —para el paciente y el clínico— haber logrado esta comunión que, a través de la vinculación intersubjetiva,

---

[48] Gabriel Marcel, *Mystery of Being,* 2 vols., South Bend, Ind., Gateway Editions, 1978, vol. 1, p. 205.

hace evidentes no sólo los hechos de la enfermedad, sino también aspectos de uno mismo.

Y así doblamos la esquina hacia el tercer movimiento de la tríada práctica de la medicina narrativa después de la atención y la representación: la vinculación. Estas prácticas narrativas, vemos ahora, autorizan un nuevo tipo de vinculación entre el clínico y el paciente y entre los propios clínicos. Las espirales de atención y representación, tal como las he descrito anteriormente y tal como las agudiza la fórmula de Ricoeur de la mímesis, culminan en el *contacto*. El psicoanalista Donald Moss escribe sobre el contacto en el ámbito analítico: "El contacto, llevado a su límite, es […] la sensación de que no importa lo que esté a punto de decirse, no se perderá el acceso al objeto. Sin la creencia en la seguridad de dicho contacto, nos enfrentamos a la amenaza de que sectores de la mente, al ser expresados, llevarán al abandono".[49] Nosotros, en la práctica clínica de, digamos, la medicina interna o la obstetricia o la medicina del dolor, olvidamos o tal vez nunca sabemos cuán amenazante es la pérdida de contacto para los enfermos, cómo disminuye la preocupación de que algunas cosas *dichas* interrumpan los canales, corten la conexión con el oyente. ¿Cómo puede el médico soportar oír hablar del pus? ¿O del dolor interminable? ¿O de la migraña que —a pesar de todas las pastillas e inyecciones e hipnosis y bótox— vuelve a aparecer? ¿Cómo puede la primípara *decirle* a la comadrona que teme llevar un monstruo en su vientre o que no se siente capaz, después de tantos problemas para concebir, de ser madre? El doctor Moss nos ayuda en nuestro esfuerzo contraponiendo el *abandono* a la *seguridad*. Alcanzar la seguridad y negarse a abandonar —no normalizar un LDL alto, no alcanzar una HBA1C inferior a 6, no lograr un IMC entre 18 y 24— son los objetivos de la atención clínica. Estas otras cosas se conseguirán, estamos convencidos, una vez que el clínico y el paciente estén en contacto, con toda la convicción y seguridad y en el "no abandonar" presente en la elegante formulación del doctor Moss.

Los actos de atención y representación culminan en acción. Puedo *hacer* cosas por mis pacientes como consecuencia de estas acciones narrativas, logradas obediente y hábilmente. *Llego* a mis colegas y compañeros de equipo de forma más sistemática, personal y consecuente al escuchar lo que escriben sobre su trabajo clínico y al escuchar ellos lo que yo escribo sobre el mío. Todos los que leemos y escribimos en entornos clínicos

---

[49] Donald Moss, *Hating in the First Person Plural: Psychoanalytic Essays on Racism, Homophobia, Misogyny, and Terror,* Nueva York, Other Press, 2003, p. xx.

estamos descubriendo que nuestras prácticas crean comunidad: dentro de las clases de la facultad de medicina, entre los miembros del equipo en las unidades hospitalarias, en el centro de salud del barrio entre los residentes de pediatría y los trabajadores sanitarios de la comunidad. Construimos comunidad, ¡aunque no teníamos ni idea de que lo haríamos! Lo que al principio parecía un feliz efecto secundario de la formación narrativa, ahora vemos que es su impulso primordial: *nuestros actos narrativos compartidos nos permiten afiliarnos a una díada efectiva de cuidados con pacientes individuales y a un colectivo profesional cohesionado con colegas.*

La medicina narrativa está empezando a captar y articular los procesos por los que la lectura y la escritura benefician a médicos y pacientes. Provisionalmente, podemos adoptar un modelo ricoeureano de mímesis, en toda su complejidad y profundidad, para ayudarnos a pensar en la tríada de atención, representación y vinculación. Siendo la medicina una iniciativa tan práctica como es, no podríamos estar satisfechos con nuestra teorización si no condujera a alguna parte, si no tuviera resultados demostrables y reproducibles. Las vinculaciones son los resultados del trabajo narrativo: vinculaciones curativas con los pacientes y vinculaciones grupales con nuestros compañeros enfermeros, médicos y trabajadores sociales.

Si no fuera por los resultados afiliativos de la medicina narrativa, no podría insertarse en nuestras ajetreadas prácticas. Dedico los capítulos restantes de este libro a un catálogo detallado de las consecuencias de practicar la medicina narrativa y de los tipos de afiliaciones que resultan de actos rigurosos y sostenidos de atención y representación en el entorno clínico. Estas vinculaciones incluyen comunidades de tutoría con estudiantes, asociaciones individuales con pacientes, relaciones profesionales con otros profesionales de la salud y con otros colectivos profesionales con colegas y redes comunitarias con miembros del público no especializado. El siguiente capítulo esboza, en términos muy prácticos, lo que sucede en una sesión de enseñanza de la medicina narrativa: qué esperar, cómo prepararse, qué decir en respuesta a la lectura en voz alta de los clínicos de sus escritos. La sección final sobre los beneficios de la medicina narrativa delinea, de nuevo en lo que espero sean términos muy llanos, los resultados prácticos del ejercicio de la medicina narrativa en el consultorio, en las salas y en la comunidad.

Vivimos victorias y derrotas con nuestros pacientes; estos acontecimientos nos conmueven mientras suceden; contraemos deberes éticos hacia ellos; y nos convertimos en personas diferentes gracias a ellos. Al atenderlos y representarlos, nos incorporamos a ellos, convirtiéndonos a través de la mímesis no sólo en observadores, sino también en participantes de un mundo infinitamente complejo y fecundo.

8
La Historia Clínica Paralela

Para dar vida a los marcos conceptuales de la escritura narrativa y demostrar los métodos pedagógicos que hemos desarrollado y probado en el entrenamiento de la escritura narrativa en entornos clínicos, quiero ofrecerles una puesta en escena de una sesión de escritura real en el hospital. En lugar de incluir un CD-ROM o DVD de una sesión de enseñanza, intentaré ofrecer una transcripción virtual de lo que podría ocurrir en una sesión de enseñanza.

Cinco estudiantes de medicina se sientan en mi despacho del Hospital Presbiteriano. Son estudiantes de tercer año de medicina interna, cada uno de ellos asignado a un equipo de sala, admiten pacientes cada cuatro noches, hacen rondas, escriben en las historias clínicas del hospital y —dentro de los límites de su experiencia— son médicos para sus pacientes. Soy su preceptor, una designación que requiere que me reúna con el grupo tres veces por semana durante una hora y media cada vez durante las cinco semanas de su pasantía en el Presbiteriano. Al igual que mis colegas internistas que actúan como preceptores, pido a mis estudiantes que presenten casos en nuestras sesiones de preceptoría y les asigno temas para que investiguen y se enseñen unos a otros sobre enfermedades como el cáncer de mama, la fibrilación auricular o la icteria indolora.

A diferencia de mis colegas, también les pido que escriban sobre sus pacientes en lenguaje ordinario. Hace años, me disgustaba que mis estudiantes no tuvieran un método rutinario con el que considerar las experiencias de enfermedad de sus pacientes o examinar lo que ellos mismos experimentan al atenderlos. Enseñábamos a los estudiantes de forma muy eficaz los procesos biológicos de la enfermedad, y les enseñábamos sistemáticamente a hacer punciones lumbares y a presentar casos en las rondas, pero no éramos rigurosos en ayudarlos a desarrollar su vida interior como médicos. Tampoco estábamos modelando métodos para reconocer lo que los pacientes y sus familias sufren en manos de la enfermedad y, de hecho, en nuestras propias manos en el hospital.

En 1993, inventé una herramienta pedagógica a la que llamé "Historia Clínica Paralela" y que he venido utilizando desde entonces. Es un instrumento muy sencillo. Les digo a mis alumnos:

> Todos los días escribes en la historia clínica sobre cada uno de tus pacientes. Sabes exactamente qué escribir y de qué forma hacerlo. Escribes las

molestias actuales del paciente, los resultados del examen físico, hallazgos de laboratorio, opiniones de los consultores y el plan. Si tu paciente moribundo de cáncer de próstata te recuerda a tu abuelo, que murió de esa enfermedad el verano pasado, y cada vez que entras en la habitación del paciente lloras por tu abuelo, no puedes escribirlo en la historia clínica del hospital. No te lo permitimos. Pero tiene que estar escrito en algún sitio. Lo escribes en la Historia Clínica Paralela.

Estas son las únicas instrucciones que reciben los alumnos. Les pido que escriban al menos una entrada en la Historia Clínica Paralela cada semana y que estén preparados para leer en voz alta lo que escriban a sus compañeros y a mí en la sesión de preceptoría. Dedico una de nuestras tres sesiones semanales a que los alumnos lean en voz alta lo que han escrito en la Historia Clínica Paralela. Desde el principio, los estudiantes han escrito de manera impactante sobre su profundo apego a los pacientes, su asombro ante la valentía de los pacientes, su sensación de impotencia ante la enfermedad, su enojo ante la injusticia de la enfermedad, la vergüenza y la humillación que experimentan como estudiantes de medicina y los recuerdos y asociaciones desencadenadas por su trabajo. Les ha reconfortado oírse unos a otros leer las anotaciones de la Historia Clínica Paralela, comentando a menudo que ya no se sienten solos en su duelo, tristeza o culpa.

Desde el principio de la Historia Clínica Paralela, la he distinguido de los grupos de apoyo, las sesiones de desahogo o la terapia de grupo. Aunque creo firmemente que los estudiantes obtienen beneficios emocionales de su escritura y lectura (una creencia que se basa, en parte, en lo que los estudiantes me dicen), su bienestar emocional no es el objetivo principal de la Historia Clínica Paralela. Por el contrario, los objetivos son permitirles reconocer más plenamente lo que sus pacientes soportan y examinar explícitamente sus propios viajes a través de la medicina. Este trabajo textual es una parte práctica y, creo, esencial de la formación médica, diseñada para aumentar la capacidad de los estudiantes para un trabajo clínico eficaz.

He llegado a hacer estas distinciones por razones prácticas. La sentencia de muerte de cualquier innovación en medicina o educación médica es que se la etiquete como "cursi" o "blanda". Este tipo de intervenciones, como los grupos de apoyo informales, no suelen durar en la facultad de medicina. Asistir a ellos es señal de debilidad o necesidad para algunos estudiantes, y los que más los necesitan no asistirán. La escritura reflexiva en medicina no está hecha para reparar enfermedades psiquiátricas ni para proporcionar apoyo en salud mental. No debe reservarse a los estudiantes que no se encuentran bien o a los que les cuesta hacer frente a la formación. Por el contrario, debe considerarse como una parte integral y continua de la formación de los clínicos.

Mi garantía para exigir y supervisar este trabajo es que soy médica formada en estudios literarios. No soy una profesional de la salud mental ni he recibido formación para dirigir sesiones de terapia de grupo. (Me aseguro de decírselo a los estudiantes cuando empezamos las sesiones para disipar los temores de que vaya a indagar en sus pensamientos internos o a diagnosticar sus problemas psiquiátricos). Las habilidades que aporto al trabajo son textuales: soy una buena lectora. Sé lo que la gente intenta hacer con el lenguaje. Creo que sé bien cómo seguir el hilo narrativo de una historia, el lenguaje figurado, los giros narrativos y cosas por el estilo. No creo, hay que decirlo rápidamente, que uno necesite una formación doctoral en estudios literarios para hacerlo bien. Tampoco hay que ser médico para hacerlo, aunque sí se necesita un mínimo de familiaridad y simpatía hacia la tarea clínica. He entrenado a varios de mis colegas internistas de Columbia para llevar a cabo sesiones de historias clínicas paralelas de forma muy eficaz. El entrenamiento que necesitaban estaba, en efecto, contenido en los capítulos anteriores de este libro sobre lectura y escritura.

Hago más distinciones. Les digo a los alumnos que la Historia Clínica Paralela no es un diario. No es lo mismo escribir entradas en la Historia Clínica Paralela que escribir una carta a tu hermana. Por el contrario, es parte de la formación clínica. Lo que quiero que escriban está relacionado con un paciente concreto. No es una exploración general de la vida y los tiempos de uno. Es, en cambio, escritura narrativa al servicio del cuidado de un paciente concreto. El requisito de que los alumnos lean en voz alta lo que escriben en la Historia Clínica Paralela indica el nivel adecuado de exposición para este ejercicio. Sólo una vez, en los más de diez años que llevo haciendo este trabajo, he tenido que impedir que un alumno leyera su entrada en la Historia Clínica Paralela, porque me parecía que estaba revelando material indebidamente privado sobre sí mismo.

Al escribir sobre los pacientes, por supuesto, los estudiantes escriben mucho sobre sí mismos. La biografía del paciente siempre está entrelazada con la autobiografía del estudiante. Una de las lecciones más duraderas de mi trabajo en Historia Clínica Paralela es qué central y *expuesto* está el yo del médico en el cuidado de los pacientes. Cuando reflexionamos sobre los pacientes y la mejor manera de atenderlos, nuestros propios recuerdos, asociaciones y disposiciones pasan a primer plano. Los alumnos reconocen esta presencia del yo con toda su fuerza mientras escriben sus propias historias paralelas y leen y escuchan las de los demás.

Algunos estudiantes se resisten a escribir. Los que me asignaron en junio de su tercer año —tras once meses del trabajo más duro que habían hecho nunca— estaban demasiado agotados para contemplar las exigencias emocionales de esta actividad. "Doctora Charon, ¿quiere que hagamos qué?". Tuve que aceptar la observación de que la escritura narrativa supone una exigencia significativa para el alumno, y que los profesores deben ser discretos a la hora de saber cuándo pueden esperar que los alumnos se unan a ella. Otras resistencias son individuales. Una estudiante, deportista, contradijo mi sugerencia de que la escritura nos ayuda a reflexionar sobre nuestra experiencia. Nunca le ha parecido útil escribir, afirmó con vehemencia; en cambio, escribir es una tarea desagradable para ella. "Cuando quiero pensar en cosas, salgo a correr unos ocho kilómetros y, cuando vuelvo, veo que las cosas se han ordenado en mi mente". Le dije: "Bien. Cuando vuelvas de correr ocho kilómetros, haz una lista de las cosas que han pasado por tu cabeza. Esa será tu anotación en la Historia Clínica Paralela". Lo hizo obedientemente y produjo fragmentos que, al final de cada lista, se unificaron. Le dije que había inventado un género literario. He aquí un ejemplo:

No es un buen paciente para ti, no es interesante.
　　　　　　—no comunicativo
¿no comunicativo?
"Conoces este ♂?"
Un brillo de ojos, un movimiento de cabeza, una mirada socarrona
　　　　calidad

ESRD* + Hct de 44, explicar la paradoja, Lillian —esto
　　　　es interesante
Hmm… Ah PCKD autosómica dominante, cromosoma —un
　　　　examen físico interesante, un hx familiar interesante
"¿Tu padre tenía esta enfermedad? ¿La tiene tu hijo?"

---

* En esta cita, aparecen varias abreviaturas usuales en medicina. ESRD: eritrosedimentación. Hct: hematocrito. PCKD: enfermedad poliquística renal congénita. Hx: historia. GI: gastrointestinal. [N. de T.]

Ronda médica —un paciente interesante, una familia encan-
tadora, el hijo de DC
Entre la espada y la pared: hemorragia GI o ictus
El hijo quiere hablar de calidad de vida
Cromosoma autosómico dominante, probabilidad del 50%
¿Lo tiene? ¿Lo sabe?

En la última sesión de historias paralelas, esta estudiante trajo copias
para todos sus compañeros del poema de Dylan Thomas "Do Not Go
Gentle into That Good Night", ("No te vayas mansamente hacia esa
buena noche"), porque quería que todos sus compañeros lo tuvieran, que
tuvieran la verdad de esas palabras, junto con su propia creación:

NO TE VAYAS MANSAMENTE HACIA ESA BUENA NOCHE

Lo queremos todo hecho.
            No te vayas mansamente hacia esa buena noche.
Las enfermeras no creen que ella necesite medicamentos para
el dolor.
            No te vayas mansamente.
Dile a tu esposo que deje de torturarme.
            No te vayas mansamente hacia esa buena noche.
Eres un mentiroso, no estás cuidándolo. Olvida la orden de
no resucitar.
            No te vayas mansamente.
Si tan solo pudieran enfurecerse.

Proceso pedagógico

Para la sesión de hora y media dedicada a la Historia Clínica Paralela,
mis alumnos traen cada uno algo que hayan escrito sobre uno de sus
pacientes. Les pido que limiten la extensión a no más de una página
para que cada alumno tenga tiempo de leer en voz alta lo que ha escrito. Dado que estamos intentando enseñar a los alumnos a escuchar
atentamente las historias (sus pacientes no les traerán textos escritos
cuando hablen con ellos en el consultorio), no he adoptado la práctica
de pedir a los alumnos que hagan copias de su texto para distribuirlas al
grupo. Así que, cuando los alumnos leen en voz alta lo que han escrito,
todos escuchamos con mucha atención. Generalmente, tomo muchas
notas mientras el escritor lee, para guiar mis propios pensamientos y

para ayudarme a hacer comentarios del texto después. Al final de la sesión, los alumnos me entregan los papeles en los que han escrito. Escribo a mano los comentarios en los papeles y se los devuelvo a los estudiantes en la siguiente sesión, abriendo así un diálogo privado con cada escritor sobre sus textos.

A lo largo de los años, he aprendido qué tipo de respuestas son más fructíferas en las sesiones de Historias Paralelas. Desde que desarrollé el método para estudiantes de medicina de tercer año, lo he introducido en una amplia gama de entornos de enseñanza: trabajando con enfermeros y trabajadores sociales en unidades de hospitalización, realizando talleres intensivos con médicos de muchas especialidades en reuniones profesionales, entrenando a internos y residentes para que escriban sobre sus pacientes ambulatorios. En todos los contextos y con alumnos de todos los niveles, me he guiado por los mismos principios y he seguido más o menos el mismo proceso:

Honrar el texto. El objetivo de nuestra escritura es profundizar en la capacidad de los escritores para captar las percepciones y representarlas plenamente. Es el acto textual —y no inicialmente el comportamiento clínico o las emociones que surgen de la situación— lo que debe ponerse en primer plano. Mis comentarios iniciales suelen referirse al género, la temporalidad, las metáforas, la situación narrativa o la estructura de lo escrito. (He visto cómo los grupos de escritura perdían el aliento cuando un clínico-facilitador bien intencionado pero sin formación textual respondía a un escrito diciendo: "Vaya, lamento que te pasara eso", o "Eso me recuerda a un paciente mío que…"). Enseño mi ejercicio de lectura a cada grupo de estudiantes y los animo a estar atentos al marco, la forma, el tiempo, la trama y el deseo mientras escuchan las historias de los demás.

Pida al escritor que lea el texto. Los escritores inexpertos suelen intentar hablar de lo que escriben en lugar de leerlo. Yo insisto en oír las palabras tal y como aparecen en la página, porque gran parte de lo que se puede sacar del ejercicio se deriva de ver *cómo* está construido el texto.

Escuche con la intención de descubrir el estilo de cada escritor. No todos los escritores saben que tienen un estilo y una voz. Haga comentarios sobre escritos anteriores del autor a medida que se desarrolla el proceso de lectura. Deje que se revele la continuidad —y la singularidad— de la escritura de cada escritor a lo largo del tiempo.

Invite a los asistentes a responder al texto. Los escritores necesitan lectores que puedan revelar lo que el propio escritor no puede ver en el texto creado. Creo que a los escritores les ayuda mucho saber lo que otros oyen o leen en sus palabras. He descubierto que tres preguntas sencillas son útiles cuando los oyentes responden a un texto leído en voz alta: ¿qué ves? ¿Qué oyes? ¿Sobre qué quieres saber más? Estas preguntas permiten a los oyentes dar una respuesta beneficiosa al escritor, a la vez que implican a cada lector en un proceso dialógico individual de descubrimiento. El hecho de que cada oyente vea, oiga y sienta curiosidad por algo diferente (y a menudo contradictorio) demuestra la ambigüedad y pluripotencia de cualquier texto que creamos; qué lección tan poderosa aprender que no hay una única lectura "correcta" posible, que las posibles lecturas tienen poco que ver con la intención consciente del autor, sino que cada interpretación contradictoria *aporta algo a* la verdad de la obra.

Elogie algo acerca de la escritura. Dado que nuestros estudiantes o clínicos suelen carecer de experiencia como escritores, me ha parecido importante hacer muchos comentarios positivos al escuchar sus textos. Siempre hay algo hábil en un escrito, y estoy resuelta a elogiar en voz alta los elementos que reflejan habilidad.

Permítanme intentar recrear una sesión de Historias Paralelas, aportando una glosa metanarrativa sobre el proceso del grupo. Cambiaré los detalles que deba en los textos para proteger la privacidad de los pacientes y de los estudiantes-escritores. (Dado que algunos de estos textos se escribieron hace muchos años, no puedo solicitar el consentimiento de los pacientes, por lo que he alterado los detalles clínicos para hacerlos irreconocibles). También me tomaré la libertad de seleccionar textos de Historias Paralelas escritos en los últimos años de docencia, mezclando alumnos de diferentes años en un grupo virtual para reproducir aquí algunos de los principales elementos del proceso pedagógico. Se incluyen aquí historias clínicas paralelas escritas por cinco estudiantes de medicina de tercer curso: tres hombres, dos mujeres; tres blancos, uno asiático, uno africano; tres licenciados en ciencias, uno en inglés, uno en historia. Ningún estudiante se opone a escribir o leer la Historia Clínica Paralela. Estos estudiantes se conocen desde su primer día en la facultad de medicina y han trabajado juntos en las salas durante muchos meses.

David

David lee de su Historia Clínica Paralela:

> SC es una mujer negra de 79 años con icc,* multitud de problemas médicos y mal pronóstico. Nuestro equipo no tiene mucho que ofrecerle.

---

* icc: insuficiencia cardíaca congestiva. [N. de T.]

Mantendremos sus síntomas bajo control y evaluaremos cuánto tiempo le queda de vida, pero en realidad no conseguiremos grandes logros médicos en su vida. Pero lo que hemos hecho es darle la sensación de que estamos aquí, de que estaremos a su lado. Y sólo eso ha marcado la diferencia en su mundo. Tiene miedo, pero está tranquila. Está preocupada, pero agradecida y confiada. Acepta el final de su vida con gran dignidad.

Ella es el tipo de persona que quiero ser cuando me enfrente a mi propia fragilidad y decadencia. *Quiero ser como ella* cuando me esté muriendo. Quiero que mi corazón sea tan *suave* como el suyo cuando termine mi vida. Me encuentro a menudo soñando despierto sobre cómo esta mujer hace frente a la debilidad y la desesperación. Quiero aprender de esta mujer. Quiero escucharla. Quiero entenderla. Tengo la suerte de disponer del tiempo que tengo para estar con ella y cuidarla.

David lee despacio y con seriedad. Cuando llega al final de su lectura, comienzo el debate llamando la atención sobre la estructura y la voz narrativa de su historia. Hay dos párrafos. El primero está escrito en primera persona del plural y el segundo, en primera persona del singular. Me llama la atención que David se ha dado cuenta de la diferencia entre el trabajo colectivo de la medicina y el trabajo individual de la medicina: el "nosotros" y el "yo".

Con sus compañeros de equipo, como se representa en el primer párrafo, está al lado de la paciente. Con ellos, ofrece atención médica a la paciente y, juntos, la acompañan en su insuficiencia cardíaca. El diagnóstico, el tratamiento, el pronóstico y el apoyo se hacen colectivamente en la socialidad de la medicina. Al escuchar el primer párrafo, me pregunté si David, al igual que la paciente, se tranquilizaba gracias a sus compañeros de equipo, si su preocupación se veía aliviada por su aprecio y confianza en lo que sabían sus compañeros de equipo. Este indicio de identificación entre paciente y estudiante se confirma en el siguiente párrafo.

El segundo párrafo cambia de voz y de postura. Si el primer párrafo empieza con una dicción médica muy familiar —"SC es una mujer negra de 79 años con ICC"—, el segundo comienza con un vínculo personal entre la paciente y el escritor. "*Ella es* el tipo de persona que quiero ser cuando me enfrente a mi propia fragilidad y decadencia" es casi impactante en su intimidad. Aquí tenemos a un hombre blanco, graduado universitario de la Ivy League, robusto en su evidente buena salud, de unos 20 años, estableciendo una poderosa conexión interior con una anciana negra, enferma, pobre, sin una buena educación. La acepta como modelo de vida. Apoya su bondad, su suavidad, y la acepta como su ideal *al final, cuando importa*. El corazón que le falla cerca de la muerte es fuerte —en su suavidad— como su modelo al morir. Por supuesto, este párrafo no puede escribirse en plural, porque esta parte de su relación con ella es privadamente intersubjetiva. Es entre ella y él, dos seres humanos singulares, juntos solos.

A continuación, pregunto por la trama de la historia. ¿Qué ocurre en el transcurso de la historia? El diagnóstico y el pronóstico ya se han llevado a cabo cuando empieza la historia o se llevarán a cabo en el futuro; son reportados en el primer párrafo, pero no son la acción de la historia. Lo que ocurre en el presente de la historia es que el hablante *quiere* algo y se *encuentra* haciendo algo. Quiere ser como SC, aprender de ella, escucharla y comprenderla. Se encuentra soñando despierto con ella. La historia trata *acerca* del deseo: el deseo de estar cerca de ella, de absorber su sabiduría y de experimentar indirectamente, en el sueño diurno, su vida a través del debilitamiento y la desesperación. Es un retrato notable de un acto muy audaz de transparencia. ¿De dónde sacó David el coraje para abrirse a tales revelaciones, a tales anhelos? Querer ser como alguien tan distinto de él mismo, con la diferencia más acuciante de que ella está muy enferma y pronto morirá, requiere la valiente comprensión de que él mismo morirá. David acepta su propia mortalidad en el transcurso de estos dos párrafos con algo parecido a la dignidad de SC.

La última línea cumple una importante labor metafórica. "Tengo la suerte de disponer del tiempo que tengo para estar con ella y cuidarla" traslada el trabajo de la medicina al plano de la espiritualidad. La paciente de David se convierte en una ocasión de gracia; sus cuidados, en sacramentales. Una humildad espiritual se hace presente aquí, en la ajetreada sala, a través de un médico cuidadoso y una paciente valiente.

A los demás estudiantes les impresionó la gratitud de David hacia su paciente y su trabajo. Ellos también habían experimentado esa sensación de que la medicina era un privilegio, que les *proporcionaba* cosas que no se imaginaban que podrían obtener de esta. Se preguntaron si la paciente de David sabía el poderoso papel que desempeñaba para él, y hablamos durante algún tiempo sobre cómo transmitir a nuestros pacientes nuestra admiración y amor por ellos. Todos nos sentimos agradecidos de que David nos transmitiera un sentimiento de reverencia e, incluso ante la muerte, una sensación de serenidad compartida.

Nancy

Nancy lee a continuación.

Mi interna parecía estresada mientras salía corriendo de la habitación de uno de sus pacientes. Yo estaba en la estación de enfermería hablando de uno de mis pacientes con el residente *senior*. Ella irrumpió en nuestra conversación y le dijo al residente *senior:* "¿Puedes venir conmigo?". Se apresuraron a volver a la habitación del paciente y yo y los demás estudiantes de nuestro equipo los seguimos, con la esperanza de poder aprender algo o ser de ayuda. Cuando entré en la habitación, mi interna estaba poniendo una mascarilla de O_2* a la paciente y mi senior estaba auscultando su corazón. Se quitó el estetoscopio de las orejas y le dijo al marido de la paciente: "¿Puede salir un momento, señor?". El marido parecía confundido. Se quedó observando y finalmente se alejó mirando por encima de su hombro. "Está muerta", dijo mi residente. "Quítale la máscara". Mi interna dudó. Buscó el pulso. "Es DNR**", dijo. Le quitó la mascarilla y suspiró con fuerza. Miró el reloj. "9:20", dijo. "¿Qué le decimos a su marido?", preguntó. "Le decimos que ha fallecido", dijo nuestro residente. Todos nos quedamos parados un momento. Miré a la paciente mientras la interna le tapaba la cara. Su rostro ictérico y edematoso no mostraba angustia.

Salimos lentamente de la habitación. Los otros estudiantes y yo nos dirigimos a la estación de enfermería en silencio. La voz de nuestro residente se desvaneció detrás de nosotros. Entonces oímos los fuertes y tristes lamentos del marido de la paciente que llenaban el pasillo. Todos en el puesto de enfermería se detuvieron y miraron. "Pobre hombre", pensé. Había firmado el formulario de no reanimación dos días antes. La había visto mejorar y recaer durante las últimas semanas, pero esta mañana pensaba que "estaba dormida".

Mi interna volvió a la enfermería. "Llevaba sesenta años casada", dijo. Sentí su soledad. Mi residente *senior* regresó al puesto de enfermeras a los pocos minutos y continuamos la ronda. La paciente y su marido ya no eran nuestro problema. Miré hacia el pasillo y vi a la enfermera con el brazo alrededor del hombro del marido de la paciente. Mi interna se volvió hacia mí y me dijo: "Vamos a avisar y a escribir la nota de defunción".

---

* O_2: Símbolo químico del oxígeno. [N. de T.]

**   DNR: directiva avanzada de no resucitar. [N. de T.]

Deseé de inmediato que esta escritora y sus oyentes se dieran cuenta de lo que había logrado en esta historia elegantemente estructurada. Al escucharla, me pareció que se aproximaba al control narrativo que Hemingway modeló en sus historias de Nick Adams. La focalización permanece infaliblemente en el narrador: "mi" interno, "nuestro" residente, los "otros estudiantes de medicina y yo". Esto es sorprendente a la vista de la producción de la historia: todos pudimos ver que Nancy estaba leyendo su historia a partir de un trozo de hoja de continuación de la historia clínica del hospital, garabateada en tinta con algunas tachaduras e inserciones desordenadas. Era evidente que se trataba de un trabajo apresurado, que no había sido elaborado con esmero, sino un primer borrador fresco y brillante. Tanto más importante era el control del punto de vista de sus propios ojos, informando de los acontecimientos sólo dentro de su visión y en su conocimiento.

Los lectores recibimos la visión cinematográfica de esta estudiante sobre los acontecimientos en un escenario telegráfico que evoluciona rápidamente. El primer párrafo comienza con un torbellino de actividad: la interna se apura, irrumpe en la conversación, los médicos se apresuran a volver a la habitación de la paciente. Nuestra narradora, sin embargo, va detrás de ellos, transmitiendo su sensación de inseguridad o confusión o, en su defecto, falta de capacidad de acción "esperando que pudiéramos aprender algo o ser de ayuda". A los lectores nos llegan las escenas que siguen exactamente como le llegaron a la narradora, lo que nos lleva a sentirnos muy cerca de ella en esta experiencia.

Lo que ella presencia y nos ofrece es la escena de la muerte. La frenética actividad da paso a un sombrío cuadro: el residente inclinado sobre el silencioso pecho de la paciente, el marido desamparado al ser expulsado de la habitación, la interna buscando vacilante el pulso ausente, la estudiante observando cómo se cubre el cadáver. 9:20 marca el presente y el final de la vida de esta anciana.

A pesar de la gravedad de los hechos, la escritora no pierde el control. Los acontecimientos "fuera de cámara" se describen sólo con su banda sonora. Todos en la habitualmente frenética enfermería se detienen y miran al oír los lamentos tristes del afligido marido. Y entonces el lector obtiene una visión interior de los sentimientos del narrador. "'Pobre hombre', pensé [...] Sentí su soledad". La realidad de este momento parece alcanzar a la estudiante. Recordada por la interna de su matrimonio de sesenta años, la estudiante parece compadecerse de este hombre, que se embarca a las 9:20 de la mañana en una vida en soledad. El hecho de que sean las enfermeras, y no los médicos, quienes se encarguen de su cuidado no hace sino intensificar la sensación de la estudiante de medicina de haber sido encapsulada lejos de la inmediatez de la experiencia. Su trabajo es "avisar y escribir la nota de defunción", y no abrazar a este pobre anciano cuya vida acaba de cambiar irrevocablemente.

Cuando pregunté a los alumnos oyentes qué oían en la historia de Nancy, coincidieron en que transmitía tristeza, abandono y silencio. Aunque había diálogo y acción en la escena, el ambiente general era de distancia, como si percibiéramos los acontecimientos a través de una densa niebla. Y quizá esta sea la verdad más urgente que Nancy transmite en su historia, de nuevo no necesariamente por las palabras o la trama, sino por cómo se entrega: su experiencia como estudiante de medicina de tercer año la separa de la experiencia de este desafortunado hombre. Se encuentra a una distancia insalvable de él, de su confusión, de su vigilia durante las últimas semanas y, ahora, de su agudo sufrimiento. (Tal vez estén unidos textualmente en su confusión compartida, tanto la estudiante como el marido vagando detrás de la certeza en la intención de todos los demás). Ella está encapsulada en su propia inexperiencia, sus responsabilidades —como así son— acotadas a las tareas profesionales de la medicina, dejando a las enfermeras que lleven a cabo las tareas *más reales* y más humanas de atender al sobreviviente.

Para nuestro grupo, la escritura de Nancy abrió una tristeza inquietante: que los pacientes sufren auténticas pérdidas mientras que nosotros, los médicos (y no tanto los enfermeros), a veces, en comparación, parecemos sufrir sombras de esas experiencias. Cuando pedí al grupo que reflexionara sobre el *deseo* aparente en esta historia, según mi pauta de lectura, algunos pensaron que Nancy parecía anhelar liberarse de la niebla hermética, estar *presente* con este marido o incluso con esta mujer moribunda, que murió fuera de la vista, sola ella misma ahora después de sesenta años de matrimonio. El silencio y la quietud del sombrío cuadro presentado por la autora nos señalaban un peligro. Que el autor, dentro de esta historia, fuera incapaz de atravesar la niebla y alcanzar un rol, ya sea con la propia paciente o con el marido, indica al menos un anhelo, una necesidad y un "estar listo" para la presencia y la acción en el futuro. De hecho, la siguiente anotación que Nancy escribió en su Historia Clínica Paralela relataba cómo había diagnosticado ella sola un abdomen agudo un sábado por la mañana temprano, llevando a los cirujanos a la cabecera de la cama de una anciana y pronto al quirófano, tras haber reconocido una urgencia quirúrgica. Fue una tremenda celebración del juicio clínico y la valentía de la estudiante, en claro contraste (y quizás no sin relación) con la silenciosa pasividad de la escena anterior.

Tolulope

Tolulope, un nigeriano que se trasladó a este país cuando era adolescente, había sido asignado al servicio de oncología en sus prácticas de medicina y atendía a pacientes muy enfermos y moribundos. Sin embargo, escribió en su Historia Clínica Paralela acerca de un "huésped", un paciente que no tenía cáncer pero que fue ingresado en oncología porque no había espacio para él en otro sector. Como suele ocurrir cuando los pacientes son especialmente complejos o exigentes, el estudiante escribió sobre este paciente más de una vez. A lo largo de dos anotaciones en la Historia Paralela, Tolu describió sus intentos de cuidar a este joven con sida:

> He tenido momentos de extrema tristeza al pensar en el pronóstico de algunos de mis pacientes oncológicos. He tenido que cuestionar algunas de mis creencias más arraigadas. Incluso me he cuestionado cuál va a ser mi papel en la medicina y por qué me dedico a ella en primer lugar. [...] He aprendido que curar a un paciente no es lo único en lo que consiste la medicina. [...] He trabajado con un excelente interno y residente [...] que me han enseñado mucho sobre cómo tratar a los pacientes para que se sientan mejor. [...] He visto cómo expresaban emociones de tristeza y felicidad evocadas por los pacientes.
>
> Ayer, mientras estaba de guardia, me enviaron a urgencias a ver a un hombre HIV+ que iba a ingresar en mi servicio para que lo evaluaran por una diarrea grave... LD está en sus tempranos 30 años, en 1990 le dijeron por primera vez que tenía el HIV, pero se negó a tomar ninguno de los fármacos contra la infección. En 1997, desarrolló una neumonía PCP.* En ese momento recibió tratamiento y se lo convenció para que empezara a tomar HAART.** Así lo hizo hasta 1999, cuando conoció a una chica que pronto se convirtió en su novia. (Cuando le pregunté por qué había dejado [la HAART], me dijo que no quería que ella supiera que tenía el HIV). Su novia es ahora HIV+ (no está claro si contrajo el virus de él) y tiene un hijo con ella que nació dos semanas antes del momento en que lo conocí y que sigue internado en la UCI neonatal por complicaciones. (Desconozco el estado serológico de HIV

---

* PCP: neumonía causada por el hongo *pneumocystis jirovecii*. Afecta a pacientes inmunodeprimidos. [N. de T.]

** HAART: iniciales de *Highly active antiretroviral therapy*, terapia antirretroviral de elevada efectividad. [N. de T.]

*** Medicaid Managed Care es el programa de asistencia médica para personas de bajos recursos en Estados Unidos. [N. de T.]

del niño, pero sé que la madre no tomó la profilaxis adecuada durante el embarazo). Se trata de un inmigrante... que lleva mucho tiempo sin trabajar, recibiendo asistencia social y tiene Medicaid.***

A medida que aprendía más y más sobre este paciente, me di cuenta de que me estaba enfadando o incluso enfureciendo. [...] Curiosamente, el hecho de que yo era tan consciente de sentirme furioso me permitió dejar a un lado mis sentimientos y ocuparme del paciente apropiadamente. Creo que no es consciente de las consecuencias que su comportamiento tiene para él y para su familia. [...] Básicamente ha traído un niño a este mundo, que tiene pocas posibilidades de salir adelante. [...] Como inmigrante que soy, creo que da mala fama a todos los inmigrantes.

No hay forma posible de que pueda sentir empatía (ser consciente, sensible y experimentar indirectamente los sentimientos, pensamientos y experiencias de otro) por él. [...] Mi imaginación no es tan vívida como para permitirme verme a mí mismo en sus zapatos. [...] Para imaginarme en sus zapatos, básicamente tengo que imaginarme siendo alguien a quien odio, alguien que es totalmente opuesto a mí ahora. Es básicamente imposible. Así que he pasado mucho tiempo pensando qué emoción me llevó a querer ayudar a este paciente. Se me ocurrió la lástima (pena compasiva por alguien que sufre). Realmente sentí lástima por este hombre. Este era un hombre que a sus 30 años tiene sida, un hijo recién nacido, una gran negación de su condición, pero se da cuenta de que está enfermo. Probablemente es consciente de su deterioro y sabe que el final está cerca. [...] Siento pena por él, no empatía, sino lástima. Eso es lo que me hace querer ayudarlo.

Los estudiantes comprendieron la importancia del escrito de Tolu. Todos habían estado luchando con la *realidad* de lo que habían aprendido en abstracto sobre la empatía y las relaciones clínicas. A menudo sentían las distancias que los separaban de sus pacientes y lidiaban con las dificultades de salvar estas diferencias. Los párrafos de Tolu representan esa lucha. Interior y afectiva, la trama describe un cambio lento y activo del punto de vista del estudiante hacia el reconocimiento de la situación de este paciente. Al escuchar este texto, los demás alumnos pudieron apreciar el logro de Tolu al *llegar a* este paciente a pesar de la furia que generaba su comportamiento.

Este texto es, al mismo tiempo, un resumen clínico escrito con pericia sobre el curso complejo de una enfermedad y un doble retrato afectivamente denso de un paciente desafortunado y de su médico, que se siente indignado y compadecido por el paciente. Uno de los elementos que permiten al texto desempeñar su doble tarea es el despliegue de varios registros distintos, que coexisten o se escuchan en rápida sucesión. En el primer párrafo, se hace una reflexión doliente sobre el pasado clínico reciente y se cuestionan, en un autoexamen ontológico, las creencias y los motivos que llevaron al escritor a elegir la medicina. El segundo párrafo se aleja de un registro privado e interior para acercarse a un narrador distanciado que relata acontecimientos clínicos acelerados en la sala de urgencias. Chirriante por comparación, este registro hospitalario es discordante, brusco e impersonal, relegando casi por completo al narrador en primera persona a expresiones secundarias entre paréntesis. A continuación, el texto vuelve a un ámbito interior, esta vez no en forma de autoexamen autobiográfico, sino intersubjetivo, sondeando la relación entre el escritor y su nuevo paciente. Este último ámbito combina la comprensión cognitiva de ciertas emociones con una percepción personal del significado de las emociones generadas por el cuidado de este paciente.

Tolu está de acuerdo en que haber escrito esta anotación en la Historia Paralela le permitió comprender lo que representaba. Antes de escribirla, no se había dado cuenta de que había dejado a un lado su furia para atender al paciente. Tampoco había analizado sus propias emociones hacia el paciente hasta escribir. Buscando las definiciones de las palabras "empatía" y "lástima", esperaba de sí mismo la misma claridad al analizar sus sentimientos que al presentar los acontecimientos clínicos. Como resultado de representar tanto las acciones del paciente como sus propias respuestas, descubrió las dualidades de este cuidado: dos inmigrantes, uno inconsciente y el otro consciente, uno enfermo y el otro comprometido con su cuidado. Lo que impresionó a los oyentes de la historia de Tolu fue la exigente demanda que el escritor se impuso a sí mismo para visualizar, comprender y reivindicar su propio y lento movimiento hacia este paciente, reflejando en la gravedad de su prosa el peso de su propio deber profesional. Todos estuvimos de acuerdo en que, después de todo, Tolu había logrado empatizar con su paciente, pues su piedad le permitía ver los acontecimientos desde la perspectiva del paciente, no sólo reconociendo los aspectos declarados de la situación, sino incluso imaginando los temores del paciente por su futuro.

Bijan

Bijan leyó a continuación su texto. Estaba ayudando a cuidar a un hombre de 65 años con fibrosis pulmonar idiopática, una enfermedad pulmonar debilitante cuyo único tratamiento definitivo es el trasplante de pulmón. Este paciente había estado en la lista para recibir un trasplante de pulmón durante los últimos nueve años, pero no había tenido la suerte de recibir uno de los escasos órganos donados. El estudiante acaba de enterarse de que el paciente ha sido retirado de la lista debido a su edad.

Mi mente empezó a divagar mientras colgaba el teléfono y empezaba a escribir en la historia clínica. [...] Recién había terminado de hablar con el neumólogo del señor Encarnación, el doctor M, sobre por qué el señor Encarnación había sido retirado recientemente de "la lista" para un trasplante de pulmón y la posibilidad de una nueva vida. El doctor M me había informado con bastante naturalidad de que la edad "límite" para los trasplantes de pulmón se situaba en torno a los 60 años, y que el señor Encarnación, al tener 65 años, *se volvió* inelegible debido a que su edad presagiaba un mal pronóstico. [...]

Independientemente del motivo por el que el señor Encarnación había sido retirado de la lista, lo que yo tenía ante mí era que *había* sido retirado de ella, y ahora se quedaba sin la única cura conocida para su enfermedad inexorablemente progresiva. Y cuando empecé a escribir mi nota, la palabra "límite" me miró fijamente desde la nítida página en blanco que había debajo. Una palabra graciosa, pensé; ¿acaso el doctor M se daba cuenta del retorcido juego de palabras que contenía su propia frase? Para él —para ser justos, para el racionalista—, el límite era una cifra austera y desprejuiciada que indicaba que los riesgos del trasplante superaban a los beneficios. Pero, para mí, el "límite" era un concepto que evocaba la imagen de soñar vívidamente caer por un acantilado rocoso. [...] Este "límite", pequeñas letras negras, con el rastro de una mancha de tinta, significaba para mí cortar una vida.* Debido a la simplicidad de un número arbitrario, todas las esperanzas del señor Encarnación durante los últimos nueve años se habían extinguido y se le estaba dejando morir.

No pude evitar pensar en cómo había afrontado el señor Encarnación la noticia cuando se había enterado por primera vez, y en cómo afrontaría yo una noticia así si alguna vez estuviera en el extremo receptor. Cómo diablos había llegado al punto de poder decirme con una sonrisa irónica que apenas asomaba por detrás de su verde máscara de oxígeno: "Antes era fuerte como un toro. Eso nunca volverá a ser posible". ¿Habría llorado al enterarse? ¿Se había sentido extrañamente aliviado de que su espera en la incertidumbre hubiera terminado? ¿O simplemente se había tomado las cosas con calma, sabiendo desde el principio que la esperanza era inútil? En aquel momento, ni

---

* El párrafo contiene un juego de palabras no traducible. La expresión para *límite* es el sustantivo *cut-off*, que también puede utilizarse como verbo en el sentido de cortar. *"This* 'cut-off' *[...] signified to me the* cutting off *of a life"*. A esto se suma metafóricamente la referencia al sueño donde la caída por el acantilado se expresa como *falling off*. [N. de T.]

siquiera era capaz de adivinarlo. Ahora me doy cuenta de que podría habérselo preguntado; podría haberme armado de valor para levantarme y caminar por el pasillo, pasando por encima de mis propios miedos, que hacían que el pasillo fuera tan poco acogedor, y cruzar el umbral de su habitación. [...] Él me habría respondido con calma y yo habría quedado aplastado por visiones de mi propia mortalidad y una existencia efímera y frágil; habría salido de la habitación como un estudiante iluminado pero quebrado.

Pero nunca entré en su habitación; terminé mi nota y me fui a comer porque no tenía fuerzas para enfrentarme a la inevitabilidad de mi propia muerte —posiblemente, con suerte, con muchos años por delante—. En ese momento, estaba demasiado cerca; tan cerca que no podía enfrentarme a la aceptación por parte del señor Encarnación, de su destino; era demasiado inquietante, demasiado antinatural y muy muy aterrador.

Aquí hay muchos "yoes": el yo que escribe en la historia paralela, el yo que está en la enfermería intentando escribir una nota en la historia, el yo de hace unos días hablando con el señor Encarnación y, por supuesto, el yo de Bijan sentado con nosotros en la habitación, leyendo lo que había escrito. Observar los tiempos verbales que marcan el andamiaje temporal de la historia permite al lector apreciar el complejo desarrollo de los distintos acontecimientos: el participio en el pretérito pluscuamperfecto "recién había terminado de hablar" se distingue del pretérito perfecto simple en "mi mente empezó a divagar". En las dos primeras frases, el lector o el oyente se dan cuenta de que estos periodos de tiempo se superponen como transparencias. No es hasta el final del texto cuando nos damos cuenta de hasta dónde llega esta transparencia en la vida del autor.

Lo que me impresiona de este escrito es la forma en que el autor ha accedido a la *conexión* entre estos diferentes yoes, aprovechando de hecho el poder del proceso autobiográfico. Desde su posición actual, inspecciona sus pensamientos, sentimientos y acciones del pasado inmediato y del pasado un poco más remoto. Al representarse a sí mismo mientras está sentado escribiendo su nota, recaptura —o probablemente capta por primera vez— las complejas emociones y comprensiones que emergen en la escena. *Descubre* que es el miedo a su mortalidad lo que le impide entrar en la habitación del paciente. Este descubrimiento no sólo se basa en la trama del suceso, sino también en la forma en que se narra. Por ejemplo, el uso de la palabra "límite" es complejo e instructivo. Se convierte en un fetiche en la historia —un objeto, manchado en la página—, así como en

---

* Ver la explicación en la N. de T. anterior. [N. de T.]

una metáfora que conecta la pesadilla de "caer por un acantilado rocoso"* con el concepto de límite de edad para el tratamiento médico.

A medida que el lector hace malabarismos con los muchos periodos de tiempo que tiene simultáneamente en mente —colgar el teléfono y vagar por la mente—, se inmiscuyen sucesos más remotos tanto en el pasado como en el futuro. El paciente dice en un pasado indeterminado: "Antes era fuerte como un toro", y el narrador imagina el futuro condicional de "yo habría quedado aplastado". Por último, en lo que el escritor espera que sea el futuro remoto pero ahora es visible en virtud de su creación narrativa está el momento de su propia muerte.

Una semana después de que el estudiante escribiera esta redacción y la leyera a sus compañeros, visitó al señor Encarnación conmigo. Durante nuestra visita a la cabecera de la cama (yo estaba allí para observar cómo realizaba una entrevista clínica y no aporté nada a la conversación real), el estudiante preguntó al paciente y a su mujer cómo se habían sentido cuando el doctor M les dijo que el señor Encarnación ya no era candidato a un trasplante de pulmón. Tanto el paciente como su mujer lloraron al oír la pregunta del estudiante. Hablaron largo y tendido de sus hijos y nietos y expresaron con gran elocuencia su confianza en Dios y la aceptación de su destino terrenal. A partir de entonces, Bijan fue el miembro de mayor confianza del equipo médico de la familia Encarnación, que confiaron en su consejo y orientación para tomar todas las decisiones médicas futuras.

Meses más tarde, se pidió al alumno que comentara lo que había escrito en la Historia Clínica Paralela:

> En uno o dos casos, escribí sobre algo que había visto y que no me "parecía bien"; mientras escribía, me di cuenta de que era algo que en realidad me estaba molestando sin darme cuenta. […]
>
> Después de escribir mis pensamientos para cada anotación de la historia, los desarrollé, tratando de encontrar temas y organizando mis pensamientos para hacer que cada anotación en la historia pudiera "tener un significado" y fuera capaz de mantenerse por sí misma como una muestra de escritura (y no sólo como un trozo de papel con pensamientos escritos en él). Al hacerlo, me di cuenta de que mis pensamientos estaban más estructurados y que lo que antes había sido simplemente una expresión de "no sentirme bien" ahora podía traducirse en algo más significativo. *En otras palabras, intenté transformar el sentimiento en un tema organizado.* Como resultado, pude descubrir que lo que realmente me hacía sentir incómodo con el señor Encarnación y su terrible experiencia era el hecho de que me resultaba difícil enfrentarme a mis propias debilidades y mortalidad. No creo que

hubiera sido capaz de descubrir esto si me hubiera limitado a escribir mis pensamientos y dejarlos ahí sin editar, para encontrar un significado a lo que había escrito. Del mismo modo, tampoco habría podido descubrirlo si me hubiera limitado a hablar sobre el tema. [...]

Creo que este autodescubrimiento me permitió mejorar mi trato con cada paciente; sentirme más cómodo con mis propios sentimientos me permitió centrarme en los problemas del paciente. Por ejemplo, cuando abordamos el tema de la muerte con el señor Encarnación, estaba seguro de cómo me sentía al respecto y pude concentrar mis esfuerzos en intentar que el señor Encarnación se sintiera mejor. [Cursivas en el original].

Capaz de informar sobre las actividades de la mente errante de su yo pasado, este escritor utilizó la práctica de la escritura autobiográfica para escuchar de manera inadvertida el lenguaje de su yo que experimentó previamente. Al escribir y editar el texto resultante, el estudiante se convierte en su propio lector e intérprete, utilizando el vacío autobiográfico como una invitación a reflexionar sobre sí mismo. Que el alumno atribuya a su escritura y reescritura la comprensión y capacidad necesaria para hacer lo que hay que hacer clínicamente —para hablar con el paciente y su familia sobre esta grave evolución de su salud— nos anima a pensar que la formación narrativa tiene consecuencias prácticas para el estudiante o el profesional de la salud.

Nell

Nell fue la última alumna en leer su Historia Clínica Paralela.

Un día de la semana pasada, durante la segunda hora y media de ronda, vi a un joven que caminaba por el pasillo del hospital hacia mí. Los siete miembros de mi equipo estábamos de pie formando un círculo, los dos internos, los dos adjuntos, el residente y mi compañero estudiante; yo era la única que miraba en su dirección. Era discreto, de estatura y contextura mediana, pelo castaño ondulado, ojos verdes y gafas. No llevaba zapatos, sólo unos relucientes calcetines blancos. Intentaba llamarme la atención, como si me conociera, mientras caminaba hacia nosotros por el pasillo. Tenía una sonrisa pícara en la cara. Cuando estaba a medio metro del grupo, me guiñó un ojo. Rápidamente. Alegremente. Como si estuviéramos juntos en una gran broma. No sé si fue la falta de sueño o la sangre que me corría por el cerebro después de estar tanto tiempo de pie, pero pensé: ¿y si este joven, que parece querer hacerme partícipe de su broma, fuera Dios? La idea me llenó de alegría. Era revitalizante. ¡Qué pensamiento tan extraño! ¿Por qué iba a pensar eso?, me pregunté. En primer lugar, este es exactamente el lugar donde Dios querría estar, en un hospital entre enfermos y moribundos y entre los que siempre están alrededor de los enfermos y moribundos. Y así es exactamente como Dios querría aparecer, como un paciente, aunque inexplicablemente alegre ante el sufrimiento. ¿Y por qué no? Él está en la broma que el resto de nosotros no. Por último, Dios no querría llevar zapatos. No me imagino a Dios con zapatos.

Esperaba que Dios visitara a algunos de mis pacientes. Que los hiciera partícipes de lo que resultaba tan gracioso. Esperaba que pasara por la habitación de mi paciente de 35 años con fibrosis quística, ahora tres años mayor de lo que jamás debiera haber sido. Dios podría ponerse sus precauciones de aislamiento de contacto y entrar a charlar, poner sus pies en el borde de la ventana. Podría explicar por qué una mujer de 35 años está en el hospital, ahogándose. Por qué es la persona más joven del piso por cuarenta años. Por qué cuenta el resto de su vida en meses.

Después de que Dios le contara su broma a aquel paciente, tal vez podría moverse por el pasillo y echar un vistazo a otro paciente mío. Su ELA* lo ha dejado atrapado en un ataúd que una vez fuera su cuerpo, sin poder ya comer, orinar, moverse y casi respirar. Cualquier día y eso también desaparecerá. De todos modos puede entender, su mente sigue ahí. Le gustaría conocer la broma de Dios, creo que lo apreciaría. Si es un buen día, mi paciente podría ser capaz de guiñarle un ojo.

Y, por último, espero que Dios vuelva a mi camino y me cuente el secreto. Quizá entonces sepa cómo manejar el dolor y la enfermedad a diario, cómo dar la bienvenida a la muerte en el segundo caso y aceptarla en el primero. Cómo soportar el sufrimiento, la ira y el arrepentimiento sin querer evitarlos y salvarme. El secreto debe ser cómo sacrificar la idea de justicia por la de paz, cómo sustituir el miedo por la ciencia.

Pero Dios no se detiene a contarme el chiste, todavía no. Sólo sonríe misteriosamente, guiña un ojo y se aleja por el pasillo.

Nos quedamos sentados como terneros aturdidos cuando Nell terminó de leer. Durante minutos, nadie dijo nada. Nell había captado el salvajismo subyacente de la enfermedad, su falta de sentido, su crueldad aleatoria, de modo que todos nos sentimos expuestos como charlatanes. A diferencia de la reverente invocación de David al lenguaje de la espiritualidad en el primer texto que habíamos escuchado aquel día, la evocación de Dios por

---

* Sigla de esclerosis lateral amiotrófica, enfermedad muy invalidante. [N. de T.]

parte de Nell socavaba cualquier atisbo de consuelo que alguien pudiera obtener de la fe; ridiculizaba el impulso hacia la búsqueda de sentido en la medicina.

Sentí que tenía que encontrar una manera de dar sentido a la elevada experiencia de lo absurdo a la que nos había sometido esta obra escrita con una habilidad impresionante. Había hecho falta valor para imaginarlo y escribirlo; nos había exigido valor a todos para escucharlo. Nell lloraba sentada en su asiento habitual, en el rincón más alejado de mi oficina. Vestida como de costumbre, en tonos pastel, con perlas en el cuello, una joven elegante, aunque de aspecto algo frágil que me había impresionado por su comprensión de —y su asombro ante— los fundamentos científicos básicos de la medicina, acababa de revelarnos un reconocimiento hasta entonces oculto de la brutalidad de la que estamos rodeados.

Así pues, mi recurso, al comentar los elementos formales de su escritura, cumplió algo más que sus objetivos típicos de mostrar al escritor y a los lectores el significado "interno" de un escrito. Esta vez, fue nuestro salvavidas para volver al mundo de la coherencia. Y, sin embargo, incluso ahora, en retrospectiva, puedo reconocer que mis comentarios sobre el género y la metáfora no sólo fueron instructivos, sino que además fueron las respuestas más responsables a este escrito y, lo que es más importante, a esta joven escritora.

Empecé con unas palabras sobre la ironía. Cuando un autor dice lo contrario de lo que quiere decir, la dislocación establece dos niveles dentro del texto: lo dicho es falso; lo no dicho, opuesto a lo dicho, es verdadero. Se recurre a la ironía en situaciones en las que lo verdadero no puede decirse directamente. La ironía, la convención más salvaje de la escritura, confiere distancia al autor, que a menudo la elige cuando se acerca a una verdad demasiado dolorosa de decir. La elección de este modo de escritura por parte de Nell significaba que intentaba representar algo tan candente, tan provocativo, tan potencialmente destructivo que tuvo que hacerse a la inversa.

Pero este escrito no es una simple ironía. Su elaborada fantasía cómica de Dios en calcetines aporta un elemento de surrealismo, transportando al lector a un mundo sumamente inestable en el que nada es lo que parece. ¿Hay algún joven en el servicio sin zapatos? ¿Está realmente Nell teniendo una experiencia casi sincopal de alteración del estado mental? Habíamos escuchado las eruditas presentaciones de Nell sobre estos dos pacientes en sesiones anteriores de preceptoría, detallando la fisiopatología de sus enfermedades, la justificación del tratamiento, los pronósticos médicos, las pruebas diagnósticas, los hallazgos físicos. Qué vacíos de significado se revelaban a sí mismos ahora estos antiguos debates sobre la enfermedad.

Qué irrelevantes son para estos dos pacientes, que, de hecho, simplemente están esperando la muerte.

El retrato de Dios como bromista le despoja de toda misericordia. Despiadado, su alegría vilipendia cualquier pequeño esfuerzo que pudiéramos hacer hacia la aceptación o el consuelo. El texto equivale a una renuncia a Dios, a la fe, a un compromiso con el sentido de la vida humana. Este cosmos ha sido abandonado por su creador, que ahora se regodea en la difícil situación de sus desventurados súbditos.

Me di cuenta de que era posible otra lectura de este texto, aunque mi impulso inicial fue descartar esta lectura más suave por considerarla autoprotectora. No obstante, pensé que podría ayudar al grupo preguntarse en voz alta si el Dios de los calcetines no sería irónico, sino providencial. Tal vez, pensé, *exista* algún orden cósmico que podamos contemplar en última instancia. Tal vez la visión de Nell signifique que Dios, por las razones que sean, no puede revelar el significado de nuestra experiencia de la enfermedad y la muerte, y sin embargo Él tal vez sepa lo que todo esto significa. En lugar de regodearse en sus víctimas, en esta interpretación Dios nos suplica que seamos pacientes con él, mientras mantiene la esperanza —con la humildad de su acercamiento sin zapatos— de que finalmente seamos capaces de percibir la benevolencia y el sentido de lo que a nosotros nos parece cruel e injusto.

Dos frases del texto merecen una inspección más detenida en beneficio del escritor. "Yo era la única que miraba en su dirección". Esta estudiante ha sido abandonada, tal vez por el poder de su visión, a *ver* todo esto sola. Los demás miembros de su equipo están sumidos en sus decisiones fisiopatológicas y de gestión sobre los quince o veinte pacientes del servicio. No son conscientes de la brutalidad de lo que ve Nell. Están cegados por sus propias pequeñas tareas, quizá sin sentido, ante la salvaje imagen global. La otra frase que requiere atención urgente resume el curso de acción de la estudiante ante su descubrimiento. "El secreto debe ser cómo sacrificar la idea de justicia por la de paz, cómo sustituir el miedo por la ciencia". Quizá se pueda animar a la estudiante a sustituir el miedo por otras cosas además de la ciencia. De hecho, la ciencia ayuda, pero uno de los beneficios de la escritura de Nell en su Historia Clínica Paralela fue escuchar a sus compañeros y a mí sugerir amablemente que otras cosas funcionan para contrarrestar el miedo: la generosidad, la benevolencia, tal vez simplemente ser testigo de los pacientes en su temor.

Ya antes de esta sesión me había dado cuenta de que Nell parecía especialmente angustiada por las sesiones de historias clínicas paralelas. A menudo se le saltaban las lágrimas al leer sus propios textos o al escuchar y comentar los de sus compañeros. Le había preguntado en privado si la escritura reflexiva suponía una carga emocional demasiado grande para ella. "¿Esto es demasiado para ti?", le pregunté muy directamente. Me contestó rápidamente que la redacción de la Historia Clínica Paralela era para ella la mejor parte de este período de prácticas. Le resultaba muy útil escribir sobre sus experiencias y escuchar la respuesta del grupo. "Le envié a mi madre los escritos de la Historia Clínica Paralela", dijo. "Por primera vez en la carrera, siento que ella sabe por lo que estoy pasando". Me di cuenta entonces de que el hecho de que ella escribiera sobre Dios en calcetines no *creó* la brutalidad, no la llevó a la renuncia. Pero, en virtud de la escritura, Nell ya no estaba sola con su visión apocalíptica.

Mi preocupación más inmediata a medida que la sesión se acercaba a su fin era asegurarme de que el grupo se recuperaba de la brutal visión de Nell, y la forma más coherente de hacerlo era devolvernos a la transparente humildad de David con la que habíamos empezado. Su apego a su paciente moribundo nos había preparado para el salvajismo del repudio del significado de la enfermedad de Nell, pero también podría habernos proporcionado con un final alternativo a su texto. Quizá la confianza y el aprecio tengan un lugar junto a la ciencia y el miedo. Quizá estar al lado de los pacientes en su padecimiento *sea importante* para ellos y, en consecuencia, también para nosotros.

Para resumir

Nuestra hora y media estaba a punto de terminar. Cada estudiante del grupo había tenido la oportunidad de leer en voz alta a sus compañeros su Historia Clínica Paralela y de escuchar y debatir las formas, las tramas, los estados de ánimo y las implicaciones de los textos de los demás. A lo largo de la sesión habíamos compartido una experiencia intertextual que, por sí misma, requería un comentario.

He observado que resulta útil resumir la sesión con comentarios sobre algunas similitudes entre los textos. Yo misma reuní estos textos en la sesión virtual de la Historia Clínica Paralela que se presenta en este capítulo, por lo que no puedo informar sobre lo que se dijo realmente tras estas cinco lecturas. Y, sin embargo, si se hubieran leído juntos, puedo predecir que habríamos hablado al final sobre la proximidad de la muerte, el problema de la acción y el puerto seguro que proporcionan a los estudiantes sus estados reflexivos de interioridad.

Todos estos textos tratan de la muerte. Esto no es inusual en la escritura de los estudiantes de medicina de tercer año, que por primera vez se encuentran cara a cara con la mortalidad de sus pacientes, y los buenos se encuentran simultáneamente cara a cara con la suya propia. El "límite" de Bijan no fue muy distinto de la densa niebla de Nancy, pues ambos cortaron la conexión de los pacientes con el futuro, con ellos mismos, en un esfuerzo por hacer frente a la muerte de sus pacientes. La compasión de Tolu hacia su paciente seropositivo y la experiencia soñada de David con SC los situaron a ambos al lado de un paciente gravemente enfermo o moribundo. En virtud de sus tareas clínicas, todos estos estudiantes tuvieron que imaginar, aun brevemente, sus propios finales.

En varios de estos textos, los estudiantes se encontraron, al menos temporalmente, sin posibilidad de actuar. Nancy se arrastra con lentitud tras su equipo, excluida de la capacidad de consolar al afligido marido por las realidades del rol de la sala. Bijan tiene que huir del servicio porque no puede juntar el coraje para *actuar,* de volver a entrar en la habitación del señor Encarnación para hablar con él sobre el límite. Y es difícil saber qué hace Nell con su salvaje perspectiva. Espera a que la incluyan en la broma.

Varios de los estudiantes hallan un refugio seguro en los ricos y complejos estados mentales imaginativos en los que se encuentran como resultado de su escritura narrativa. Una y otra vez, el escritor se retiró del fragmentado o incoherente servicio para entrar en una ensoñación, una mente errante, una profecía, una experiencia mística de ver a Dios, lo que me sugiere lo inadecuado de la *realidad* cotidiana para comprender todo lo que presencian en su nueva vida. Estos estados mentales alterados podrían ser rejuvenecedores para estos jóvenes agotados, que se enfrentan diariamente a la crudeza de la enfermedad y a la impotencia de la medicina ante tantas cosas. De hecho, como sugiere Guy Allen, la narrativa personal puede funcionar como un patio de recreo winnicottiano en algún lugar entre la realidad interna de uno y la realidad externa del mundo, sirviendo como un lugar seguro donde representar en la fantasía lo que luego se "intentará" en la realidad. Cuando nos despedimos unos de otros al final de las sesiones de la Historia Clínica Paralela, a menudo lo hacemos con la sensación de volver al campo de batalla, pero habiendo encontrado serenidad, perspectiva y un refugio de reflexión bendecido.

La propia sesión de historias clínicas paralelas funciona como un puerto seguro para estos escritores, como se desprende de sus respuestas a las preguntas de evaluación sobre la práctica. Estas son algunas de las respuestas a la pregunta: "¿Cómo te sentiste después de escribir los textos en la Historia Clínica Paralela? ¿Después de las sesiones de la Historia Clínica Paralela?", formulada a los alumnos de tercer curso que la utilizaron.

Me sentía bien después de escribir anotaciones. Sentía como si, al escribir, me obligara a comprender lo que sentía y a enfrentarme a algo que estaba evitando. Después de las sesiones, me sentía agotada, desinhibida, cómoda, clara, frágil pero consciente de mi delicadeza.

Me sentí mejor, aliviada de cierta ansiedad y angustia. Reunirme con los demás también fue muy útil. Era un ambiente de apoyo y me dio una sensación de camaradería y esperanza.

A veces hacía que las cosas fueran más personales y difíciles desde el punto de vista emocional. Otras veces, fue algo liberador: me permitió tener más empatía y también más distancia.

Los estudiantes suelen considerar beneficiosa la Historia Clínica Paralela. (En una serie de 49 estudiantes que fueron asignados al azar para añadir sesiones a sus prácticas de medicina, el 82% de los estudiantes lo consideraron beneficioso, terapéutico o catártico). Los escritores se dieron cuenta de que comprendían sus propias emociones con mayor claridad gracias a la escritura y la lectura en voz alta de su experiencia. También descubrieron que comprendían mejor a sus pacientes:

Aprendí lo vulnerables que se sienten muchos pacientes. También tienen miedo y, sin embargo, confían tanto en el médico. Me hizo reconocer la necesidad de ser siempre amable y cuidadoso, ya que muchos pacientes se encuentran en un estado tan vulnerable.

El proceso me ayudó a reconocer mi papel y a ver a los pacientes con más claridad. El proceso fue un ejercicio de algo en lo que ya creía: que la relación entre el paciente y el médico/estudiante de medicina no es pasiva y que analizar mis respuestas me ayudó a ver a los pacientes con más claridad y, probablemente, a ser más eficaz.

No fui consciente de que sentía tanta empatía por un paciente en particular hasta que escribí una anotación en la Historia Clínica Paralela. Sí, creo que fui más generosa conmigo misma, más abierta sobre mi vida fuera de la medicina.

Una investigación que se está llevando a cabo para caracterizar los resultados de la escritura de la Historia Clínica Paralela por parte de estudiantes de medicina está demostrando que los estudiantes asignados aleatoriamente a grupos de escritura son calificados por sus profesores como más eficaces a la hora de realizar entrevistas médicas.[1] Los estudiantes que utilizan métodos de Historia Clínica Paralela manifiestan una mayor confianza en su capacidad para atender a pacientes gravemente enfermos y moribundos y para comunicar malas noticias. Al administrar a los estudiantes escalas psicológicas que miden la empatía y la adopción de perspectivas, estamos generando pruebas de que los estudiantes que escriben tienen más probabilidades que los que no escriben de mejorar su capacidad para adoptar las perspectivas de los demás. Lo que entendemos o concluimos tentativamente de este proceso es que la escritura narrativa clínicamente relevante y el examen disciplinado de esa escritura en grupos mejora las habilidades de los estudiantes para ver desde el punto de vista de sus pacientes, una capacidad que requiere flexibilidad cognitiva e imaginativa. La capacidad de cambiar la propia perspectiva para ver los acontecimientos desde el punto de vista de los demás puede ser una habilidad crítica y actualmente ausente en los profesionales de la salud, y que puede enseñarse.

Concluyo este capítulo con una evaluación extendida de la Historia Clínica Paralela escrita por una estudiante de tercer año en su rotación de medicina:

Escribir la evolución en la historia clínica de mi… la señora a la que acabamos de diagnosticar un cáncer terminal agresivo fue un esfuerzo, porque aún no había abordado realmente mis sentimientos sobre la situación y me había mantenido distante, excusándome en los apuros por mantener su atención médica. Me sentí fría y formal, sobre todo después de tener "la charla" con ella sobre su pronóstico. Incluso al escribir la historia clínica, me sentí fría y temerosa de mi frialdad. Siempre fui amable, dulce y atenta

[1] La Fundación Fan Fox y Leslie R. Samuels, de Nueva York, ha financiado un proyecto de investigación externo en la Universidad de Columbia para probar la hipótesis de que escribir en la Historia Clínica Paralela mejora la empatía, la toma de perspectiva y el rendimiento clínico de los estudiantes de medicina en tareas interpersonales. Se tomaron medidas cuantitativas y cualitativas de un grupo de estudiantes experimentales asignados aleatoriamente a escribir en la Historia Clínica Paralela y de estudiantes de control que realizaron las prácticas de medicina al mismo tiempo que el grupo experimental sin el entrenamiento en la Historia Clínica Paralela. Los resultados cuantitativos son los indicados anteriormente. El equipo de investigación está realizando actualmente un análisis detallado del contenido de los datos cualitativos. Los resultados de la investigación se publicarán en la literatura médica adecuada una vez finalizado el estudio. También estamos intentando repetir el estudio en otro centro médico académico.

al escucharla. Pero me fui aturdida por no haber sentido más, y me fui corriendo a una conferencia.

Pero en la sesión de la Historia Clínica Paralela, cuando por fin me atreví a leer sobre ello, a contar a mis amigos la historia de esta… señora, y mi miedo a su muerte y a mi muerte y a mi trabajo, todo me golpeó, y rompí a llorar. Y una vez que por fin pensé, hablé y lloré sobre esta situación, me liberé de mi miedo y pude volver a la habitación de la paciente, sentarme con ella y preguntarle sobre sus pensamientos y miedos. Pude volver a asociarme con ella, acercarme a ella y preocuparme por su bienestar emocional. Fue un gran paso. […] Creo que no tiene precio.

Parte IV
Los beneficios de la medicina narrativa

9
Ser testigo

Un hombre dominicano de 46 años me visita por primera vez, después de haber sido asignado a mi cupo de pacientes por su plan de Medicaid Managed Care. Ha estado padeciendo falta de aire y dolor torácico y teme por su corazón. Al principio de nuestra primera visita, le digo: "Voy a ser su médica y, por lo tanto, tengo que aprender mucho sobre su cuerpo, su salud y su vida. Por favor, dígame qué cree que debo saber sobre su situación". Y entonces hago todo lo posible por no decir ni una palabra, por no escribir en su historial médico, sino por absorber todo lo que comparte sobre sí mismo: sobre sus preocupaciones de salud, su familia, su trabajo, sus miedos y sus esperanzas. Escucho no sólo el contenido de su relato, sino también su forma: su curso temporal, sus imágenes, sus subtramas asociadas, sus silencios, por dónde decide comenzar a contar de sí mismo, cómo enlaza los síntomas con otros acontecimientos vitales. Al cabo de unos minutos, el paciente deja de hablar y empieza a llorar. Le pregunto por qué llora. Me contesta: "Nunca nadie me había dejado hacer esto".

Poco a poco, las implicaciones de la medicina narrativa para la práctica se están volviendo claras. A medida que los clínicos desarrollamos la capacidad de atención y el poder de la representación, y a medida que estos estados avanzan hacia la vinculación con pacientes y colegas, descubrimos que *lo que hacemos* en la práctica se modifica. Al desarrollar la competencia narrativa a través de la lectura atenta y la escritura reflexiva, nos encontramos *posicionados* de forma diferente con los pacientes; nuestras misiones en el cuidado individual del paciente y como miembros de nuestras profesiones se ven alteradas por nuestra nueva orientación y habilidades narrativas. Las rutinas de la atención al paciente cambian fundamentalmente en virtud de nuestras nuevas habilidades, como esbozo a continuación: cómo recopilamos y registramos la información clínica, cómo desarrollamos alianzas con los pacientes a lo largo del tiempo, qué hacemos, básicamente, por los pacientes a nuestro cuidado.

La enfermedad abre puertas

La enfermedad abre puertas. Puede que no siempre haya sido así, pero hoy en día es más probable que sea la enfermedad, en lugar de, por ejemplo, la pérdida de la fe, lo que impulse a una persona hacia el autoconocimiento y la clarificación de los objetivos y valores vitales. Es cuando estás enfermo que debes cuestionarte en quién confías, cuánto significa la vida para ti, cuánto sufrimiento puedes soportar. Es más probable que sea el médico antes que el sacerdote o el confesor quien escuche las respuestas a estas preguntas. La enfermedad y el estado del cuerpo han eclipsado otros acontecimientos de la vida como aquello que *define* a los individuos ante sí mismos, en primer lugar, y después ante quienes los rodean. Los grupos de sobrevivientes de cáncer se multiplican; los derechos de las personas con discapacidades son los derechos civiles contemporáneos de mayor importancia; la asistencia a reuniones de alcohólicos anónimos, adictos a narcóticos o aquellos que luchan con la compulsión alimentaria sustituye para muchos la asistencia a la iglesia; y llamamos a nuestro país *Nación Prozac.** Encontramos a nuestros semejantes a través de nuestros cuerpos, no entre parientes consanguíneos, sino entre aquellos que comparten nuestras disposiciones corporales. Hace poco publiqué un mensaje en el grupo de debate de medicina narrativa en línea sobre cómo la enfermedad parece abrir puertas.[1]

> Hace poco me di cuenta de que la enfermedad abre puertas. No sé si es porque hoy en día [la gente] no suele tener consejeros religiosos o confesores, pero cuando la gente viene a verme porque soy internista, me hablan de preocupaciones muy profundas y graves en sus vidas. Las situaciones de su salud física les permiten examinar y considerar sus vidas. [Ahora veo con] profunda consideración cómo los pacientes aceptan los desafíos y los beneficios de los cambios en la salud. Parece que estamos ampliando nuestras nociones de cómo responder a la enfermedad. La tarea de prepararse para escuchar las historias de enfermedad de los demás parece inmensa y muy gratificante.

La claridad y la fuerza de las respuestas a mi mensaje me impresionaron. Cito un par de respuestas: la de un historiador oral y la de un médico que se ha convertido en terapeuta gestáltico.

De Mary Marshall Clark, directora del Proyecto de Historia Oral** de la Universidad de Columbia:

---

* *Prozac Nation,* publicado en español como *Nación Prozac,* es un libro de la autora Elizabet Wurtzel (Madrid, Planeta, 2001). Prozac es el nombre comercial de la fluoxetina, un fármaco antidepresivo de consumo masivo en Estados Unidos. [N. de T.]

[1] En su página de inicio, <http://www.narrativemedicine.org> tiene instrucciones para unirse a la lista y enviar mensajes.

** Historia oral: disciplina académica que recopila y preserva historias personales, experiencias y testimonios a través de grabaciones de audio o transcripciones. [N. de T.]

No puedo evitar responder a este mensaje: recientemente he realizado una serie de entrevistas de historia oral con capellanes afiliados a Health Care Chaplaincy, una organización multiconfesional que coordina la asignación de capellanes a la mayoría de los principales hospitales de Nueva York. El proyecto también ha incluido entrevistas con antiguos pacientes y familiares de aquellos, por ejemplo, cuyos hijos han fallecido en el Memorial Sloan Kettering, así como con médicos como Jimmie Holland, que fundó el campo de la psicooncología. Es cierto que muchas personas, con o sin afiliación religiosa, que se enfrentan a la muerte encuentran la necesidad de "narrar" sus experiencias como parte de la búsqueda de sentido que, en cierto modo, caracteriza la esencia de la condición humana. Los capellanes que he entrevistado a menudo descubren que nunca hablan de religión ni de Dios (por eso ya no utilizan el término religión, sino que hablan de espiritualidad), sino que simplemente están ahí como receptáculos de las historias que la gente necesita contar. Y también descubren que los profesionales médicos necesitan hablar tanto como los pacientes y sus familias. Lo que hacen los oyentes expertos, ya sean médicos, historiadores orales o, en este caso, capellanes profesionales, es abrir la puerta a historias que creen que otros no están dispuestos a escuchar. De hecho, como nos han enseñado nuestros proyectos de historia oral del 11 de septiembre de 2001, se trata de una experiencia profundamente gratificante, incluso única.

Otra respuesta fue publicada por el médico de familia y terapeuta gestáltico Barry Bub, quien reflexiona sobre su formación en atención pastoral:

Como uno de aquellos que recibió formación en el ámbito de la asistencia médica, me vi obligado a enfrentar mi propia aprensión al visitar a los enfermos, armado únicamente con un libro de salmos. Sin estetoscopio que me confiriera autoridad, sin bata blanca tras la que esconderme, con todas las técnicas psicoterapéuticas en suspenso y mi identidad de médico en su mayor parte oculta, dependía totalmente del poder de la Presencia y de la capacidad de escuchar. [...] Mi papel consistía en establecer una conexión humana, una relación yo-tú que aliviara parte de este aislamiento, que es la esencia misma del sufrimiento. [...]

Para ello tuve que escuchar con gran atención y, en distintos momentos, contestar, recurrir al humor, apoyar el silencio u ofrecer bendiciones u oraciones. Todo ello se basaba en lo que oía y en mi propia respuesta emocional a la narración. Lejos de ser un receptáculo pasivo, este fue un proceso muy muy activo.

Aunque mostraba empatía (validación terapéutica), poco se basaba en la compasión. De hecho, este es uno de los grandes mitos de la escucha. Más bien, simplemente hacía mi trabajo, que consistía en escuchar profesionalmente, algo para lo cual pocos médicos están capacitados. La compasión surgió de la interacción, no la causó.

Por último, mientras yo escuchaba su relato, ellos escuchaban el mío, mi lenguaje corporal, la elección de palabras, etc., lo que determinaba a la vez lo que ellos decidían compartir.

Y en una respuesta posterior para aclarar su uso de la palabra "receptáculo", Mary Marshall Clark escribió:

En historia oral pensamos en las historias como regalos (literalmente las depositamos en la biblioteca como "regalos" en nuestros formularios de envío), así que pensaba en "recibir" las historias como regalos. Adicionalmente, estaba pensando (en términos psicoanalíticos) en el significado de la palabra, como "contenedor" o algo "que guarda". No estaba pensando en un proceso pasivo frente a uno activo, ya que en la historia oral a menudo pensamos en el silencio como una presencia, y hablamos de él como una forma de "escucha activa" que se registra de manera intersubjetiva y no verbal.

Luego siguió un diálogo prolongado y polifónico en línea —en el que participaron enfermeros, médicos, otros capellanes y pacientes— sobre cómo se pueden recibir las historias de los pacientes y cómo cumplir mejor la función de ser testigo de la enfermedad. Coincidimos en que los estados de atención, representación y vinculación contribuyen a nuestra capacidad de ser testigo del sufrimiento de pacientes y colegas. Nos esforzamos por clarificar el papel del profesional sanitario, no como oyente pasivo, sino como colaborador experto en la construcción de una verdadera intersubjetividad con la gente enferma. Muchos de nosotros habíamos descubierto la importancia de ser testigo en nuestras prácticas. Al mismo tiempo que prestábamos atención médica o pastoral o fisioterapéutica, nos dimos cuenta —y nos esforzamos por articularlo— de que se nos convocaba junto a los enfermos para que prestáramos atención a su sufrimiento, no lo dejáramos pasar desapercibido, lo reconociéramos y lo escucháramos cuando nos lo contaran.

Nuestro trabajo en medicina narrativa nos ha llevado a aprender acerca de ser testigos a través de la historia oral y los estudios sobre trauma, dos campos, entre otros, que, al igual que el nuestro, se basan en la atención y la representación para conducir hacia una vinculación sanadora. Aunque las demandas de una práctica clínica dedicada al cuidado de pacientes enfermos difieren del esfuerzo por permitir que las personas traumatizadas registren sus experiencias como testimonios públicos, los métodos desarrollados por historiadores orales y académicos expertos en trauma son relevantes para nuestro trabajo. A partir de la definición de trastorno de estrés postraumático en 1980 y su inclusión por parte de la Asociación Americana de Psiquiatría en el DSM III, han surgido nuevos vocabularios y formas de pensar sobre el trauma y sus sobrevivientes.[2] Los estudios sobre el trauma y la teoría del trauma surgieron de las prácticas de psiquiatras, psicoanalistas, terapeutas, abogados, directores de documentales, autobiógrafos y académicos de la literatura que intentaban comprender las secuelas del trauma —incluidas la guerra, la violencia étnica, la represión política y el abuso sexual— y tratar a quienes lo habían sufrido. Se abrieron preguntas urgentes en torno a la precisión de la memoria y al procesamiento de la experiencia traumática, dando paso a un discurso apasionado. Sucesos traumáticos a escalas cada vez mayores salieron a la luz: la guerra de Vietnam y las atrocidades relacionadas en Camboya y Laos, el *apartheid,* las limpiezas étnicas en Europa del Este, el genocidio en Ruanda. A la sombra de la Primera Guerra Mundial, el Holocausto e Hiroshima, estos sufrimientos a gran escala recapitulaban las indecibles pérdidas anteriores y la imposibilidad de responder a ellas. Si todo lo que el doctor W. R. H. Rivers pudo hacer por Wilfred Sassoon fue devolverlo al frente, tras haber tratado con éxito su neurosis de guerra, ¿no se podría hacer más ante la Shoá, la bomba atómica o los Jemeres Rojos?

Al mismo tiempo, traumas personales como el abuso infantil, la violación y la violencia doméstica se volvieron, si no más frecuentes, al menos más narrables, y más y más terapeutas, educadores y profesionales de la

---

[2] Véanse Cathy Caruth (ed.), *Trauma: Explorations in Memory,* Baltimore, Johns Hopkins University Press, 1995, y *Unclaimed Experience: Trauma, Narrative, and History,* Baltimore, Johns Hopkins University Press, 1996; Shoshana Felman y Dori Laub (eds.), *Testimony: Crises of Witnessing in Literature, Psychoanalysis, and History,* Nueva York, Routledge, 1992; Geoffrey Hartman, "On Traumatic Knowledge and Literary Studies", en *New Literary History,* núm. 26, 1995, pp. 537-563; Dominick LaCapra, *Representing the Holocaust: History, Theory, Trauma,* Ithaca, Cornell University Press, 1994, y *Writing History, Writing Trauma,* Baltimore, Johns Hopkins University Press, 2000; Claude Lanzmann, *Shoah: An Oral History of the Holocaust,* Nueva York, Pantheon, 1985, y Pat Barker, *Regeneration,* Nueva York, Penguin, 1993, para una introducción a los campos de los estudios y la teoría del trauma. Véase Robert Perks y Alistair Thomson (eds.), *The Oral History Reader,* Londres y Nueva York, Routledge, 1998, por para una visión general de los métodos y teorías de la historia oral.

salud descubrieron que carecían de respuestas efectivas frente a la descarga de los propios pacientes de sus traumas. Lo que se estaba poniendo de manifiesto era no sólo una cuestión de técnica, sino también de comprensión sustancial sobre cómo los seres humanos experimentan los acontecimientos dolorosos. En un momento de colaboración profundamente conmovedor, académicos, escritores, médicos y científicos se reunieron, a pesar de que sus lenguas y prácticas eran muy ajenas entre sí, para preguntarse: "¿Qué se puede hacer? ¿Qué se puede hacer para aliviar el sufrimiento del niño que presenció la violación y el asesinato de su madre en la guerra civil de Ruanda? ¿O el del soldado que perpetró bajas civiles en Vietnam, sin saber nunca quién era el enemigo? ¿O el los sobrevivientes del Holocausto que aún viven y que todavía no han contado todo lo que presenciaron y padecieron?[3]

Lo que ya podemos aprender de la historia oral y de los estudios sobre el trauma es que el trabajo de ser testigo no ejerce violencia hacia el orador, no *interfiere* en el relato, sino que se compromete con una escucha activa, respetuosa y confirmadora. Aprendemos de la práctica de Dori Laub, psiquiatra que trata a sobrevivientes del Holocausto, que los sobrevivientes "necesitaban contar su historia para sobrevivir. Hay, en cada superviviente, una necesidad imperiosa de *contar* y, por tanto, de llegar a *conocer* su propia historia, [...] de conocer su verdad enterrada para poder vivir su vida".[4] Aprendemos de la curandera camboyana Phaly Nuon, que trabaja con mujeres sobrevivientes de las atrocidades de los Jemeres Rojos, que los sobrevivientes primero deben recordar y luego olvidar, porque entonces pueden aprender a trabajar y a amar "para no tener que volver ni a sentirse solos ni a estarlo otra vez".[5]

Si los profesionales de la salud se encuentran adoptando conceptos y prácticas de los estudios sobre traumas e historia oral en la práctica rutinaria de la medicina o la enfermería, es porque podemos ver una pérdida quizás con más fuerza a la luz de otra; podemos reconocer en el sufrimiento catastrófico y público lo que está presente y necesita atención en el sufrimiento local y privado. Varios médicos —Kate Scannell, Abraham

---

[3] Geoffrey Hartman, "Narrative and Beyond", en *Literature and Medicine*, núm. 23, 2004, pp. 334-345.

[4] Dori Laub, "An Event without a Witness: Truth, Testimony, and Survival", en Shoshana Felman y Dori Laub (eds.), *Testimony, op. cit.,* p. 78.

[5] Véase la descripción del centro comunitario de tratamiento de Phaly Nuon en Andrew Solomon, *The Noonday Demon: An Atlas of Depression,* Nueva York, Touchstone, 2001, p. 37.

Verghese, Abigail Zuger, Peter Selwyn y Daniel Baxter— que atienden a personas con sida han escrito sobre el sufrimiento individual de sus pacientes en el marco del sufrimiento global que ha causado esta epidemia.[6] La médica de familia Cathy Risdon encuentra formas de aportar autenticidad humana a su práctica clínica ofreciéndose como "receptora" de un adolescente problemático que sufre las cargas quizás universales de la adolescencia.[7] El psiquiatra y especialista en medicina del dolor Mark Sullivan trata a los pacientes con dolor crónico no con bloqueos nerviosos u opiáceos, sino animándolos a contar, mediante una narración rigurosa y sistemática, todo lo que rodea al dolor.[8]

Reorientar nuestra práctica clínica hacia la *posibilidad* de ser testigo del sufrimiento de nuestros pacientes requiere formación y habilidad para escuchar los relatos de los pacientes y para cuidar del yo-que-escucha.[9] Para que la sanación se produzca, no basta con recibir el relato de un trauma, sino que también hay que permitirle al narrador ver más allá de él, pues, como señala Dominick LaCapra, "la tendencia a que una determinada posición del sujeto abrume al yo y se convierta en una identidad total se acentúa en el trauma, y la recuperación de una víctima puede depender del intento de reconstruir el yo como algo más que una víctima".[10] Incorporamos, nos recuerda LaCapra, la temporalidad y la intersubjetividad a nuestra práctica a través del esfuerzo compartido por vislumbrar con un paciente un futuro más allá del trauma, comprendiendo cuán críticas son nuestras habilidades narrativas para nuestra práctica de ser testigos. Es posible que nos encontremos en el umbral de una práctica clínica más fortalecida tras haber dado este giro hacia la posibilidad de ser testigo, agudizando nuestra comprensión de la empatía

---

[6] Katrien De Moor, "The Doctor's Role of Witness and Companion: Medical and Literary Ethics of Care in aids Physicians' Memoirs", en *Literature and Medicine,* núm. 22, 2003, pp. 208-229.

[7] Cathy Risdon y Laura Edey, "Human Doctoring: Bringing Authenticity to Our Care", en *Academic Medicine,* núm. 74, 1999, pp. 896-899.

[8] Mark D. Sullivan, "Pain in Language: From Sentience to Sapience", en *Pain Forum,* núm. 4, 1995, p. 3014.

[9] Véase el complejo y útil debate de Roy Schafer sobre las autonarrativas, los argumentos y las representaciones de uno mismo en el capítulo "Narratives of the Self", en *Retelling a Life: Narration and Dialogue in Psychoanalysis,* Nueva York, Basic Books, 1992. Véase Dori Laub, "Bearing Witness, or the Vicissitudes of Learning", en Shoshana Felman y Dori Laub (eds.), *Testimony, op. cit.,* pp. 57-74, para conocer el costo para el testigo que escucha con autenticidad.

[10] Dominick LaCapra, *Representing the Holocaust, op. cit.,* p. 12.

o la compasión para incluir en ella la "experiencia emocional respetuosa y desorientadora de la alteridad de la otra persona: una experiencia que es 'automáticamente ética'".[11] Nuestros esfuerzos narrativos hacia la ética y la intersubjetividad nos permiten no sólo *sentir* en nombre de un paciente, sino también emprender acciones de reconocimiento particularizado y eficaz que van más allá de la empatía y nos brindan la oportunidad de devolver el poder o el control a aquellos que han sufrido.

Como curadores del cuerpo, los médicos y enfermeros tienen una responsabilidad especial en el cuidado de los sobrevivientes de traumas. Geoffrey Hartaman nos recuerda que "quizá la única forma de superar una disrupción traumática entre el cuerpo y la mente sea regresar a la mente a través del cuerpo. Recordamos cómo la voz se seca y vuelve a surgir con dificultad".[12] Ya sean transitorias o terminales, todas las enfermedades bajo nuestra mirada traumatizarán, mutilarán, requerirán un esfuerzo ético e intersubjetivo para volver a reclamar la unidad. Tanto en la acción como en la práctica, podemos ver cómo nuestra respuesta a la enfermedad física puede trascender hacia la generación de estados no corpóreos como la esperanza. Mientras la protagonista de Henry James en *Las alas de la paloma,* Milly Theale, yace en el palacio agonizando, *sir* Luke Strett vuelve a su lado, atendiéndola tanto a ella como al hombre, Densher, que la ha traicionado:

> Los hechos del sufrimiento físico, del dolor incurable, de la oportunidad sombríamente reducida, se habían intensificados de repente, y esta sería la forma en que [Densher] los sentiría ahora. La claridad del aire, en resumen, hacía que la visión no sólo fuera posible sino también inevitable, y lo único que quedaba por lo que estar agradecido era la amplitud de los hombros del *sir* Luke, que, si uno podía mantenerse alineado con ellos, podrían en cierta medida interponerse. […]
>
> *Sir* Luke finalmente volvió a ponerse frente a él. […] El gran hombre no se había ido entonces, y una rendición inmensa a su inmensa necesidad se expresaba de tal modo en ella que algún efecto, alguna ayuda, alguna esperanza, eran flagrantemente parte de la expresión. […] Dado que *sir* Luke *seguía* allí, [Milly] se había salvado.[13]

---

[11] David Morris, "How to Speak Postmodern: Medicine, Illness, and Cultural Change", en *Hastings Center Report,* núm. 30, 2000, p. 5.

[12] Geoffrey Hartman, "On Traumatic Knowledge and Literary Studies", *op. cit.,* p. 541.

[13] Henry James, *The Wing of the Dove,* en *The New York Edition: The Novels and Tales of Henry James,* Nueva York, Charles Scribner's Sons, 1909, vol. 20, 299, 302.

Las implicaciones para los profesionales de la salud de estas nuevas funciones, como ser testigo y recibir activamente las historias de los pacientes —y entregarse a su inmensa necesidad—, son enormes. Si la enfermedad abre las puertas al conocimiento de uno mismo y de sus valores a través del testimonio que ocasiona, entonces la persona que cuida de los enfermos tiene que estar preparada para asistir el escrutinio vital que inevitablemente acompaña a la enfermedad. Tenemos que aprender a escuchar los múltiples registros del cuerpo, del yo y de la historia, y a responder ética y obedientemente a lo que oímos. No podemos renunciar a esta parte de nuestra tarea y seguir esperando cumplir con las otras partes de la medicina, ya que el cuerpo no se someterá a atenciones de alguien que no puede reconocer el yo que lleva dentro, el yo expuesto a la nueva luz del día en virtud de las rupturas en su superficie de salud.

El transporte activo del amor

Mi propio compromiso de ser testigo se ha intensificado últimamente en virtud de una grave enfermedad de una pariente cercana, quien leyó este texto y dio su consentimiento para que lo publicara aquí. En todo momento, ha sido transparente a la hora de representar sus estados interiores, en parte para escucharlos expresados por ella misma, pero también, creo, para tener un registro de lo que está viviendo. Sus médicos no escucharon todo lo que escribo aquí para ustedes, señalando una falta de disposición para conocer su profunda experiencia con el padecimiento. Debido a que soy médica y la quiero, tengo un tipo especial de autorización para ser la oyente de estos aspectos difíciles y desafiantes del nuevo yo que ha descubierto a través de su padecimiento.

A los 46 años, Rosie (nombre ficticio) descubrió que tenía un meningioma, un tumor del revestimiento del cerebro que, aunque no es maligno, puede causar graves daños en el tejido cerebral y nervioso. Su tumor estaba en una parte del cerebro, el ángulo pontocerebeloso, que influye en la audición, la deglución, la voz, la visión binocular y el equilibrio. Fue sometida a una operación neuroquirúrgica de ocho horas menos de un mes después de conocer la presencia del tumor. Permaneció en el hospital casi una semana. Le dijeron que podría volver al trabajo en seis semanas.

Pero no fue así. En su lugar, Rosie se ha embarcado en un peligroso descubrimiento de otro yo. Como consecuencia del tumor y de la operación, perdió la audición del oído izquierdo. También perdió muchas de las funciones cerebrales que son tan automáticas que permanecen fuera de la conciencia hasta que se alteran: el equilibrio, la deglución, la convergencia de los ojos y el habla. Lo que le resulta difícil —y lo que ha sido capaz, increíblemente, de expresar con palabras— es la experiencia completamente nueva de vivir sin estas habilidades automáticas y tener que realizar cada una de ellas, conscientemente, para poder pasar un día.

"Cuando me ducho, no siento el agua caliente. En cambio, siento el agua fría y el agua caliente por separado". Me quedé asombrada cuando me dijo esto en las semanas siguientes a la operación. Me di cuenta de que debía haber perdido funciones de promediado del cerebro sensorial que, para el resto de nosotros, suavizan las sensaciones táctiles de los distintos elementos puntuales de la temperatura. Es como si, de la noche a la mañana, hubiera pasado de la pintura realista al óleo del siglo xix al puntillismo. Del mismo modo, descubrió que había perdido ciertos filtros auditivos que no tenía ni idea de que alguna vez hubiera tenido: "Anoche, en las noticias, oí al presentador decir 'lo sé, lo sé' en mitad del telediario. Supuse que hablaba con la voz de la cabina de control que sale por esos auriculares que llevan, pero fui la única que le oyó decir eso". Tal vez, a pesar de su pérdida de audición, su agudeza con el oído restante se ha profundizado y simplemente oyó algo que los demás no oyeron. O puede que se haya desactivado un filtro sensorial automático que habría descartado como insignificante esta etiqueta auditiva accidental e inoportuna, lo que le habría dado a Rosie un acceso más íntimo a todo su registro sensorial.

La pérdida de la función vestibular no consiste simplemente en sentir mareos al moverse. Rosie ha perdido el conocimiento de dónde está su cuerpo en el espacio. Para andar, tiene que pensar, conscientemente, dónde pone cada pie. Tiene que decidir qué hacer con los brazos mientras camina. Cada movimiento le provoca un mar de sensaciones en la cabeza, no náuseas ni mareos, sino la sensación de que todo se ha torcido. Le ocurre siempre que se mueve. Los daños en el octavo par craneano no sólo le han causado disfunción vestibular, sino también acúfenos. No lo describe como un zumbido en los oídos, sino como "gritos en mi cabeza" que la acompañan siempre. Los médicos dicen que hay poco tratamiento disponible para los acúfenos y que la mayoría de los pacientes encuentran la manera de convivir con el síntoma. Dudo que comprendamos del todo la carga que supone este síntoma crónico y, para nosotros, benigno.

Los daños en el nervio vago y el nervio hipogloso le han causado dificultades para tragar. A pesar de los enérgicos ejercicios de rehabilitación de la deglución, Rosie no puede tragar ni siquiera líquidos sin relajar conscientemente el esfínter esofágico superior tensando los músculos abdominales. Si no lo hace, se atraganta. Se ha encontrado a sí misma cambiando su comportamiento habitual para adaptarse a este cambio de función. Por ejemplo, ya no prueba la comida mientras cocina, porque tendría que pasar por el complejo y largo procedimiento de abrir el esfínter antes de llevarse la comida a la boca, así que ha "aprendido" a cocinar sin probar los alimentos.

Pongo aprendido entre comillas, porque es precisamente este proceso de adopción de nuevos comportamientos lo que quiero destacar. Este nuevo yo suyo no prueba lo que está cocinando. Es una extraña discontinuidad. Este nuevo yo no puede correr espontáneamente hacia la puerta cuando suena el timbre. No puede, por desgracia, ir a pescar los fines de semana porque la estimulación de la luz, las olas, el movimiento, la amplitud de estar en su amado barco de pesca es una sobrecarga sensorial. No puede disfrutar de una comida ni leer un libro. Ha perdido un 20% del peso que tenía antes de la operación debido a su dificultad para comer. Le pregunté si su nuevo yo se iba haciendo más familiar o menos extraño para ella. Lo que respondió fue: "Me acuerdo de no probar la comida mientras cocino". Es decir: no vive de forma natural en su nuevo yo. Continúa sorprendiéndose por lo que se ha convertido, mirando a su alrededor para darse cuenta de las dimensiones de la extrañeza que ha heredado de repente.

No obstante, su tratamiento se considera un éxito. El meningioma se extirpó por completo, por lo que podemos deducir de las resonancias magnéticas postoperatorias. Los déficits que le quedan son complicaciones conocidas de la neurocirugía y se espera que mejoren con una rehabilitación agresiva continua, reparación glótica, quizá dilatación del esfínter esofágico superior y procedimientos para realinear los músculos extraoculares. Asiste a rehabilitación vestibular dos veces por semana, a terapia de deglución dos veces por semana, a fisioterapia tres veces por semana para restaurar la función de los músculos de las extremidades superiores debilitados por la operación, y a un grupo de apoyo psicológico y consejería individual una vez por semana cada uno. Esto es lo que hace. Intenta mejorar. Cuando la gente la ve, sobre todo después de mucho tiempo, le dicen lo guapa que está. Ella acepta los cumplidos con amabilidad, pero suele decirse a sí misma: "Ojalá lo supieran. Si supieran cuán extraña me siento conmigo misma. No soy yo misma. Me he convertido en otra persona. Nunca seré la persona que era".

Saber que quería escribir una descripción narrativa de la experiencia de Rosie me permitió lograr un estado de atención especialmente cuidadoso en las conversaciones que recojo en este texto. Cuando mi familiar leyó lo que reproduzco aquí, se sintió escuchada; sintió que se le había dado voz en mi pequeño texto. Mostró lo que yo había escrito a los demás como un signo de su experiencia. La simple transacción de escuchar atentamente y luego representar con fidelidad lo que se había oído profundizó los lazos de afinidad entre nosotras, una puesta en escena, una vez más, de las espirales de la medicina narrativa, esta vez no en el consultorio, sino en casa.

Al informar "desde el frente" sobre aspectos de la enfermedad que ninguno de los que estamos a este lado de la brecha podemos comprender, Rosie me ha enseñado lecciones sobre el yo alterado por el padecimiento, lecciones que he absorbido a través de las membranas del amor. Sé que su neurocirujano y su otorrinolaringólogo no saben lo que yo sé sobre la recuperación de Rosie y, sin embargo, se puede argumentar cada vez con más fuerza que cuidarían de ella de manera más efectiva si *supieran* estas cosas. Lo que aprendí sobre Rosie a través del transporte activo del amor puede aprenderse, creo, sobre nuestros pacientes. Esto no quiere decir que haya que tratar a los pacientes como si fueran de la familia, y sin embargo las lecciones que aprendemos en nuestras relaciones amorosas tienen sus corolarios o sus instancias en nuestra práctica. Una vez que experimentamos nuestra capacidad de ser testigos de la difícil situación del otro —a través del compromiso amoroso— tenemos a nuestra disposición, para utilizarla en nuestra práctica, esta permeabilidad al sufrimiento ajeno, esta receptividad hacia las palabras de los demás, esta generosidad del yo al servicio de otro yo, que intenta ser escuchado.

Nadie me había dejado hacer esto antes

Mi nuevo paciente, al que llamaré aquí señor Ignacio Ortiz, me contó muchas cosas sobre sí mismo durante esa primera visita, como la muerte temprana de su padre por una enfermedad renal, la muerte a una edad temprana de su hermano mayor también por una enfermedad renal, la disrupción que le causó en su vida el migrar de la República Dominicana a Nueva York siendo adolescente, el reciente cambio de pasar de trabajar en construcción a trabajar como administrativo a tiempo parcial en una tienda de ropa por su incapacidad física para trabajos extenuantes, y su vergüenza actual por ser incapaz de mantener a su familia sin aceptar asistencia social. A lo largo del relato que hizo de sí mismo, intercaló información sobre síntomas físicos como dolor en el pecho, dificultad para respirar, dolor en las articulaciones y fatiga. Pensé que parecía deprimido y que sus síntomas eran atípicos de una angina de pecho. No obstante, programé una prueba de esfuerzo, en parte porque consideré que se sentiría aliviado al tener una prueba de que su corazón estaba sano. Aceptó con gratitud.

Al consultar el informe la semana siguiente, me sorprendió ver que padecía una arteriopatía coronaria con un defecto de perfusión reversible en el territorio de la arteria coronaria derecha. Yo misma llamé a la clínica ambulatoria de cardiología para concertar una cita. (Si hubiera sido un paciente con una cobertura más deseable que Medicaid, habría llamado a uno de mis amigos de la consulta privada de cardiología, y el señor Ortiz habría sido atendido al día siguiente). Un residente de cardiología vio a mi paciente en una semana o dos y empezó con un protocolo antianginoso de betabloqueantes y nitratos, reservando un cateterismo por si esto fallaba.

En una visita posterior a mi oficina, el señor Ortiz y yo repasamos los acontecimientos de los últimos meses. Su dolor torácico y la dificultad para respirar se habían resuelto por completo. Se sentía mucho más vigoroso y me pareció considerablemente menos deprimido y pasivo. Mientras tanto, yo había publicado una descripción de nuestra primera visita en una revista médica (después de haber cambiado muchos detalles clínicos para que no se le reconociera), porque me habían conmovido mucho sus lágrimas y sus palabras acerca de que nadie lo había dejado hablar de sí mismo antes.[14] Le dije que había publicado mi recuerdo de nuestro primer encuentro y me ofrecí a enviarle una copia del artículo. Cuando le pregunté si recordaba nuestra primera visita, se animó mucho. "Por supuesto que la recuerdo", dijo. "Sentí una gran confianza en su habilidad como médica por lo que hizo aquel día. Desde entonces, rezo todos los días por usted". Nos quedamos sentados, los dos con una amplia sonrisa, asimilando la suerte de habernos encontrado.

En retrospectiva, me parece que se trataba de que, juntos, apreciábamos nuestra transferencia médica. Ambos comprendimos que nuestra relación había desarrollado algún ingrediente que la profundizaba y la hacía especialmente poderosa. Ciertamente, no llamo a la clínica de cardiología yo misma por cada paciente, debo admitirlo. Es posible que no hubiera acudido a la cita que le dio un nuevo médico de no habernos "conocido" de la forma en que lo hicimos. Desde entonces, hemos seguido su enfermedad coronaria. Su tristeza y su vergüenza no han desaparecido en absoluto. Sigue teniendo dolores articulares, fatiga, problemas con su hijo, estallidos de ira intolerables e incontrolables. Lo invito a que me cuente por lo que está pasando. Aunque *en efecto* lo escucho como internista —decidiendo, por ejemplo, que se haga una placa de la rodilla y que empiece a tomar antiinflamatorios para el dolor articular—, también lo escucho para que me cuente su propia historia. Encuentra consuelo y fuerza en lo que cuenta y se descubre a sí mismo recordando cosas de su infancia y estableciendo

---

[14] Rita Charon, "Narrative and Medicine", en *New England Journal of Medicine,* núm. 350, 2004, pp. 862-864.

conexiones entre sus emociones, su pasado y sus síntomas físicos. Su conocimiento interior es profundo, sofisticado y valiente, como le digo.

Estuvo de acuerdo conmigo en que está deprimido —no tiene ideas suicidas, no está desesperado, pero sí descorazonado, a menudo lloroso y perplejo—. Le dije que podíamos tratar su depresión con terapia de conversación o con medicación antidepresiva. Decidió empezar con la terapia verbal. En lugar de citarlo con el asistente social para una psicoterapia de apoyo, lo veo yo misma cada dos semanas. Le pedí a una colega mía, una trabajadora social clínica con experiencia en terapia familiar, que se convirtiera en mi supervisora mientras yo emprendía esta nueva mezcla de medicina interna y terapia verbal de apoyo. Me parece correcto realizar este trabajo yo misma en lugar de derivar al señor Ortiz a un psicoterapeuta por separado, porque su dolor emocional está íntimamente ligado a su situación física. Sería perturbador para su integridad como yo-con-un-cuerpo separar esos dos aspectos de su sufrimiento, asignando el desánimo y la depresión al trabajador social y reservando el dolor torácico y la falta de aire para mí.

Creo que lo que intento hacer por el señor Ortiz es ser testigo de su sufrimiento al tiempo que aprendo qué aspectos de este podrían aliviarse, compartiendo con él la comprensión de que no tenemos ni idea de qué "causa" cada cosa. ¿La fatiga y el dolor articular, al impedirle realizar un trabajo extenuante, contribuyen a su desánimo y ahondan su vergüenza? Su depresión clínica, con su componente de pesimismo y desánimo, ¿desencadena sentimientos de fatiga e intensifica su conciencia del dolor crónico? Trabajo para tratar su dolor articular y su enfermedad coronaria, al tiempo que aprendo sobre su vida, su pasado y el sentido que le da ahora. Quizá nuestro trabajo pueda ayudarlo a comprender sus ataques de ira, a aprender a ser padre de su hijo adolescente y a trabajar en la tienda de ropa lo mejor que pueda a pesar de sus limitaciones físicas. La atención con la que comenzamos nuestro trabajo nos llevó a la representación, y su lectura de la descripción de nuestro primer encuentro, que publiqué en el *New England Journal of Medicine,* añadió una prueba concreta de mi inversión en él. Juntos, estos movimientos de atención y representación nos llevaron a considerar el desarrollo de nuestra vinculación como un hecho valioso de nuestras vidas que nos fortalece a ambos y que podría, de hecho, mejorar su salud.

La práctica de la medicina narrativa

Quiero describir en términos muy prácticos las diferencias que la tríada de atención, representación y vinculación de la medicina narrativa supone en mi práctica como internista.[15] Las consideraciones narrativas influyen en una cantidad de dimensiones de la práctica habitual: la recopilación de información, el mantenimiento de registros, la toma de decisiones terapéuticas y la construcción de relaciones a lo largo del tiempo. Desde un punto de vista más fundamental, las consideraciones narrativas indagan en lo que, a fin de cuentas, puede *significar* estar enfermo y estar bien. Con la luz que aporta la narrativa, cambian muchas cosas en el paisaje del cuerpo y la salud. Vemos lo intrincados que son los procesos que conducen a que uno se sienta bien, a que uno se sienta uno mismo y, lo que es más importante para los profesionales de la salud, vemos lo mucho que podemos hacer por los que están enfermos y en nuestras manos.

Si queremos marcar la diferencia en la atención sanitaria convencional, estamos obligados a inventar nuevas prácticas a través de las cuales los profesionales de la salud puedan alcanzar estos nuevos objetivos. Tenemos que articular cuáles son, cómo se llevan a cabo, cómo se evalúa la eficacia de haberlos realizado, cómo se forma a otros para que los realicen y qué diferencia suponen para la atención al paciente. Siendo la medicina el campo instrumental que es, tenemos que idear los formularios —¡por triplicado!— en los que uno pueda informar acerca de que ha completado las partes narrativas de su tarea, no sólo para facturar por su tiempo (este es el ángulo nihilista), sino también, como describe John Berger al médico rural John Sassall, para llevar los registros de su comunidad de pacientes: "Hace más que tratarlos cuando están enfermos; es el testigo objetivo de sus vidas. Rara vez se refieren a él como testigo. [...] no es en absoluto un árbitro final. Por eso he elegido el humilde término *secretario:* el secretario de sus registros. Lleva los registros para que, de vez en cuando, puedan consultarlos ellos mismos. [...] Él los representa, se convierte en su memoria objetiva (como opuesto a subjetiva) [...] porque también él representa algo de lo que saben pero no pueden pensar".[16]

---

[15] Agradezco las observaciones de la escritora Melanie Thernstrom y de la estudiante Nora Gross mientras asistían a las horas de consulta conmigo y mis pacientes durante 2003 y 2004, ayudándome a distinguir y describir los componentes narrativos del trabajo que mis pacientes y yo realizábamos.

[16] John Berger y Jean Mohr, *A Fortunate Man,* Nueva York, Pantheon Books, 1967; Henri Bergson, *Time and Free Will: An Essay on the Immediate Data of Consciousness,* Londres, G. Allen, 1913, p. 109. Véase también el ensayo de Fred Griffin sobre la enseñanza de *A Fortunate Man,* "The Fortunate Physician: Learning from Our Patients", en *Literature and Medicine,* núm. 23, 2004, pp. 280-303, a un grupo de internistas en un seminario de medicina narrativa.

Recopilación de información

Las consideraciones narrativas sobre la enfermedad desafían las rutinas convencionales de recopilación de información clínica. Si creemos que lo que cuentan los pacientes sobre sí mismos y su cuerpo significa algo y que tanto la forma como el contenido son importantes, entonces no podemos aprender lo que debemos aprender sobre y de los pacientes haciéndoles el mismo conjunto de preguntas a todos. En lugar de eso, los profesionales de la salud tenemos que dotarnos de habilidades radicalmente más flexibles y creativas. Tenemos que volvernos permeables a lo que los pacientes emiten sobre sí mismos en muchísimos canales. "El médico no sólo debe oír lo que se le dice, sino que, con un oído entrenado, debe *prestar atención* a las palabras exactas que utiliza el paciente y a la secuencia en que las pronuncia", escribe el endocrinólogo y antiguo decano de la Facultad de Medicina del Hospital de Westminster, *sir* Richard Bayliss. "Las historias deben recibirse, no tomarse".[17]

Cuando conocí al señor Ortiz, utilicé por primera vez el nuevo enfoque que he desarrollado para conocer a un nuevo paciente. Comienza simplemente con la invitación a "decirme lo que cree que debería saber sobre su situación", y va seguida del compromiso de *prestar atención* y de —al menos al principio— no escribir o incluso hablar. Cuando empecé a hacer esto, tuve que sentarme literalmente sobre mis manos para evitar escribir en la historia clínica o consultar la historia clínica informatizada del paciente. Las presiones a escribirlo todo están tan arraigadas que formatean lo que se escucha en secciones como la Historia de la Enfermedad Actual o en la Historia Familiar o en la Revisión por Sistemas. Sólo cuando fui capaz de renunciar al imperativo de ordenar, fui capaz de absorber lo que los pacientes me contaban sin desvirtuar sus narraciones para adecuarlas a mi propia forma de historia.

Mientras el paciente habla, yo escucho todo lo que puedo: no tomo notas durante este segmento de la entrevista, no interrumpo a menos que sea crítico, no indico de un modo u otro lo que considero destacado o significativo o interesante. Hago todo lo posible por registrar la dicción, la forma, las imágenes, el ritmo del discurso. Presto atención, mientras permanezco sentada al borde del asiento absorbiendo lo que se me dice, a las metáforas, a las expresiones idiomáticas, a los gestos que acompañan al discurso, así como a la trama y a los personajes que el paciente representa para mí. Aunque sé que tengo que recoger información como las dosis de los medicamentos, las fechas de intervenciones quirúrgicas, alergias,

---

[17] Richard Bayliss, "Pain Narratives", en Trisha Greenhalgh y Brian Hurwitz (eds.), *Narrative Based Medicine: Dialogue and Discourse in Clinical Practice*, Londres, BMJ Books, 1998, p. 75.

antecedentes de tabaquismo y antecedentes familiares, estoy convencida de que estos datos surgirán de forma natural a medida que avance la visita. Normalmente, dedicamos entre veinte y treinta minutos a la narrativa del paciente sobre sí mismo. Hasta ahora, según mi experiencia, el paciente llega a un punto en el que ha dicho lo que era necesario decir.

En ese momento, le pido al paciente que se ponga una bata de algodón para poder realizar la exploración física. Mientras el paciente se pone la bata al otro lado de la cortina de mi sala de exploración/consulta, escribo lo más fielmente posible lo que me ha contado en el relato inicial. Mantengo el orden en que se dijeron las cosas, intentando utilizar las palabras y los giros de las frases del paciente. Hago todo lo que puedo para representar la integridad de la narración: su tempo, sus transiciones, su lenguaje figurativo. (Quizá debería grabar estos relatos y luego transcribirlos, pero estoy intentando un método que pueda utilizarse de forma rutinaria y rápida). Incluyo al final una brevísima impresión sobre la persona que acabo de conocer —no sólo un retrato diagnóstico, sino también una representación singular de la persona—.

He aquí un ejemplo del informe que surgió de una visita de un nuevo paciente realizada a mi nueva manera:

> 1ª AIM visita 32 años fem
>
> En vísperas de empezar un nuevo trabajo como coordinadora de asignación en el albergue para personas sin hogar St. Vincent, la señora Henri ha recibido un seguro médico y desea tener un médico generalista. Ella también se ve a sí misma bien-fuerte, con conocimiento de su cuerpo. Cuando le dolió la pierna izquierda, fue al podólogo, que le aseguró que no se debía a una mala circulación ni a otra enfermedad crónica. Cuando le dolió el costado derecho, acudió al ginecólogo, que pensó que estaba relacionado con una infección urinaria y una vejiga crónicamente llena.
>
> Momento difícil el año pasado cuando fue despedida de su trabajo como ayudante en un colegio para alumnos de educación especial. Superó la pérdida gracias a la reflexión con amigos, la fe, la oración y el apoyo de la iglesia. Examinó su propia contribución a la pérdida del trabajo. Graduada en psicología en el City College, especialización menor en educación.[*] Le encanta leer/pensar/estudiar y, con el tiempo, quiere obtener un CSW/MSW.[**]

---

[*] En el original, *"Psychology major at City College, education minor"*. En Estados Unidos, El *major* refiere al título principal obtenido en la carrera elegida, y el *minor* es una subespecialización con menor requerimiento académico. [N. de T.]

[**] CSW/MSW. Licenciatura o maestría en trabajo social (Social Work). [N. de T.]

Se mudó de Haití cuando tenía 15 años y ya tenía familia aquí.
Trabajó asiduamente en su inglés + habilidades lingüísticas.
Se presenta como dotada para el lenguaje, ingeniosa en la resolución de problemas, optimista sobre el futuro, reflexiva + honesta sobre sí misma.

Encuentro un interés y una alegría tremendos al permitirme sumergir en el relato que hace un desconocido de sí mismo. Me asombra lo singulares —absolutamente únicas— que son estas narraciones del yo/cuerpo. Es una experiencia intensa para ambos, ya que el paciente se toma *la libertad* de contar su salud o enfermedad, y yo trabajo arduamente en la escucha. A medida que escuchaba a la señora Henri, me sentía cada vez más ansiosa por oír cada frase —su discurso era elocuente, evocador y lleno de figuras retóricas—. Transmitía emociones muy profundas mientras describía experiencias duras, y me pareció capaz, mientras la escuchaba, de fusionar sus dificultades pasadas con las lecciones que había absorbido de ellas. En efecto, era una narradora tan hábil que escuché tanto a la niña que había sido como a la mujer que era ahora. Podía verla como ella se veía a sí misma: capaz, segura, poderosa para ayudar a los demás, comprensiva con el dolor ajeno. Y esta visión de ella, en efecto en su propia mente, me dio una rica sensación de sus esperanzas. Podía ser testigo de su *futuro yo,* de una manera extraña. No se trataba sólo de librarse de la enfermedad física, sino que además sus objetivos de salud para sí misma se magnificaban o profundizaban hasta convertirse en objetivos vitales.

Esta es una forma sencilla de cambiar el equilibrio de la práctica ordinaria de la medicina hacia la narratividad. La investigación lingüística sobre el desarrollo de las relaciones médico-paciente sugiere que la calidez y la intimidad entre médico y paciente no tienden a construirse con el tiempo, sino que alcanzan los niveles que se alcanzarán en el primer encuentro.[18] La primera visita con un nuevo paciente es crítica, por tanto, para establecer *hasta dónde puede llegar esta díada.* ¿Hasta dónde puede llegar esta pareja? ¿Qué *utilidad* puede tener para el paciente esta nueva relación? Una cosa es tener un número de teléfono al que llamar cuando uno tiene una gripe o un dolor de espalda. Otra muy distinta es sentir que se dispone de un recurso, como le ocurre a Milly Theale en su primer encuentro con *sir* Luke Strett. A través del desarrollo disciplinado de la atención y la

---

[18] Michele Greene, comunicación personal.

representación en la práctica rutinaria, creo que estoy empezando a ofrecer nuevos recursos a mis pacientes.

Al principio, reservaba este método de entrevista para los nuevos pacientes. Al ver la diferencia que suponía en mi *actitud,* así como en la aparente comodidad del paciente a la hora de contar su enfermedad, lo he adoptado en todas mis consultas, independientemente del tiempo que lleve como médica del paciente. Encuentro que esta práctica no lleva más tiempo que el método de escribir sobre la marcha y que, al adoptar esta sencilla corrección narrativa en las consultas, estoy con los pacientes mientras me cuentan lo que debo oír. Como maravilloso beneficio, mis notas son mucho más reveladoras de lo que solían ser, quizá no tan sistemáticamente estructuradas como antes, pero llenas ahora de niveles de verdad, evocadoras, vivas a la presencia de los pacientes y fieles al honor de haberlos escuchado.

Conservación del historial médico

Me doy cuenta de que los pacientes pueden contarme cosas durante las visitas al consultorio que normalmente no habrían contado al internista. Los pacientes se sienten invitados a contarme más cosas sobre sus vidas de las que suelen contar en el consultorio del médico, y descubrimos que la confianza mutua se va forjando como resultado de una escucha más atenta y un relato más extenso. Tanto el narrador como el oyente son vistos de alguna manera como más responsables, más capaces de revelar o contener lo que se ha dicho. Una vez contados, estos nuevos aspectos de las "historias" de los pacientes nos ofrecen un marco más amplio dentro del cual contemplar sus vidas. Los pacientes parecen sorprenderse, a veces, del rumbo que toman nuestras conversaciones. Las lágrimas afloran, los acontecimientos de la infancia salen a la luz y se exponen materiales incluso en el primer encuentro que, de otro modo, habrían necesitado muchas visitas. Si modifico mi práctica, a través de la atención, para obtener un *relato* rico, espontáneo y narrativamente liberado de sí mismo en la visita al consultorio, y si aprendo a representar esa conversación por escrito con cierta fidelidad, ¿qué hago con lo que he escrito? Una vez que sé estas cosas sobre mis pacientes, incluso cosas que pueden no parecer importantes desde el punto de vista médico, ¿qué hago con estos conocimientos?

El corolario de hablar de forma diferente con nuestros pacientes es escribir de forma diferente sobre ellos. A diferencia de mi padre, que trabajaba solo, yo no llevo historias clínicas sólo para mí. Mi consulta forma parte de un grupo de facultativos de un hospital universitario, y escribo en la misma historia clínica que el oftalmólogo, el urólogo, el nutricionista, el trabajador social o el cirujano. Tengo que equilibrar mi necesidad de recordar cosas sobre mis pacientes con el deseo de guardar secretos para todos los demás que puedan leer lo que escribo. No puedo compartir todo lo que sé de mis pacientes con el cirujano ortopédico que le enyesa el tobillo cuando se cae en el hielo, ni con el empleado de facturación que determina cuánto facturar a Medicaid por su atención médica.

He llegado lentamente a apreciar que los pacientes deberían ser los que conserven lo que escribimos sobre ellos.[19] Al final de las visitas, les doy a los pacientes una copia de mi historia, asegurándome de que pueden leer mi letra y animándolos a que añadan algo a lo que se ha dicho en la siguiente visita. No debería ser yo quien decidiera quién debe leer el registro de los problemas personales de mis pacientes, aunque estos problemas puedan influir en su estado de salud o en su atención médica. Por el contrario, estos historiales deberían estar en manos de los pacientes, y ellos deberían decidir quién tiene permiso para leer aspectos especialmente privados de su historia. Me gustaría que el encargado de confeccionar las historias clínicas del Hospital Presbiteriano hiciera algunas para mis pacientes. En la historia del paciente, habrá espacio para los historiales médicos generados oficialmente: copias de mis notas, copias de los resultados de las pruebas de imagen y de laboratorio, quizás copias de las notas de otros profesionales de la salud que deseen participar en nuestra nueva práctica. En el otro lado de la historia clínica, habrá espacio para recopilar lo que los pacientes escriban sobre sí mismos: sus experiencias, sus preguntas, los informes sobre las lecturas de su glucómetro o su tensiómetro. Habrá espacio para las reflexiones de los miembros de la familia: la hija cuya madre demente ya no recuerda quién es, el padre desolado por la profunda discapacidad de su recién nacido prematuro. Habrá espacio para la redacción de historias clínicas paralelas por parte de profesionales de la salud que escriban sobre aspectos de la atención a este paciente que no tienen cabida en la historia clínica hospitalaria de

---

[19] Esta idea no es nueva. Véanse, por ejemplo, Richard Giglio, B. Spears, David Rumpf y Nancy Eddy, "Encouraging Behavior Changes by Use of Client-Held Health Records", en *Medical Care,* núm. 16, 1978, pp. 757-764, y Arnold Golodetz, Johanna Ruess y Raymond Milhous, "The Right to Know: Giving the Patient His Medical Record", en *Archives of Physical Medicine and Rehabilitation,* núm. 57, 1976, pp. 78-81, como prueba de que los profesionales de la salud llevan décadas considerando al paciente como conservador del historial. El hecho de que esta práctica aún no se haya generalizado puede deberse a la sensación de vulnerabilidad de los profesionales y a su temor a perder el control en caso de que los pacientes participen en su atención en pie de igualdad.

amplia difusión. Un cambio así en la práctica de registro podría promulgar de manera contundente nuestras creencias a menudo declaradas sobre la privacidad y la confidencialidad, al mismo tiempo que afirmaría oficialmente que la voz de los pacientes es un componente fundamental en la atención sanitaria.

Si el Hospital Presbiteriano introdujo la historia clínica en 1916, quizá haya llegado el momento de que surja otra forma de registro, acorde con las creencias e ideas contemporáneas sobre las causas de la enfermedad, lo que favorece la salud y lo que los profesionales de la salud pueden hacer por sus pacientes. La historia clínica electrónica ya ha empezado a cambiar radicalmente la forma en que manejamos los datos médicos: cómo se inscriben, cómo se accede a ellos, cómo se formatean, quién puede leerlos. Los pacientes rellenan electrónicamente las listas de sus problemas de salud antes de acudir a la consulta; las notas de la historia clínica se escriben en línea, a través de pantallas muy regladas que limitan la cantidad de texto libre que puede registrarse. Me encanta la comodidad de nuestras historias clínicas electrónicas: los resultados de los estudios de imagen están disponibles de inmediato, la información de los análisis de laboratorio que pueden remontarse a décadas atrás, e incluso las radiografías pueden verse en línea desde mi despacho. A la vista de los recursos electrónicos actuales, los médicos, enfermeros y trabajadores sociales podemos decidir seguir escribiendo sobre los pacientes en lenguaje ordinario, utilizando parte del tiempo liberado por las comodidades electrónicas para añadir profundidad narrativa a los datos instrumentales generados por las máquinas.

En lugar de quejarse de que la historia clínica se ha convertido en un *ticket* de facturación o en un vertedero electrónico de abreviaturas y respuestas a preguntas de sí o no, quizá los profesionales de la salud puedan aprovechar la oportunidad de que se están realizando cambios significativos en las historias clínicas para introducir maneras nuevas y sólidas de registrar los recorridos de los pacientes a través de la enfermedad y desarrollar métodos responsables para expresar sus propias experiencias personales como cuidadores. El énfasis que la medicina narrativa pone en el poder del lenguaje en la enfermedad y la salud debería *suponer* algo en la práctica diaria de la medicina. Estoy convencida de que puede suponer una fusión más eficaz de lo instrumental y lo reflexivo en el trabajo de la medicina, en la vida de los pacientes y en la de los cuidadores. Esta fusión requerirá nuevas formas narrativas para contener, reflejar y descubrir estas percepciones de la salud y la enfermedad. Si, de hecho, el aumento de la habilidad de los médicos para representar lo que se ve y se oye contribuye a una mayor vinculación entre médico y paciente, es imperativo poner en marcha estas prácticas narrativas de forma rutinaria.

Tomando decisiones terapéuticas

No sólo la forma en que conocemos a nuestros pacientes y el lugar en que anotamos la información cambian en la medicina narrativa. Los tipos de decisiones terapéuticas que tomamos pueden ser notablemente diferentes de las decisiones médicas convencionales, como resultado de la profundización narrativa en las relaciones médico-paciente.

Bruno Morales vino a verme por primera vez el otoño pasado. Recién llegado de la República Dominicana, había perdido su trabajo de pintor en el bajo Manhattan tras los atentados del World Trade Center. Sólo conseguía trabajos esporádicos, a tiempo parcial, y tenía dificultades para pagar el alquiler y alimentar a su familia. A sus 59 años, se sentía relativamente sano, aunque recientemente había desarrollado dolores de espalda y cuello y se sentía decaído, había engordado, dormía hasta tarde y sentía que se aislaba. Una vez había sido tratado por depresión, pero el antidepresivo sólo le había dado sueño. No le interesaba repetir esa experiencia. Me dijo directamente que lo que quería era recuperar la forma física. Quería hacer ejercicio en un gimnasio o con aparatos caseros, pero no tenía dinero para pagarse un abono al gimnasio o comprarse pesas. Insistía en que esta era la mejor manera de tratar sus síntomas actuales. Me di cuenta de que depender de la familia de su mujer para pagar el alquiler lo humillaba y que, si recuperaba físicamente su presencia muscular, podría recuperar su presencia como hombre, marido y padre.

Mientras estaba conmigo en la oficina en nuestra primera reunión, llamé a un parque municipal que acababa de abrir un gimnasio. Creía que la membresía era gratuita para los residentes de la comunidad y alegremente le ofrecí la seguridad de que podríamos conseguirle una plaza enseguida. Me equivoqué. La inscripción en el gimnasio sólo era gratuita para las personas mayores. Le costaría 152 dólares al año inscribirse en el gimnasio. Los dos nos quedamos cabizbajos. Nos sentamos y nos miramos fijamente. Y entonces dije: "No pasa nada. Te daré 152 dólares". Y así lo hice. Al día siguiente, le dejé un sobre con esa cantidad de dinero en efectivo. Mi recepcionista pensó que estaba loca, al igual que algunos colegas con los que lo comenté.[20] Ahora bien, sabía que darle esa can-

---

[20] Comprendí que estaba cruzando un límite profesional al ofrecer dinero a este paciente, pero me sentí segura de que podía evaluar el impacto de mi gesto en nuestra alianza clínica en curso. Véase Neil Farber, "Love, Boundaries, and the Patient-Physician Relationship",

tidad de dinero era inusual y quizás casi fuera de lugar. Discutí mi plan con algunos colegas antes de dejarle el dinero, y ellos me ayudaron a reflexionar sobre esta decisión. ¿Cuáles podrían ser las consecuencias de darle el dinero al paciente? ¿Qué debía hacer para evitar secuelas indeseadas? Me había preguntado si mi paciente se sentía indebidamente en deuda con su mujer y la madre de su mujer, que le ayudaban a pagar el alquiler. ¿Acaso el hecho de que yo le pagara la cuota del gimnasio también contribuía a feminizarlo o debilitarlo? ¿Se sentiría indebidamente en deuda conmigo por este regalo, lo que complicaría las reglas en la relación médico-paciente? Tras consultarlo con mis colegas, decidí seguir adelante y dejarle el dinero, pero teniendo en cuenta las posibles consecuencias de mi intervención clínica inusual.

La siguiente vez que vi al señor Morales, me enseñó orgulloso su carné de socio del gimnasio Riverpark. Tenía un aspecto estupendo. Hacía ejercicio en el gimnasio una hora y media, tres veces por semana. Sus dolores de espalda y cuello se habían resuelto. Su estado de ánimo parecía haber mejorado mucho desde la última visita. Sin antidepresivos y sin psicoterapia formal, parecía estar recuperando la salud, no por las vías convencionales de la medicina, sino por su propia elección de tratamiento y su versión respecto del cuidado. Mi oferta impulsiva de dinero, pensé en retrospectiva, había marcado de forma muy concreta que escuchaba y valoraba su evaluación de la situación y lo que podría mejorarla. No parecía haber aumentado su angustia por la falta de dinero, sino que había mejorado su sensación de fuerza y poder en su vida diaria. De hecho, durante nuestra segunda visita, parecía feliz de que yo hubiera hecho posible su inscripción en el gimnasio y aliviado de haber podido empezar su vigoroso programa de entrenamiento físico. Con esta historia, no estoy sugiriendo que todos los médicos deban aportar dinero a las necesidades no médicas de sus pacientes. En absoluto. Ni tampoco he hecho una práctica de tales donaciones. Cuento esta historia como un acontecimiento inusual en mi práctica, que me ayudó a aprender una lección importante sobre el potencial de la medicina narrativa en la atención clínica.

Las historias crecen con el tiempo

Estoy impresionada por las consecuencias que mis prácticas narrativas han tenido a lo largo del tiempo, *tanto para mí como para mis pacientes*. He

en *Archives of Internal Medicine,* núm. 157, 1997, pp. 2291-2294. para un análisis de otros tipos de cruce de límites que se producen en la práctica clínica.

aprendido que el acto de escribir descripciones evocadoras y "densas" de los pacientes altera de manera fundamental mi propia postura con respecto al paciente. Al igual que mi lección de hace tiempo con Luz, el mero acto de imaginar a un paciente, de luchar por representar con palabras lo que emite, de inspeccionar mi propio relato sobre el cuidado del paciente, de intentar —aunque sólo sea por el bien de la historia— agudizar mis impresiones e intensificar mi atención hacia el paciente no sólo tiene resultados a corto plazo (como se ve en el propio escrito), sino que además tiene efectos en espiral que perduran a lo largo del tiempo.

Sólo cuando la semana pasada escribí la descripción del paciente al que llamé Bruno Morales, unos meses después de aquella primera visita y de la transacción de 152 dólares, me encontré preguntándome por su implicación en el atentado del World Trade Center. Había mencionado de pasada que había perdido su trabajo como consecuencia de los atentados y, sin embargo, no me había planteado las preguntas que ahora me asaltaban con urgencia. Después de haber revisado parte de la bibliografía reciente sobre estudios del trauma para este capítulo, estaba especialmente atenta a mi papel como testigo. ¿Había estado directamente implicado en el trauma de aquel horrible atentado? ¿Había perdido compañeros de trabajo? ¿Dónde estaba el 11 de septiembre de 2001? ¿Podría la recaída de su depresión ser consecuencia directa del trauma?

Vino, fortuitamente, el jueves pasado para su visita de seguimiento. Seguía yendo al gimnasio, aunque parecía haber perdido parte de su entusiasmo por el proyecto. Seguía sin trabajo y parecía más desanimado sobre la posibilidad de encontrar uno. Recién enfrentada a su situación en mi imaginación y llena de alarmada curiosidad por su implicación directa en el atentado, me apresuré a decirle que recordaba que solía trabajar en el bajo Manhattan y que debería haberle preguntado por su propia implicación en los sucesos de aquel día.

Él estaba allí. Él mismo quedó atrapado en el horror de los atentados. Mientras yo permanecía en silencio, dejándolo hablar de un modo ininterrumpido durante aproximadamente media hora, me contó su calvario. Había estado en la estación de metro de Broad Street, muy cerca de lo que ahora llamamos Zona Cero. Oyó una gran explosión, creyendo que se trataba de una rotura de una tubería de gas, y luego vio cómo una enorme sección del techo se desplomaba sobre las vías. La policía los condujo a él y a todos los que estaban en el andén a una sola sección. Nadie sabía lo que estaba pasando. Los teléfonos móviles no funcionaban. La gente no podía respirar por el polvo y el humo provocados por el derrumbe del techo. Al cabo de media hora, los policías dejaron salir a la gente del andén del metro. El aire exterior estaba oscuro por el humo, el polvo y el material que caía de las torres. La gente corría, lloraba y se caía por las calles. La policía hizo que todo el mundo se dirigiera hacia el este por el puente de Brooklyn. Aunque nadie sabía aún lo que había pasado, podían ver las torres en llamas del World Trade Center. Cuando Bruno estaba a mitad de camino por el puente hacia Brooklyn, miró hacia Manhattan y vio caer la segunda torre. Le llevó hasta después de la medianoche llegar a pie hasta su hogar en el alto Manhattan, donde fue recibido frenéticamente y con radiante alegría por una familia que, para entonces, asumía que él había perecido.

Este relato fue hecho con mucha seriedad, con lágrimas en los ojos, a veces en un arrebato de palabras como reprimidas y a veces interrumpido por silencios mientras se buscaban las palabras. Bruno había tenido pesadillas sobre el suceso y había revivido todo esto muchas muchas veces. No tenía claro si había sido capaz de contarlo todo con claridad. Lo que Dori Laub escribe sobre el testimonio de los sobrevivientes del Holocausto parecía que podía ser el caso aquí: "El surgimiento de la narración que se está escuchando —y oyendo— es, por tanto, el proceso y el lugar en el que nace la toma de conocimiento, el 'saber' del suceso".[21] Y en mi posición de oyente, aunque sólo fuera el internista general en una visita médica de seguimiento rutinaria, incurrí en el deber de ser testigo. Los dos nos encontrábamos en terreno desconocido, Bruno sin saber que lo invitarían a contar esta odisea y yo sin prever que sería la receptora activa de su relato, y sin embargo cumplimos los objetivos, nos pareció a los dos, de aquel relato inicial.

Puedo afirmarlo por lo que ocurrió a continuación. Bruno me describió su creencia en el *destino*. Cree con gran pasión y fuerza que Dios lo salvó del ataque al World Trade Center por una razón y que tiene un destino que cumplir. Muchos dominicanos, me dijo Bruno, que trabajaban en el World Trade Center se salvaron de morir allí, porque estaban destinados a morir en el vuelo 787 semanas después. Su respuesta a mi pregunta "pero ¿podemos conocer nuestro destino?" fue decir simplemente que es un misterio.

Los dos salimos de nuestra visita de 45 minutos profundamente conmovidos. Sentí que me había recibido en una confianza sagrada, marcada por la fe y el valor. Me tomó la mano con las suyas, me agradeció seriamente que le dedicara tiempo para hablar y parecía sublimado y *feliz* por lo que acababa de ocurrir. Al igual que con el señor Ortiz, sentí que este paciente y yo habíamos compartido una auténtica experiencia intersubjetiva que ambos valorábamos y que profundizaría

---

[21] Dori Laub, "Bearing Witness, or the Vicissitudes of Learning", *op. cit.*, p. 57.

y haría más genuino —e incluso quizá más eficaz— el trabajo clínico rutinario que haríamos juntos en el futuro. Una vez más, simples actos de atención y representación —esta vez con mi propia relectura de mi texto escrito como paso fundamental— condujeron a una mejor vinculación clínica.

Otra paciente de larga data en mi consulta me ayuda a comprender uno de los mecanismos de esta evolución temporal del compromiso narrativo. Escribí lo siguiente sobre una paciente de mi consulta para un artículo, hace unos cinco años:[22]

> La señora Ruby Nelson es una mujer de 82 años, obesa, diabética, hipertensa y con artrosis que lleva en mi consulta unos quince años. Nuestros primeros años juntas estuvieron marcados por desacuerdos sobre cosas sin importancia: ella insistía en los medicamentos de marca, incluso cuando los genéricos eran igual de buenos, y yo me enfadaba por el trabajo extra que me requería y el mayor costo. Nunca se tomó en serio la necesidad de combatir su obesidad. Como consecuencia, su diabetes estaba mal controlada y su enfermedad degenerativa de rodilla la incapacitaba. Una mañana, mientras estaba sentada en la camilla esperando a que le tomara la tensión (que siempre era alarmantemente alta y provocaba en mí ansiedad, miedo a sus consecuencias, gran impaciencia y el sentido del deber de regañarla), mencionó que cantaba en el coro de la iglesia. No sé por qué, pero le pedí que me cantara un himno. Esta mujer, cuyo hábito corporal yo describía habitualmente como "obesa mórbida", se transformó en una forma de majestuosidad y dignidad cuando levantó su pesada cabeza, juntó las manos y cantó en un alto oscuro y profundo sobre el Señor, a orillas del río, trayéndola a casa. Desde entonces, haría cualquier cosa por ella y ella por mí. Aquellos pocos compases de lúgubre y poderosa canción nos transportaron a una nueva geografía de respeto y valor.
>
> Desde entonces, ha desarrollado una enfermedad cerebrovascular y ha tenido que ser hospitalizada varias veces para prevenir complicaciones. Durante todas las semanas que ha pasado en el hospital, ha sido para mí una figura de gran dignidad y espiritualidad. A pesar de las firmes recomendaciones de los trabajadores sociales y los enfermeros a domicilio [de ingresarla en una residencia], apoyé su profundo deseo de volver a su propio apartamento, sabiendo, ahora, algo sobre el poder de sus deseos. Ahora está de vuelta

---

[22] Rita Charon, "The Seasons of the Patient-Physician Relationship", en *Clinics in Geriatric Medicine,* núm. 16, 2000, pp. 46-47.

en casa, anticoagulada, con la tensión controlada y sin ataques isquémicos transitorios. Sigue pidiéndome que le haga pequeños favores especiales en la oficina, y siempre le estoy agradecida por pedírmelos.

Incluí esta descripción en una conferencia que di, muy significativa para mí —el discurso de graduación cuando me concedieron el doctorado en filología inglesa—, en la que dejé que esta paciente, a la que llamaba señora Nelson, hablara *por* mí sobre mi trabajo. La paciente pudo quedarse en su casa durante muchos años gracias a las visitas de batallones de enfermeros, asistentes sanitarios a domicilio, fisioterapeutas y especialistas en heridas. Yo hablaba por teléfono con uno u otro de sus cuidadores a domicilio unas dos veces por semana. No era fácil, y a veces perdía la paciencia de ser la mariscala de campo de este equipo cada vez más complejo.

En 2003 y 2004, la paciente necesitó múltiples hospitalizaciones por caídas, infecciones y empeoramiento de la diabetes. Al cuarto o quinto ingreso en otros tantos meses, los enfermeros, los trabajadores sociales y yo acabamos cediendo y trasladamos a la señora Nelson a una residencia. Le dije que podría ser temporal, pero en mi fuero interno sabía que moriría en la residencia.

Unos tres meses después de su ingreso en la residencia, su sobrina me llamó a la oficina. Cuando oí su voz en mi buzón, supuse que me llamaba para decirme que su tía había muerto y sentí la punzada culpable de haber abandonado a esta paciente, a la que antes había sido tan leal. Pero no era una llamada de muerte. La señora Nelson insistió absolutamente en que la residencia le diera el alta para volver a su apartamento. Se negó a firmar documentos que les permitieran mantenerla en la residencia. Mi consejo a su sobrina fue que *no* apoyara el deseo de su tía de volver a su casa. Recordé lo difícil que había sido la última vez que estuvo en su casa. Me parecía que dejarla ir a la casa era demasiado peligroso: se caería otra vez y se rompería la cadera, tendría una hemorragia importante o sufriría otro accidente cerebrovascular. Y me di cuenta de que no me gustaba volver a asumir las complejas y pesadas responsabilidades de supervisar los cuidados en su casa.

Su sobrina agradeció amablemente mi consejo. Pero unos días más tarde, me encontré a pocas manzanas de la residencia de ancianos de la paciente. No pude evitar hacerle una visita. Allí estaba, con el turbante en la cabeza, tumbada en la cama, mirando mudamente al techo, con el pie vendado donde le habían amputado un dedo. La llamé suavemente por su nombre y, cuando al principio me miró sin comprender, le dije mi nombre. Se levantó. "Doctora Charon. Ha venido a verme". Estábamos felices por la alegría de volver a estar la una en presencia de la otra. Acerqué una silla a su cama y la escuché mientras me contaba, afligida, cómo era su vida en la residencia. Quería saber específicamente cómo sería su vida si volviera a casa. Le pregunté qué haría en el piso, quién la ayudaría, cómo pasaría el día.

"¿Qué comerías en casa que no puedas comer aquí?", le pregunté. Miró a media distancia y dijo, con gestos elocuentes y precisos de sus manos artríticas angularmente deformadas: "Tomaría un trozo de pescado así de grande, y lo freiría en la sartén, o pediría a la chica que lo hiciera por mí, y yo prepararía sémola para acompañarlo". Su expresión de placer anticipado me llegó al corazón y me hizo tomar una decisión. Me presenté a la jefa de enfermeras y le dije que había sido la médica clínica de la señora Nelson durante veintitrés años. Le dije que, si el personal pensaba que estaba lo bastante estable como para darle el alta, yo, como su "médica de cabecera", estaría encantada de reanudar la dirección de su tratamiento.

Ahora bien: no habría desarrollado esta lealtad sin haber escrito sobre la paciente, sin haber pasado tiempo en mi imaginación con ella y, al hacerlo, darme cuenta de cómo valoraba los años que habíamos pasado como díada. Tengo un tornillo suelto por ella, * como dice John Marcher sobre May Bartram en "La bestia en la jungla", y el tornillo se aflojó en los actos narrativos de inventar, imaginar y encontrar las palabras para hablar por ella y sobre ella. Estos actos narrativos me mostraron lo que no sabía hasta que los cometí: que esta paciente representa algo trascendente para mí, algo primordial para mi vida como médica y algo decididamente espiritual en mi vida. Es tan irracional como clínicamente relevante. Me falta un tornillo por ella, y eso significa que aceptaré la ligeramente temeraria tarea clínica de cumplir sus profundos deseos para su futuro.

¿Es excesivamente imprudente? Es decir, ¿está mi apego hacia ella afectando mi juicio clínico? Creo que no. Alteraré mis rutinas clínicas para ser fiel a mi nuevo nivel de compromiso. La señora Nelson volvió a su casa poco después de mi visita a la residencia. Reinstauramos todos los aspectos de su compleja atención domiciliaria: enfermera a domicilio, fisioterapeuta, extracción de sangre en casa y amplia ayuda de su familia extendida en muchos aspectos de su atención sanitaria. He empezado a hacer visitas mensuales a domicilio a la señora Nelson. En lugar de atender las llamadas telefónicas de su enfermera, su fisioterapeuta y su sobrina, y de tener que hacer el arduo viaje en ambulancia a mi clínica cada pocos meses, ahora nos reunimos alrededor de su cama, en su casa, un viernes al mes por la mañana. Para todos nosotros, es un verdadero placer estar juntos, estar con

---

* Hemos traducido literalmente "tornillo suelto" para no modificar la segunda parte del párrafo. Implica metafóricamente que siente un gran afecto por la paciente. [N. de T.]

la heroína de la historia y hacer nuestro trabajo conjunto de una forma más eficaz. Lo que importa aquí, me parece, es que he sido capaz de visualizar y aprender de sus deseos y *actuar acorde a ellos* en virtud de mi conexión narrativa y por mi orgullo narrativamente derivado de lo que ella y yo podemos hacer juntas.

Al igual que mi trabajo con el señor Ortiz, la señora Henri y el señor Morales, mi trabajo con Ruby Nelson me enriquece, me hace más profunda y permite crecer a un yo que admiro. Mis relaciones con estas personas van más allá de las relaciones burocráticas o profesionales. Al entregarme a las exigencias de estas relaciones —desarrollar nuevas habilidades de asesoramiento, donar dinero o hacer visitas a domicilio— puedo reivindicar una versión de mí misma invisible sin ese nivel de entrega. *Encuentro* aspectos en mí que no sabía que estaban ahí y que valoro. El tornillo suelto, de hecho, es un aspecto definitorio de ser médica, o al menos de esta médica en la que me estoy convirtiendo. Además de sentirme clínicamente competente, adquiero los medios para sentirme narrativamente competente, capaz de registrar con cierta precisión y benevolencia las situaciones de los demás y los roles que desempeño en sus vidas. Me veo como un *agente* en la vida de mis pacientes, y esta participación amplía, significativamente, mi propio sentido de vitalidad. En el funeral de otra paciente a la que cuidé durante más de veinte años, leí esta frase en el programa conmemorativo: "A la señora Nellie Trent le sobreviven su sobrina Belle Edwards, sus amigos Hetta White y Eddie Gorman, y su médica Rita Charon". Así que eso era lo que yo era: una sobreviviente, uno de los afligidos.

Soy consciente de que las descripciones de mi trabajo con el señor Ortiz, el señor Morales y la señora Nelson pueden parecer excesivas. Dediqué a estos pacientes más tiempo del habitual. En un caso, se trataba de una suma de dinero; en otro, de visitas a domicilio que requerían mucho tiempo. No quiero sugerir que todos debamos estar preparados para ser engullidos por las excesivas exigencias de la atención a los pacientes. No realizo visitas a domicilio con mucha frecuencia; tampoco me he encontrado dando dinero impulsivamente a los pacientes más allá de esta circunstancia inusual. No escribo sobre muchos pacientes en mi consulta, pero encuentro que escribir sobre algunos de ellos intensifica la atención que soy capaz de prestarles a todos. Sin una investigación exhaustiva de mi práctica de la medicina narrativa y la de otros, todavía no puedo saber cuánta escritura durante una semana o un mes es "suficiente" para trasladar los resultados a todo un consultorio a cargo, pero creo que los cambios dentro de un consultorio se producirán con cierta atención narrativa a unos pocos pacientes.

El profesional de la salud nunca cederá el control ni se dejará tragar por la atención al paciente o la excesiva disponibilidad para satisfacer todas sus necesidades. Estos aspectos de la atención pueden ajustarse, como ajustamos todas nuestras acciones profesionales. Diferentes profesionales de la salud se encontrarán haciendo medicina narrativa de diferentes maneras en virtud de sus intereses, cualidades y talentos individuales. Me siento honrada de haber encontrado nuevos enfoques para el trabajo clínico rutinario, porque estas nuevas formas de ser internista general *aumentan* el placer de ser médico. En lugar de sentir que consumen mucho tiempo o que exceden los límites profesionales, las prácticas que aquí describo me han renovado y me han proporcionado una alegría añadida. Espero no haber descrito ningún aspecto de mi práctica como si estuviera haciendo sacrificios o fuera altruismo. Todo lo contrario: estos nuevos enfoques de la medicina me han proporcionado un enorme placer y elevación, por lo que me siento extraordinariamente agradecida.

Construir comunidad

Ser testigo requiere comunidad. Ser testigo del sufrimiento de las personas crea comunidad: en las entrevistas a los sobrevivientes del Holocausto, en las conmemoraciones del 11 de septiembre de 2001 o en el cuidado de la señora Nelson en su casa. Si la medicina narrativa incluye el deber de ser testigo del sufrimiento individual de los pacientes, nos sentimos naturalmente atraídos a identificarnos y unirnos a las comunidades en las que pueden producirse el sufrimiento y la curación potencial. El giro hacia la historia oral y los estudios sobre traumas como fuente de inspiración nos ofrece el beneficio de centrarnos en las comunidades que alimentan el sentido de identidad, pertenencia y futuro de nuestros pacientes, ya que es en estas comunidades donde se produce el retorno a la integridad o la salud. El señor Ortiz lamenta la pérdida de sus raíces en la cultura y el país dominicanos. Bruno Morales sufre junto con los miles de personas que murieron en el World Trade Center. Ruby Nelson anhela no sólo su cama en su apartamento de Harlem, sino también estar rodeada de su familia, vecinos y amigos.

Ser testigos del sufrimiento nos ayuda a superar algunas de las divisiones perniciosas de la enfermedad. Las brechas que describí en el capítulo 2 —relacionadas con la mortalidad, los contextos de enfermedad, las creencias sobre la causalidad y las emociones de vergüenza, culpa y miedo— culminan en el aislamiento de los pacientes de quienes los atienden.[23] Estas brechas nos separan de nuestros pacientes y requieren puentes explícitos para que la atención sea eficaz. Los resultados de ser testigo, tal y como se proponen en este capítulo, pueden salvar las distancias. Podemos, con los beneficios relacionados con la atención de la salud, entrar en contacto con las comunidades en las que viven nuestros pacientes. Este contacto nos llevará a tener en cuenta los contextos de enfermedad de los pacientes, sus creencias sobre el origen de la enfermedad, sus miedos y esperanzas y lo que piensan de la muerte. Si la atención pastoral conecta a las personas que sufren con las comunidades de fe, y la atención del trauma conecta a los sobrevivientes de traumas individuales con las comunidades de sobrevivientes y testigos, la medicina narrativa puede conectar a los pacientes y a sus cuidadores con sus comunidades naturales de atención. Las comunidades de *presencia* a veces son tan modestas y locales como las cinco mujeres que estaban juntas en la habitación de la señora Nelson: su enfermera, su fisioterapeuta, su sobrina, su vecina y su internista. Formamos una comunidad de cuidados que asumió el deber no sólo de registrar el sufrimiento, sino también de aliviarlo. Creo que estas comunidades de presencia están muy extendidas en nuestras prácticas actuales, si tan sólo las buscamos.

A medida que se desarrolla mi propia práctica de la medicina narrativa, se nutre de las tendencias en otras formas de asistencia sanitaria, en particular del trabajo social y la psiquiatría, denominadas terapia narrativa o psicología narrativa. A partir de la terapia familiar, la antropología y la psiquiatría social, se ha desarrollado un nexo de tratamiento que se centra en la narratividad y la narración de historias.[24] Dos lugares para este trabajo son Adelaida, en

---

[23] Patricia Stanley, "The Patient's Voice: A Cry in Solitude or a Call for Community", en *Literature and Medicine,* núm. 23, 2004, pp. 346-363.

[24] Véase Christian Beels, *"A Different Story…": The Rise of Narrative in Psychotherapy,* Phoenix, Ariz., Zeig, Tucker and Theisen, 2001, para un resumen de la evolución de la terapia narrativa desde sus orígenes en la psiquiatría social y la salud mental comunitaria. Las dimensiones antropológicas de la salud y la enfermedad arrojan luz sobre las representaciones culturales y sociales de las condiciones corporales, haciendo hincapié en la necesidad de que los grupos y las sociedades colaboren en cualquier tratamiento o curación que tenga lugar. Véanse Cheryl Mattingly, *Healing Dramas and Clinical Plots: The Narrative Structure of Experience,* Cambridge, Cambridge University Press, 1998; Byron Good y Mary-Jo DelVecchio, "In the Subjunctive Mood: Epilepsy Narratives in Turkey", en *Social Science and Medicine,* núm. 38, 1994, pp. 835-842; Byron Good, *Medicine, Rationality, and Experience: An Anthropological Perspective,* Cambridge, Cambridge University Press, 1994, y Arthur Kleinman, *The Illness Narratives: Suffering, Healing, and the Human Condition,* Nueva York, Basic Books, 1988.

el sur de Australia, bajo la dirección del terapeuta familiar Michael White, y Auckland, en Nueva Zelanda, donde ejerce el terapeuta familiar David Epston. En libros y ensayos, White y Epston han desplegado una postura teórica y un creciente cuerpo de experiencia práctica para guiar al trabajador social o al psicoterapeuta en los enfoques narrativos del tratamiento.[25] "El significado —escriben— se deriva de la estructuración de la experiencia en historias, y [...] la representación de estas historias es constitutiva de las vidas y las relaciones".[26] Basándose conceptualmente en el trabajo de antropólogos como Victor Turner y Gregory Bateson y en las formulaciones de poder y conocimiento de Michel Foucault, White y Epston utilizan la escritura de cartas, las sesiones de narración familiar, las notas escritas detalladas compartidas con los pacientes y los certificados que celebran los logros de los hitos para ayudar a los pacientes no sólo a registrar sino también a crear cambios en sus vidas. Las contribuciones perdurables de la terapia narrativa se centran en la importancia de la comunidad como testigo y el valor de los rituales sociales en el proceso de curación.

Las diferencias entre la terapia narrativa y la medicina narrativa son evidentes y, sin embargo, los objetivos son similares, las dificultades de los enfoques convencionales son paralelas y la riqueza de la teoría y la práctica narrativas son inmediatamente aplicables. En el capítulo 11, expongo algunos de nuestros esfuerzos por crear comunidad entre los profesionales de la salud de las instituciones sanitarias y los barrios a los que atienden. Estos círculos más amplios de vinculación amplifican las vinculaciones locales consideradas en este capítulo entre el paciente individual y el médico. La teoría y la práctica narrativa ofrecen la promesa de un conjunto de soluciones al aislamiento debilitante y las divisiones que actualmente aquejan y debilitan nuestra medicina. Gracias a los esfuerzos de diversos clínicos —terapeutas familiares, capellanes, psicólogos especializados en traumas y enfermeras visitadoras—, podemos visualizar medios prácticos para mejorar la eficacia de la atención que ahora ofrecemos. Reconocer, escuchar, recibir y honrar las historias de la enfermedad puede dar a médicos, enfermeros y trabajadores sociales nuevas herramientas con las que entrar en contacto con los pacientes y aliviar el sufrimiento de la enfermedad.

---

[25] Véanse Michael White y David Epston, *Narrative Means to Therapeutic Ends,* Nueva York, Norton, 1990, y Epston y White, *Experience, Contradiction, Narrative, and Imagination: Selected Papers of David Epston and Michael White, 1989-1991,* Adelaida, South Australia, Dulwich Centre, 1992.

[26] Michael White y David Epston, *Narrative Means to Therapeutic Ends, op. cit.,* p. 27.

Formación para la medicina narrativa

No basta con sugerir que los profesionales de la salud tengan que ser testigos del sufrimiento de sus pacientes, además de todo lo demás que hacen. No podemos imponer a unos profesionales de la salud tremendamente sobrecargados de trabajo que hagan aquello para lo que nunca fueron formados. Creo que los médicos, los enfermeros y los trabajadores sociales *desean* ser capaces de proporcionar una atención narrativamente sólida y auténtica a los enfermos y, sin embargo, en la actualidad no disponen ni de los recursos ni del tiempo ni de los conocimientos necesarios para llevar a cabo lo que, idealmente, deberían ser capaces de hacer por cada paciente ante la enfermedad.

Muchos clínicos se sienten pobremente entrenados para ser testigos de sus pacientes a través de la atención y la representación en la práctica. El impulso de arremangarse y *hacer* algo es irresistible y, lamentablemente, escuchar con atención no se siente lo suficiente como acción clínica. Por fortuna, en medicina hemos empezado a aprender de la labor de colegas de la atención pastoral, la historia oral, los estudios sobre el trauma y el psicoanálisis sobre cómo escuchar acerca de estos aspectos de la enfermedad. No tenemos que reinventar o redescubrir las prácticas que nuestros colegas pueden enseñarnos; lo que sí tenemos que hacer es establecer humildemente un contacto colaborativo con ellos.

Las bases teóricas de la medicina narrativa han puesto en primer plano los modelos de testimonio de campos clínicos distintos de la medicina, cuyos profesionales se han comprometido a *escuchar a los pacientes,* a ser receptores activos de las historias de sufrimiento de los pacientes. Se están ofreciendo programas de formación, algunos de ellos bastante poco ortodoxos, para médicos, enfermeros y trabajadores sociales que deseen fortalecer sus habilidades para ser testigos de sus pacientes. El Centro Kenneth B. Schwartz de Boston patrocina un programa de formación intensiva de un año de duración en técnicas de atención pastoral para personal médico.[27] La American Academy on Physician and Patient patrocina cursos intensivos de una semana de duración sobre entrevistas médicas y cursos más cortos y frecuentes sobre técnicas de entrevista, desarrollo de relaciones terapéuticas y apoyo a la reflexión y el bienestar

---

[27] Véase el sitio web del Centro Kenneth B. Schwartz para una descripción del Clinical Pastoral Education Program for Health Care Professionals: <http://www.theschwartzcenter. org/pro- grams.asp#pastoral>.

para los propios profesionales de la salud.[28] Rachel Remen ha creado el Institute for Well-Being en el Commonweal Center, donde los profesionales de la salud —"afectados" o no— pueden reunirse para retiros, cursos y aprendizaje continuo sobre autocuidado.[29] En Columbia estamos diseñando un Programa Certificado en Medicina Narrativa intensivo de un año de duración y planeamos ofrecer talleres breves a lo largo del año sobre habilidades narrativas en la atención sanitaria. La formación en historia oral, atención plena *[mindfulness]*, escritura creativa y práctica psicoanalítica; la supervisión individual por parte de profesionales de la salud mental; y los programas de licenciatura en literatura, escritura creativa y ciencias sociales cualitativas son formas adicionales en las que los profesionales de la salud están *buscando* medios para mejorar la práctica y cumplir con los deberes de ser testigos hacia los pacientes. Desarrollos como la atención centrada en la relación y la atención centrada en el paciente comparten el compromiso de la medicina narrativa con el ser testigos y la autenticidad.[30]

La medicina narrativa puede abrir puertas, al igual que la enfermedad, a la búsqueda de sentido en la práctica clínica habitual. Seguiremos aprendiendo de colegas de campos afines cómo cumplir los deberes que contraemos al ser testigos del sufrimiento de nuestros pacientes. En parte, aprendemos lo que necesitamos saber a través del transporte activo del amor, dejando que nuestra práctica esté informada por nuestras propias vidas y familias y aceptando que no es poco profesional llevar a la práctica lo que aprendemos en casa. Desarrollaremos revisiones muy prácticas de las rutinas clínicas a la luz de lo que ahora sabemos sobre atención, representación

---

[28] Página web de la aapp: <http://www.physicianpatient.org/>.

[29] Véase el sitio web del Rachel Remen's Institute for the Study of Health and Illness: <http://www.meaninginmedicine.org/home.html>.

[30] Richard Frankel, Timothy E. Quill y Susan H. McDaniel (eds.), *The Biopsychosocial Approach: Past, Present, Future,* Rochester, NY, University of Rochester Press, 2003; Anthony L. Suchman, Penelope R. Williamson, Debra K. Litzelman, Richard M. Frankel, David L. Mossbanger, Thomas S. Inui y the Relationship-Centered Care Initiative Discovery Team, "Toward an Informal Curriculum That Teaches Professionalism: Transforming the Social Environment of a Medical School", en *Journal of General Internal Medicine,* núm. 19, 2004, pp. 501-504; Thomas Inui, "What Are the Sciences of Relationship-Centered Primary Care?", en *Journal of Family Practice,* núm. 42, 1996, pp. 171-177; Moira Stewart, Judith B. Brown, Wayne W. Weston, Ian R. McWhinney, Carol L. McWilliams y Thomas Freeman, *Patient-Centered Medicine: Transforming the Clinical Method,* Abingdon, UK, Radcliffe Medical Press, 2003.

y vinculación. Si somos capaces de reforzar nuestra formación clínica con formación narrativa, nos encontraremos transformando nuestra práctica, permitiendo que los que sufren sean escuchados y haciendo que nuestra atención sea más eficaz.

10
La bioética de la medicina narrativa

La enfermedad genera historias. Ya sea sobre la "queja principal" del paciente, en la presentación del caso clínico por el residente, en los antecedentes de intervenciones quirúrgicas de familiares o en la nota de defunción del forense, los pacientes y los profesionales de la salud reconocen los problemas, valoran los progresos y lamentan las derrotas, en parte, a través de la narración de la enfermedad y de la escucha de los demás. Al examinar el papel de la narración y el ser testigo de las narrativas de la enfermedad en la práctica clínica habitual, debemos prestar especial atención a un aspecto específico de la narración. Se trata de la práctica de la bioética. Los bioeticistas no sólo están llamados a colaborar en las enfermedades en momentos especialmente graves de su trayectoria —por lo general, al final de la vida, sobre todo cuando son finales conflictivos—, sino que además la práctica de la ética se ha visto últimamente animada y estimulada por el conocimiento y la práctica narrativos.[1] Del mismo modo que la competencia narrativa *cambia* lo que el enfermero o el médico hacen en el consultorio o en la sala, la competencia narrativa modifica sustancialmente lo que el bioeticista hace con los pacientes, con las familias, con los profesionales de la salud y con el yo.

La bioética no difiere de otros aspectos de la práctica clínica en cuanto a sus profundas y consecuentes raíces narrativas. Quienes ayudan a los pacientes a navegar por los cauces morales de la enfermedad han descubierto que la formación en derecho de la salud y el conocimiento de los principios morales no bastan para cumplir los deberes éticos para con los enfermos. Están aprendiendo que también deben dotarse de habilidades sofisticadas para absorber e interpretar las complejas narrativas de la enfermedad, a fin de escuchar mejor a sus pacientes, acompañarlos en sus viajes y ayudarlos a tomar decisiones sobre su salud acordes con sus valores. Haciéndose eco de su fuerza transformadora en otras disciplinas y profesiones, la práctica narrativa ha renovado y redefinido la empresa misma de lo que solía llamarse bioética.

---

[1] Véanse Hilde Nelson (ed.), *Stories and Their Limits: Narrative Approaches to Bioethics*, Nueva York, Routledge, 1997, y Rita Charon y Martha Montello (eds.), *Stories Matter: The Role of Narrative in Medical Ethics*, Nueva York, Routledge, 2002, para introducciones al campo de la ética narrativa.

El surgimiento de la bioética

El campo contemporáneo de la bioética surgió a mediados de la década de 1960 como respuesta a las malas prácticas y a potenciales malas prácticas de médicos e investigadores científicos.[2] A diferencia de las discusiones en capítulos anteriores de este libro que incluyeron a médicos, enfermeros y trabajadores sociales en nuestras consideraciones, los problemas a los que la bioética respondió estaban específicamente relacionados sólo con médicos. Así pues, el resto de este capítulo se centra en las situaciones éticas conflictivas entre pacientes y médicos. Los enfermeros y los trabajadores sociales han sido, en gran medida, parte de la solución, y no parte del problema, en la bioética.

El anestesiólogo de Harvard Henry Beecher denunció en 1966 a médicos e investigadores científicos biomédicos que experimentaban con pacientes sin su consentimiento.[3] Aproximadamente al mismo tiempo, la creciente capacidad tecnológica de la medicina para prolongar la vida ante la falla terminal de un órgano, que comenzó con la diálisis renal, generó la preocupación en la opinión pública ante la posibilidad de que los médicos estuvieran en condiciones de decidir quién de nosotros viviría y quién moriría. "En gran medida, la aparición de una nueva medicina que prometía grandes beneficios —escribió Albert Jonsen en *The Birth of Bioethics*— inició el examen de conciencia de la medicina".[4] La ética médica existía desde Hipócrates. Sin embargo, hasta los avances posteriores a la Segunda Guerra Mundial en antibióticos, esteroides, agentes quimioterapéuticos y

---

[2] El término "bioética" fue acuñado más o menos al mismo tiempo por dos personas. Sargent Shriver inventó la palabra para designar el nuevo instituto de ética para la medicina que estaba creando la familia Kennedy en la Universidad de Georgetown. Shriver se refería a la aplicación instrumental de principios jurídicos y filosóficos para resolver dilemas en la investigación y la práctica médicas. El médico Van Rensselaer Potter también creó la palabra, pero en sus manos denotaba una "ciencia para la supervivencia", es decir, un esfuerzo ambientalmente inclusivo para vivir, como seres humanos, en concierto con el universo con el reconocimiento de que la vida biológica interactúa con la vida moral. Evidentemente, la primera definición predominó, aunque la segunda puede estar emergiendo de las sombras cósmicas. Véase Robert Martensen, "Thought Styles among the Medical Humanities: Past, Present, and Near-Term Future", en Ronald Carson, Chester Burns, y Thomas Cole (eds.), *Practicing the Medical Humanities: Engaging Physicians and Patients,* Hagerstown, Md., University Publishing Group, 2003, pp. 99-122.

[3] Henry Beecher, "Ethics and Clinical Research", en *New England Journal of Medicine,* núm. 74, 1966, pp. 1354-1360.

[4] Albert R. Jonsen, *The Birth of Bioethics,* Nueva York, Oxford University Press, 1998, p. 11.

antipsicóticos, la ética había sido poco más que juramentos de no hacer daño, normas de cortesía entre profesionales y directivas de respeto y decoro con el público lego. Muchos académicos que han documentado el auge de la bioética contemporánea sugieren que el incesante ritmo del progreso técnico fue en sí mismo un agente en la aparición de este nuevo grupo de profesionales de la salud, los especialistas en ética. En una destacada antología de lecturas sobre bioética, John Arras y Bonnie Steinbock resumen: "Médicos, investigadores y técnicos inteligentes descubren nuevas y mejores formas de hacer las cosas. [...] Sin embargo, antes de que nos demos cuenta, estas nuevas técnicas y servicios comienzan a tener vida propia, expandiéndose mucho más allá de los problemas y los pacientes para los cuales fueron originalmente destinados".[5] El descubrimiento y la innovación se convirtieron en las fuerzas motrices de un proceso que parecía sobrepasar incluso la capacidad de los expertos para utilizarlas sabiamente.

Sin embargo, con la revelación en 1972 del Estudio sobre la Sífilis de Tuskegee, ya no era posible atribuir los errores morales de la medicina al exceso de entusiasmo o a la falta de cortesía.[6] A seiscientos hombres negros de Tuskegee, Alabama, se les negó el tratamiento de la sífilis, incluso cuando ya se disponía de la penicilina, con el fin de conocer la historia natural de la infección no tratada, tanto durante la vida como en la autopsia. La confluencia de la arrogancia científica y el racismo catapultó el caso a la atención nacional. A raíz de Tuskegee y otros sucesos similares (la inyección de células cancerosas a pacientes ancianos en el Hospital Judío de Enfermedades Crónicas de Brooklyn en 1963 y la infección de niños en el Hospital Estatal de Willowbrook en 1956 con el virus de la hepatitis B, ambos sin el consentimiento de los sujetos), los bioeticistas de mediados del siglo XX asumieron el papel de proteger al paciente frente al médico/científico e intervenir a favor del paciente en una relación de confrontación entre médico y paciente. Desde la perspectiva del filósofo H. Tristam Engelhardt, que escribe con un enfoque libertario: "Cuando los profesionales de la salud y los pacientes se encuentran como extraños [...] la transparencia y las medidas de seguridad deben con frecuencia ser explícitas y a menudo detalladas. [...] Se necesita una aplicación desinteresada de las reglas para proteger contra los malos entendidos y para evitar los

---

[5] John Arras, Bonnie Steinbock y Alex John London, "Moral Reasoning in the Medical Context", en John Arras y Bonnie Steinbock (eds.), *Ethical Issues in Modern Medicine,* Londres, Mayfield, 1999, p. 3.

[6] Jean Heller, "Syphilis Victims in us Study Went Untreated for 40 Years", en *New York Times,* 26 de julio de 1972, A1, A8.

abusos de poder".[7] De ahí que muchas de las primeras preocupaciones de la bioética —el consentimiento informado, la protección de la autonomía de los pacientes y la asignación de recursos— estuvieran alimentadas por la sospecha de que los médicos, si se los deja a su propio arbitrio, explotarán a los pacientes o los perjudicarán de algún modo, y que los pacientes necesitan defenderse de ellos.

Al menos en América del Norte, el desarrollo de la agenda de la bioética, su formación, profesionalización y visión del mundo parecen haber sido guiados por la premisa de que la relación médico-paciente es un proceso de confrontación. La extrema focalización en la autonomía del paciente, por ejemplo, sólo puede entenderse si se considera que el médico está dispuesto a aprovecharse de un paciente. En una reciente revisión de la toma de decisiones médicas, Ezekiel y Linda Emanuel escriben: "Durante las dos últimas décadas, más o menos, ha habido un debate sobre el papel del paciente en la toma de decisiones médicas que a menudo se caracteriza como un conflicto entre la autonomía y la salud, entre los valores del paciente y los valores del médico. Muchos han defendido un ideal de mayor control por parte del paciente para reducir el dominio del médico".[8] El "dominio del médico" sobre los pacientes ni siquiera tiene por qué atribuirse a motivos espurios; las exigencias de la ciencia y la investigación pueden bastar. En un escalofriante comentario en *The Birth of Bioethics* sobre el surgimiento de la biomedicina a principios de la década de 1960, Jonsen escribe: "La investigación médica ya no se limitaba a hacer algo inusual para observar los resultados; incorporaba al médico y al paciente en un programa cuidadosamente diseñado para producir conocimientos válidos mediante métodos que ponían en riesgo a los sujetos".[9] Desde un punto de vista estructural, médicos y pacientes se encontraban en polos opuestos de interés, asignando el conocimiento a un lado y el riesgo al otro.

Los intermediarios e intermediarias que llegaron a poblar el campo de la bioética entre médicos y pacientes tendieron, hasta hace poco, a tener una formación centrada en el conflicto, ya sea en el derecho o en la filosofía moral infundida de aspectos jurídicos. Incluso los médicos y científicos que ejercían de bioeticistas tuvieron que convertirse, según la evocadora

---

[7] H. Tristam Engelhardt Jr., *The Foundations of Bioethics,* Nueva York, Oxford University Press, 1996, p. 299.

[8] Ezekiel J. Emanuel y Linda L. Emanuel, "Four Models of the Physician-Patient Relationship", en *Journal of the American Medical Association,* núm. 2267, 1992, p. 2221.

[9] Albert R. Jonsen, *The Birth of Bioethics, op. cit.,* p. 145.

expresión de David Rothman, en "extraños a la cabecera del enfermo", comprometidos no con la práctica clínica, sino con su vigilancia.[10] Rothman escribe de manera directa sobre los primeros años del surgimiento de la bioética "Los cambios que llegaron a la medicina en general ocurrieron a pesar de las enérgicas objeciones de los médicos, otorgando a todo el proceso una cualidad de confrontación. [...] Aquellos que no pertenecían al ámbito médico cruzaron hacia la medicina para corregir lo que consideraban un error".[11] Estos avances se consideraron desafíos fundamentales a la autoridad, hasta entonces indiscutible, de los médicos.

La combinación del imperativo científico y la fragmentación posmoderna de una sociedad pluralista llevó a que los sistemas de control previos, basados en la profesión médica, fueran insuficientes. Tom Beauchamp y LeRoy Walters lanzan una ominosa advertencia en la introducción de su texto sobre bioética: "Antes de la década de 1970, consultar a personas ajenas a la profesión no sólo se consideraba innecesario, sino incluso peligroso. Esta concepción se ha derrumbado ante las presiones del mundo moderno. Se considera que esta moral profesional no es suficientemente abarcadora, coherente ni sensible a los conflictos de intereses. El nacimiento de la bioética se produjo como resultado de la creciente conciencia de que la antigua ética había quedado obsoleta".[12] Tanto la relación médico-paciente como la relación médico-eticista se consideraban fuentes de conflictos, ya que el propio interés del médico/científico ponía en peligro a los pacientes y, por extensión, la práctica de la medicina. Este riesgo exigía la intervención de la bioética para proteger a los pacientes y la virtud de la propia medicina.

Una vez que la díada médico-paciente se asumió como confrontativa, surgieron medidas de seguridad contractuales individuales para proteger a unos de otros. La atención ética pasó a regirse por instrumentos negociados: directivas anticipadas, protocolos de los comités de ética institucionales, procesos de consentimiento informado y declaraciones de conflicto de intereses. Los bioeticistas se unieron a las juntas que otorgan las licencias profesionales, los responsables políticos, los funcionarios de las aseguradoras y los supervisores de las prioridades de admisión de los hospitales en la creación de una empresa basada en la responsabilidad civil y en la ley

---

[10] David Rothman, *Strangers at the Bedside: A History of How Law and Bioethics Transformed Medical Decision-Making,* Nueva York, Basic Books, 1991.

[11] *Ibid.,* 4, 94.

[12] Tom L. Beauchamp y LeRoy Walters, *Contemporary Issues in Bioethics,* Belmont, Calif., Wadsworth, 2003, p. 1.

que busca controlar a los médicos y proteger a los pacientes. Ahora bien, muchas de estas protecciones fueron necesarias para controlar el abuso de poder y la codicia de algunos dentro de la medicina y la biociencia, y la medicina en su conjunto es más segura de lo que sería de otro modo. No obstante, concebir la medicina como un ámbito de confrontación ha tenido costos ocultos para la bioética que sólo ahora están saliendo a la luz.

La bioética sufrió una restricción de su visión e influencia una vez que aceptó —a menudo de forma implícita y aparentemente inconsciente— la premisa de que los pacientes deben ser protegidos de sus médicos. De nuevo, el ejemplo de la autonomía es muy revelador. En su afán por proteger la autonomía de los pacientes, algunos bioeticistas calificaron de paternalismo cualquier expresión de opinión personal o consejo clínico por parte de los profesionales de la salud. Para evitar manipular a los pacientes, algunos médicos han terminado por ocultar sus propios puntos de vista a pacientes confundidos, dejando que los pacientes y sus familias tomen solos sus decisiones terapéuticas. Proteger la autonomía de los pacientes, en el extremo, constituye un abandono.

Pero las relaciones médico-paciente *no* son, o al menos no tienen por qué ser, de confrontación. Ciertamente, puede haber desacuerdos, decepciones o derrotas en estas díadas. Puede haber malentendidos que lleven a puntos de vista tan polarizados que médico y paciente vean realidades diferentes. Puede haber, y muy a menudo las hay, fallas de generosidad y de sintonía con las preocupaciones del paciente. Más a menudo de lo que pensamos, hay codicia. A veces, esperamos que raramente, hay incluso sadismo. Y siempre surgen diferencias de opinión sobre lo que hay que hacer clínicamente en cualquier situación médica. Pero, salvo excepciones, la díada médico-paciente no es hostil ni explotadora, y tratarla como tal limita su crecimiento hacia el verdadero cuidado.

La primacía de la benevolencia

Hace dos días, atendí a una mujer de mediana edad en mi consultorio de medicina interna.[13] Era relativamente nueva para mí: estaba muy deprimida, no hablaba inglés y refería una desalentadora lista de problemas, como una fibrilación auricular, con la consiguiente necesidad de anticoagulación

---

[13] He fusionado las descripciones de varios pacientes que vi durante una mañana en la consulta para exponer mi punto de vista, por lo que no he solicitado el consentimiento para publicar esta descripción, ya que en realidad no "pertenece" a ninguno de los varios hombres y mujeres que forman parte de este retrato.

crónica, y un dolor de espalda incapacitante que no respondía al tratamiento conservador. Vivía sola en un apartamento de la ciudad, sin más ingresos que un poco de ayuda pública, la condonación del alquiler por su nivel de pobreza y con un programa de cobertura estatal para su atención médica. En el intervalo transcurrido desde su última visita, yo había conseguido que la atendiera un psiquiatra hispanohablante —tarea nada fácil en un sistema clínico sobrecargado— en reemplazo de la institución anterior donde había abandonado el tratamiento porque la habían tratado de manera tan denigrante que se sentía peor por el sólo hecho de asistir. Con la intérprete sentada con nosotros en la oficina, nos pusimos manos a la obra. En algún momento, tuve la tentación de empezar directamente a ajustar la dosis de su anticoagulante y de dejar la consulta ahí. La densa depresión de la mujer era tan amenazadora, tan abrumadora, que tuve que *obligarme* a permanecer en su presencia. Tuve que resistir el poderoso impulso de distanciarme de su estado de ánimo consultando los últimos resultados de sus pruebas de coagulación en el ordenador o buscando en los frascos de pastillas la fecha de caducidad de las recetas.

Ella no necesitaba que hiciera esas cosas mecánicas, al menos en ese momento de la visita. Necesitaba que fuera testigo de su desesperación. Aunque había otro médico encargado de tratar su depresión, tenía que conocer la realidad de su vida: su dolorosa y sofocante oscuridad. Sabía por una visita anterior que había estado recientemente en América Latina para el funeral de su madre. En esta visita, me enteré de que una joven prima acababa de morir por complicaciones de la diabetes, lo que la hizo temer que ella también tuviera diabetes. Como corolario, descubrí que los miedos a la enfermedad, reales o no, se sumaban a la carga de depresión de la paciente. También me enteré de que le gustaba el nuevo psiquiatra y que asistir a terapia grupal dos veces por semana la ayudaba.

Así que empecé a buscar un terreno sólido para mí en relación con ella, es decir, un terreno sobre el que apoyarme, que no se derrumbara y me dejara caer indefensa en el pantano de su depresión. Podía valorar con ella nuestro éxito en encontrar una nueva clínica psiquiátrica que parecía una mejora con respecto a la anterior. Podía preguntarle directamente sobre su estado de ánimo; el reconocimiento de su depresión ahora era posible sin provocar mi temerosa impotencia porque habíamos hecho algo práctico para abordarla. Podía escuchar cómo lloraba las muertes que parecían haber ocurrido a su alrededor. Podía ofrecerle, rápidamente y con gran optimismo, un análisis de sangre para demostrar que no tenía diabetes. Al mismo tiempo, podía contemplar la valentía que demostraba viviendo confrontada con su devastadora depresión. A pesar de la depresión, se vestía por las mañanas, salía del apartamento, acudía a sus citas, tomaba sus medicamentos. Qué compromiso con la vida demostraba. Intenté expresar mi asombro ante su fortaleza durante nuestra conversación.

Y sólo entonces pude dar un giro hacia el tratamiento de su enfermedad cardíaca y su dolor de espalda, sin haber buscado refugio en el cuerpo contra el terror del alma. Resultó que nuestra conversación sobre los análisis de sangre, los electrocardiogramas y las pastillas fue mucho más dinámica y eficaz, porque empezamos por su vida, su estado de ánimo y sus miedos. En efecto, nuestra interacción médica, al haber considerado sus abrumadores temores sobre la enfermedad y la muerte, pudo desarrollarse con mayor eficacia porque ahora yo sabía de su desesperación por el temor a la diabetes y podía ofrecerle algunos aspectos de su tratamiento en curso como un talismán para que se mantuviera bien. Creo que lo más importante para desarrollar una alianza terapéutica eficaz, antes que cualquier habilidad técnica, fue mi capacidad para tolerar su profunda depresión y no huir de ella, *porque, por cierto, huir de sus sentimientos es huir de ella.*

En retrospectiva, mientras me recogía en privado para prepararme para el siguiente paciente, me di cuenta con satisfacción de que no la había abandonado, por muy fuerte que hubiera sido la tentación de hacerlo. Había encontrado la forma de *estar* con ella para cumplir con las obligaciones que había contraído por haberla escuchado (o, de forma aún más sencilla e instrumental, las obligaciones que había contraído por haber sido nombrada su médica por la burocracia de Medicaid). La satisfacción que sentí fue la de una *internista* —no de una eticista ni de una narratóloga, aunque también lo soy— por haber encontrado la manera, hoy al menos, de ser su médica.

Creo que este vistazo a mis horas de consultorio ayuda a transmitir lo que quiero decir sobre la díada médico-paciente. Quiero hacer foco sobre la benevolencia de la que disponemos cada día, los actos de bondad que podemos elegir realizar u omitir en nuestras interacciones clínicas. No son meros actos de bondad, sino que contribuyen directamente a nuestra eficacia clínica, y omitirlos supone un riesgo de fracasar clínicamente. *Estos* son los actos de la medicina ética: no sólo firmar la directiva anticipada o hablar de futilidad terapéutica en la UCI, sino también estos actos privados que requieren valor y sentido común clínico. Tuve la sensación de que era un privilegio que, en el transcurso de un día normal de consulta, se me ofreciera la oportunidad de dar a esta mujer lo que creo que necesita desde el punto de vista clínico, de hacerlo con un costo menor para mí (el tiempo extra que me llevó y el recordatorio de la muerte inminente que nos rodea a todos) y de salir de nuestra consulta sintiéndome mejor que al iniciarla.

¿Qué pasaría con la bioética si la díada médico-paciente se conceptualizara como una ocasión para tal benevolencia clínicamente relevante, si se considerara no sólo como una relación regida contractual y potencialmente conflictiva, sino también como una relación personal intersubjetiva de vulnerabilidad y confianza? ¿Cómo se practicaría la bioética si la práctica médica se entendiera como una empresa en la que un sujeto entra en relación con otro sujeto, ambos participantes en la intersubjetividad iluminando mutuamente sus objetivos, esperanzas, deseos y temores y aportando consideración, confianza y valor?

La narrativa replantea la bioética

Durante la última década, la bioética convencional ha luchado por encontrar su camino entre sus principios elegidos y se ha visto demasiado ajustada para abordar adecuadamente los reales conflictos de valores que surgen en la enfermedad.[14] Aunque la llamada bioética principista podría estar preparada para adjudicar una subrogación adecuada para el paciente terminal incapacitado o para evaluar el riesgo para los sujetos humanos de un ensayo clínico de investigación, está mal equipada para guiar a un internista en el cuidado de una mujer deprimida con una enfermedad cardiaca o para ayudar a un pediatra a hablar con los padres sobre el significado del autismo de su hijo de 2 años. Dado que, en parte, la bioética principista surgió para hacer frente a relaciones clínicas de confrontación, no se puede esperar que apoye o mejore las relaciones asistenciales.

Numerosos enfoques alternativos para abordar los problemas éticos de la asistencia sanitaria —ética feminista, ética comunitaria, ética de la liberación, ética hermenéutica, casuística, ética de la virtud y ética del cuidado— han alterado la geografía conceptual de la bioética.[15] Con sus fundamentos, no en

---

[14] Edwin R. Dubose, Ronald P. Hamel y Laurence J. O'Connell (eds.), *A Matter of Principles? Ferment in U.S. Bioethics,* Valley Forge, Penn., Trinity Press International, 1994.

[15] Para algunos textos seminales en este vasto territorio, véase Mary Urban Walker, *Moral Understandings: A Feminist Study in Ethics,* Nueva York, Routledge, 1998; Helen B. Holmes y Laura Purdy (eds.), *Feminist Perspectives in Medical Ethics,* Bloomington, Indiana University Press, 1992; Nel Noddings, *Caring: A Feminist Approach to Ethics and Moral Education,* Berkeley, University of California Press, 1984; Joan Tronto, *Moral Boundaries: A Political Argument for an Ethic of Care,* Nueva York, Routledge, 1993; Edmund Pellegrino y David Thomasma, *For the Patient's Good: The Restoration of Beneficence in Health Care,* Nueva York, Oxford University Press, 1988; Alasdair Macintyre, *After Virtue: A Study in Moral Theory,* Notre Dame, Ind., Notre Dame University Press, 1984; Albert Jonsen y Stephen Toulmin,

la ley ni en la filosofía moral anglo/continental, sino en las particularidades de los individuos, la singularidad de las creencias, la naturaleza perspectivista de la verdad y los deberes de la intersubjetividad, estos enfoques complejamente diferentes comparten un compromiso con la verdad narrativa y con el poder de contar y escuchar. Comparten la conciencia de que el significado en la vida humana no surge de reglas dadas, sino de experiencias vividas y plenas, y que las determinaciones de lo correcto y lo bueno surgen necesariamente del contexto, la perspectiva, la cultura y el tiempo.

Estos enfoques no suponen que los pacientes deban estar protegidos de sus médicos. Por el contrario, todos ellos, de formas algo diferentes, sitúan a los pacientes y a sus familias *cerca* de quienes los atienden. En lugar de enfatizar —y por tanto intensificar— las brechas entre pacientes y profesionales de la salud, estos métodos buscan el encuentro entre seres humanos limitados por la mortalidad, identificados por la cultura, revelados en el lenguaje y marcados por el sufrimiento. No se trata de que unos estén enfermos y otros sanos, sino de que todos van a morir. Aunque estos enfoques surgieron de forma bastante espontánea y simultánea a mediados de los años ochenta, cada uno de ellos se basa en una teoría y una práctica narrativamente sofisticadas —de los estudios literarios, la teología de la liberación, estudios culturales, estudios feministas, estudios poscoloniales, la psicología humanista o la fenomenología—, creando, si se quiere, una familia de la ética narrativa. Lo que ahora se denomina ética narrativa ha tomado prestado de forma significativa de todos estos esfuerzos, encontrando en sus puntos comunes un núcleo para la práctica.[16] Puede que lleguemos a adoptar el término "ética narrativa" o incluso "las éticas narrativas" (mi esfuerzo por indicar el plural de "ética") como el término que engloba estos muchos sistemas éticos basados en la singularidad, la temporalidad y la intersubjetividad. Quizás llegaremos a ver algún día estos enfoques alternativos —que consideran al principialismo* insuficiente— como un complejo con múltiples habitaciones de reconocimiento, generosidad y deseo, donde habitan nuestros esfuerzos no sólo para juzgar las

---

The Abuse of Casuistry: A History of Moral Reasoning, Los Ángeles, University of California Press, 1988.

[16] Véase el capítulo de David Morris "Conclusion: Narrative Bioethics", en *Illness and Culture in the Postmodern Age*, Berkeley, University of California Press, 1998, pp. 247-278, para una evaluación brillante y amplia del estado del campo en el cambio de siglo.

* La bioética principialista se guía por cuatro principios: autonomía, beneficencia, no maleficencia, justicia. [N. de T.]

acciones de los demás ante la enfermedad y la muerte, sino también para acompañarnos unos a otros con humildad a través de ellas.

Este no es el lugar para revisar las diferencias entre la ética asistencial, la ética comunitaria y la ética de la virtud, ni para detallar las contribuciones particulares de cada uno de estos sistemas de investigación ética. A su manera y con fortalezas y capacidades particulares, cada uno de estos múltiples enfoques reconoce que el enfermo individual entra en la enfermedad de forma singular, que el padecimiento en la persona individual significa algo único y que cada muerte connota el final de su vida de manera particular. Las éticas narrativas comparten la convicción de que la historia individual de la enfermedad es fundamental para comprender el sufrimiento de la persona, ya sea en relación con la comunidad, el género, la relación o la cultura. Algunas de estas prácticas sugieren que hay que contar lo que se padece para entenderlo y que, en consecuencia, los profesionales de la salud que acompañan a los pacientes en la enfermedad tienen la responsabilidad de escucharlos. Entre los postulados de estas éticas, se encuentran la exigencia de escuchar a todas las partes, contextualizar todos los acontecimientos, honrar todas las voces y ser testigo de todos los que sufren. Por lo tanto, la formación para este tipo de práctica es textual e interior: desarrollar las habilidades de interpretación, discernimiento reflexivo, autoconocimiento y escucha atenta y precisa.[17]

Sea cual fuere el futuro de estas prácticas éticas emergentes, es innegable que la bioética actual se nutre de la teoría y la práctica narrativas: tanto a través del desarrollo de la competencia narrativa en su esfera "bio" (la práctica de la medicina) como a través de los crecientes compromisos narrativos de su esfera "ética" (la práctica de la ética). A medida que la medicina, la enfermería y otras profesiones sanitarias se informan más narrativamente y la atención al paciente da cabida a la medicina narrativa, la práctica de la bioética cambiará en consecuencia. Los profesionales de la salud con formación narrativa tendrán *acceso* a las perspectivas de pacientes y familiares. Conocerán las creencias y los deseos de sus pacientes respecto al final de la vida, aunque sólo sea como parte de lo que aprenden de su temporalidad. Entablarán con más regularidad relaciones intersubjetivas sólidas con sus pacientes, sabiendo con más precisión y autenticidad que otros médicos qué es lo que da sentido a la vida de cada paciente. Al ser

---

[17] Jerome Bruner, *Making Stories: Law, Literature, Life,* Nueva York, Farrar, Straus and Giroux, 2002; Stanley Hauerwas y L. Gregory Jones (eds.), *Why Narrative? Readings in Narrative Theology,* Eugene, Oreg., Wipf and Stock, 1997; Theodore Sarbin (ed.), *Narrative Psychology: The Storied Nature of Human Conduct,* Nueva York, Praeger, 1986.

testigo del sufrimiento de los pacientes, reconocerán y quizás participen en comunidades de cuidados o comunidades de presencia para pacientes individuales. Es decir, la ética de la medicina narrativa emerge directa y orgánicamente de su práctica y no necesita que se le añada una función "bioética" separada. El hecho de que esta forma de práctica médica esté impregnada de su propia eticidad intrínseca cambiará la práctica actual de la bioética de formas aún poco claras, pero emergentes.

Al mismo tiempo, a diferencia del desarrollo de la competencia narrativa en las profesiones sanitarias, hay fuerzas narrativas que influyen en la práctica de los propios especialistas en ética. El giro narrativo que se percibe en toda la cultura y el mundo académico ha ampliado las voces dentro de la ética que siempre han respetado las historias. La obra del religioso Stanley Hauerwas, por ejemplo, ha adquirido una nueva autoridad desde que el giro narrativista se hizo notar en otros ámbitos académicos.[18] La fenomenología de Richard Zaner ha sido saturada con un respeto por, y una insistencia en, los métodos e intereses narrativos.[19] El jurista y especialista en ética George Annas se ha volcado a la escritura de obras de teatro. Inspirada por textos seminales como *Tras la virtud,* de Alasdair MacIntyre, y *La suerte moral,* de Bernard Williams, la bioética filosófica se ha enfrentado al reto de captar los elementos históricos del pensamiento moral y la irreductibilidad de los sufrimientos humanos.[20] Aunque la bioética principialista sigue ocupándose de la autonomía, la incapacidad y el consentimiento informado, algunos profesionales se están dando cuenta de que *no* son jueces, sino oyentes, cuya tarea *no* es medir la capacidad o el parentesco, sino la profundidad de la pérdida.

La bioética narrativa ha alcanzado la madurez en los últimos tiempos al aliarse con la ética narrativa de los estudios literarios, estableciendo conexiones explícitas, por ejemplo, con la obra de Adam Zachary Newton, J. Hillis Miller y Wayne Booth para "situar" así este proyecto híbrido dentro

---

[18] David Burrell y Stanley Hauerwas, "From System to Story: An Alternative Pattern for Rationality in Ethics", en H. T. Engelhardt Jr. y Daniel Callahan (eds.), *Knowledge, Value, and Belief,* Hastings-on-Hudson, NY, Hastings Center, 1977, p. 125.

[19] Richard Zaner, "Sisyphus without Knees: Exploring Self-Other Relationships through Illness and Disability", en *Literature and Medicine,* núm. 22, 2003, pp. 188-207.

[20] Bernard Williams, *Moral Luck: Philosophical Papers, 1973-1980,* Cambridge, Cambridge University Press, 1981.

de un hogar narrativo de la disciplina.[21] El campo también ha madurado al establecer una base conceptual y una práctica clínica que puede articularse y enseñarse. Los narrativistas de la bioética han estado al lado del enfermo todo este tiempo, absorbiendo las experiencias vividas particulares de la enfermedad y el sufrimiento corporal y acumulando autoridad clínica en el proceso. Cuando Arthur Frank escribe sobre la generosidad en el cuidado de los enfermos y cuando profundiza en sus nociones de pensar *con* historias para radicalizar la influencia de las historias en nuestras vidas, demuestra y ofrece principios experimentados y sofisticados de medicina narrativa que él nos ha desafiado a comprender a lo largo del tiempo.[22] La minuciosidad con la que Tod Chambers aborda los casos clínicos escritos por bioeticistas se basa en su experiencia como académico literario que trabaja en un hospital docente, enseña bioética a estudiantes de medicina y médicos, y no sólo analiza los problemas clínicos con la perspectiva de un lector, sino que también es llamado a resolverlos.[23] Su estudio sugiere que la ética —y la medicina— necesita los estudios literarios y la competencia narrativa, que no puede seguir haciendo su trabajo sin ellos.

En la bioética narrativa encontramos respeto por lo que he dado en llamar los tres movimientos de la medicina narrativa: atención, representación y vinculación. Richard Zaner ejemplifica la atención narrativa a los pacientes y familiares a los que atiende, dándose cuenta poco a poco a lo largo de su vida en la bioética de que su papel es ser "alguien que escuche mientras el simple acto de contar hace su poderoso y mágico trabajo de limpieza. [...] Quizá haya algo de brujería en el hecho de contar; quizás aún más en el acto de escuchar, de *permitir que las personas sean*".[24] Lo que me conmueve más que sus descripciones de lo que le contaron los pacientes y sus familias es cómo él mismo debe contar ahora, versión tras versión, estas historias clínicas, poniendo en práctica la necesidad de representar de forma completa y precisa todo lo que ha absorbido a través de sus estados de atención. Zaner cuenta las mismas historias muchas veces a lo largo de

---

[21] Véase mi análisis de la rama literaria de la ética narrativa en la sección del capítulo 3 dedicada a la eticidad.

[22] Arthur Frank, *The Renewal of Generosity: Illness, Medicine, and How to Live*, Chicago, University of Chicago Press, 2004.

[23] Tod Chambers, *The Fiction of Bioethics: Cases as Literary Texts*, Nueva York, Routledge, 1999.

[24] Richard Zaner, *Conversations on the Edge: Narratives of Ethics and Illness*, Washington DC, Georgetown University Press, 2004, p. 15.

años y décadas (no muy diferente de mi crónica "narración" de la historia de la señora Nelson). Parece que su deber de representar lo que contempla nunca termina, ya que cada representación alimenta otro giro en la espiral hacia una nueva atención, nuevos avistamientos, nuevos deberes y nuevas historias.

Art Frank profundiza en nuestra comprensión de la atención hasta considerarla un regalo de uno mismo que no exige más recompensa que ella misma: "La generosidad comienza en la *acogida:* una hospitalidad que ofrece todo lo que el anfitrión tiene para satisfacer la necesidad del huésped. [...] Significa la apertura de uno mismo a los demás. [...] Para huéspedes que sufren, la bienvenida del anfitrión es una promesa inicial de consuelo".[25] Incluso, Frank va más allá de la representación y sugiere que las historias forman parte de nosotros mismos. No sólo las leemos y escribimos, sino que además "se instalan en nuestra conciencia y se convierten en hábitos de pensamiento, guiando tácitamente nuestras acciones".[26] En una metáfora neurobiológica de gran poder, Frank nos ayuda a saludar a nuestras historias como memes amigables, como marcos que expanden la mente, como ejemplares que crean el yo.

El movimiento afiliativo de la medicina narrativa es cada vez más buscado por la ética narrativa. Al reclamar una ética de la atención sanitaria basada en la comunidad, el filósofo Micah Hester señala: "Cuanto más compleja y amenazadora es la experiencia [de las dolencias] para el paciente, más desgarra el tejido de la vida de esa persona. Y, a la inversa, *cuanto más una dolencia desgarra el tejido de nuestras relaciones, más intensamente se experimenta*", elevando la construcción de la comunidad y la preservación del tejido de las relaciones de los pacientes a una posición de primacía dentro de la misión de la asistencia sanitaria.[27] Incluso bioeticistas que quizá no *sepan* que son eticistas narrativos se han unido a nuestros esfuerzos al darse cuenta de la primacía afiliativa de las intervenciones éticas. La influyente abogada y especialista en ética Nancy Dubler ha orientado su práctica clínica hacia la mediación, al darse cuenta de que los dilemas de la bioética requieren "un entorno en el que los valores culturales puedan expresarse y honrarse, en el que los distintos patrones de lenguaje y comunicación puedan identificarse y

---

[25] Arthur Frank, *The Renewal of Generosity, op. cit.*, p. 2.

[26] *Ibid.*, p. 7.

[27] Micah Hester, *Community as Healing,* Landham, Md., Rowman and Littlefield, 2001, p. 70.

zanjarse, y en el que puedan ampliarse las voces de pacientes y familiares de grupos tradicionalmente desempoderados".[28] Independientemente de cómo hayan llegado estos eticistas a su postura narrativa —a través de la filosofía, de los estudios religiosos, de la enfermedad personal, de la ley—, están unidos en su determinación de cerrar las brechas en la atención sanitaria y en su búsqueda de la asociación y colaboración de las comunidades curativas.

El lugar de la narrativa en la medicina y en la ética puede iluminarse reconociendo el lugar de la narrativa en la vida (y, *pari passu,* este movimiento nos ayuda a reconocer cómo la medicina y la ética no son más que instancias de la vida). Al escribir sobre la revolución islámica iraní y las pérdidas de libertad que conllevó, especialmente para las mujeres iraníes, la académica de la literatura Azar Nafisi explica cómo la ficción la sostuvo a ella y a sus estudiantes durante las duras pruebas de fuego de la represión.[29] Nafisi mantuvo viva la empatía, la imaginación y el coraje enseñando obras como *Orgullo y prejuicio* y *Daisy Miller,* que requieren a sus lectores habitar esferas ajenas y adoptar y respetar puntos de vista contradictorios, obras cuyos protagonistas desarrollan el coraje de elegir la libertad. Las consecuencias críticas e insustituibles de la ficción son obligar a los lectores a reconocer la forma narrativa de la realidad, a comprender de la manera más básica que creamos significado entretejiendo los fragmentos de la vida en una trama, y que uno *debe* elegir sus tramas. Lo inventamos; de la manera más primordial, primitiva y fundamental, lo inventamos. No "capturamos" la verdad que existe a nuestro alrededor mediante mediciones científicas o mediante experimentos controlados. No representamos lo que es externo a nosotros de forma imparcial, objetiva y reproducible. En lugar de eso, incorporamos nuestras sensaciones, percepciones, deseos e ideas en una forma que primero nos contamos a nosotros mismos y que luego podemos contar a los demás. La identidad en sí misma, la sensación de ser uno mismo, surge de los relatos de cuna que cuentan los niños, de las anotaciones que escondemos en nuestros diarios de adolescencia, de las asociaciones que expresamos a nuestros analistas y de los relatos que hacemos de nosotros mismos cuando hacemos amistades, cuando estamos enfermos, cuando nos acusan, cuando

---

[28] Nancy N. Dubler y Carol B. Liebman, *Bioethics Mediation: A Guide to Shaping Shared Solutions,* Nueva York, United Hospital Fund of New York, 2004, p. 218.

[29] Azar Nafisi, *Reading Lolita in Tehran: A Memoir in Books,* Nueva York, Random House, 2003.

reflexionamos o cuando imaginamos.[30] Estas historias que contamos se funden con las que oímos —en la acción, en los cuentos de hadas, en las leyendas familiares, en los textos sagrados— en grandes bancos de argumentos, grandes tramas de bases para conocer, para arraigar, para cultivar el yo.[31] Contar y escuchar historias parece tan orgánicamente necesario como la respiración de oxígeno y la circulación de la sangre para establecer y mantener un yo, metabolizando en él lo que no es el yo y luego contribuyendo con productos del yo de vuelta a ese dominio ajeno, convirtiéndolo así en un hogar.

Las características narrativas de la medicina que examinamos a lo largo de este libro son, en efecto, relevantes para la práctica del bioeticista. Para resolver, al menos provisionalmente, los conflictos éticos que surgen en la asistencia sanitaria, el especialista en ética necesita los medios para explorar, honrar, representar y vivir frente a la temporalidad, la singularidad, la intersubjetividad, la causalidad/contingencia y la eticidad. Lo que falta en la bioética, así como en la práctica clínica, es precisamente el modo de visión que posibilita una práctica narrativa sofisticada, en especial en relación con estas cinco grandes áreas.

6 Garden South

Hagamos una visita a 6 Garden South, el piso del hospital en el que hace unos meses yo era jefa de sala, atendiendo con mis residentes y estudiantes de medicina a pacientes gravemente enfermos ingresados en el Hospital Presbiteriano con cáncer terminal, insuficiencia renal avanzada, insuficiencia cardiaca, insuficiencia hepática, síndrome astenia-caquexia.* A lo largo del mes, nos encontramos con graves problemas éticos y utilizamos formas narrativas para vivir con ellos.

---

[30] Paul John Eakin, *How Our Lives Become Stories: Making Selves,* Ithaca, Cornell University Press, 1999, y Anthony Paul Kerby, *Narrative and the Self,* Bloomington, Indiana University Press, 1991.

[31] Jerome Bruner, *Actual Minds, Possible Worlds,* Cambridge, Harvard University Press, 1986, y Lionel Trilling, *The Liberal Imagination: Essays on Literature and Society,* Nueva York, Viking Press, 1950.

* La expresión en inglés es *failure to thrive,* literalmente falla en el crecimiento, que se aplica a bebés y niños. Referido a ancianos, es un cuadro que no tiene una denominación precisa en castellano, pero que refleja falta de apetito, pérdida de peso, depresión, inactividad. Lo hemos denominado síndrome astenia-caquexia. [N. de T.]

La señora B. ingresó para recibir cuidados terminales por un cáncer de mama en estadio 4.[32] Con sólo 48 años, tenía muchas ganas de vivir y, sin embargo, los oncólogos ya no tenían nada que intentar. El residente se quejó de que los hijos de la paciente eran muy poco realistas y querían "que se hiciera todo lo que se pudiera hacer". Los exigentes requerimientos de los hijos de recibir cuidados médicos intensivos encendían la punzante culpa del residente de que no hubiera nada más que hacer, por lo que estaba muy enojado con ellos. "Necesitamos una consulta ética", declaró enojado, como si se pudiera llamar al especialista en ética como a un perro de presa. Le sugerí amablemente que pidiera a la trabajadora social que convocara una reunión familiar para aclarar las metas de los cuidados. Al día siguiente, el asistente social se sentó con los dos hijos, sus esposas, el residente, el interno y el estudiante de medicina que atendían al paciente. Con la seguridad que le generó la presencia de la trabajadora social, mi residente pudo expresar con palabras la inutilidad de continuar con el tratamiento. Hizo hincapié en su compromiso de liberar a la paciente del dolor y el malestar. Los hijos, casi no hace falta decirlo, eran absolutamente conscientes de que su madre se estaba muriendo. Su insistencia en que el médico "hiciera todo lo posible" era el único medio de que disponían, hasta entonces, para dejar constancia de su incansable lealtad y su compromiso inquebrantable con el bienestar de su madre. Una vez que mi residente les pidió que se unieran a él en el reconocimiento de que el final estaba cerca, pudieron renunciar a su postura de hostilidad y culpa y pudieron empezar su largo camino de duelo.

El señor A., un hombre de mediana edad con un largo historial de alcoholismo, ingresó en el hospital por insuficiencia hepática. Otro residente y un interno le administraron diuréticos potentes, le extrajeron líquido del abdomen y le repusieron nutrientes a menudo deficientes en alcohólicos. Sin embargo, el paciente se hundía cada vez más en la encefalopatía y el coma. Su madre estaba junto a su cama, meciéndose y rezando, incluso cuando el paciente ya no podía oírla. Mi residente y mi interno no se inmutaron, ni siquiera ante la sospecha de que su tratamiento bastante agresivo había empeorado las cosas, a la hora de consultar con los especialistas en hígado, reflexionando sobre la fisiología alterada de la insuficiencia hepática terminal y diseñando nuevos enfoques cuando los estándar fracasaban. Lo que me impresionó fue que no se rindieran. Cada mañana, en las

---

[32] Estos pacientes son composiciones irreconocibles de muchos pacientes que mi equipo atendió a lo largo del mes.

rondas, informaban meticulosamente de todos los ingresos y egresos del paciente, los resultados de sus análisis de sangre y sus estudios de imagen. Una mañana, se despertó. Llevaba más de una semana en coma profundo, con todos los síntomas de un estado vegetativo irreversible, y aun así se levantó. Cuando hablé con él aquella primera mañana, le dije algo en mi español chapurreado que esperaba que se tradujera como "¡gracias a Dios que estás vivo!". Y el paciente guiñó un ojo. ¡Guiñó el ojo! Imagínese si nos hubiéramos rendido.

Una mujer ingresó de urgencia procedente de un centro de diálisis cercano con fiebre y signos de sepsis bacteriana, probablemente por una infección en el injerto de acceso vascular. Otra mujer sufrió complicaciones derivadas de una intervención quirúrgica, que le causaron problemas pulmonares y neurológicos. Estos dos casos hicieron que nuestro equipo reflexionara sobre los peligros de la medicina tal como la conocemos. Mis jóvenes médicos se vieron obligados a preguntarse: "¿Están mejor los pacientes con nosotros o sin nosotros?". Cuando se produce una complicación, por muy bien entendido y aceptado que esté su riesgo, uno no puede evitar sentirse responsable. Los residentes e internos que atendían a estas dos pacientes tuvieron que hacer gala de un enorme tacto y profesionalidad para transmitir la verdad clínica a las pacientes y sus familias, al tiempo que enfrentaban sus propias evaluaciones confusas de los beneficios y riesgos.

¿Qué aprendió mi equipo sobre bioética? Aprendimos que las palabras que uno dice —como "hacer todo"— pueden tener múltiples significados contradictorios y que una medicina ética requiere un proceso intersubjetivo activo, que trabaje contra un gradiente de complacencia o convención o distanciamiento, para descubrir el significado de las palabras. Aprendimos sobre el deber: el deber frente a la enfermedad autoinfligida, el deber frente a nuestras propias deficiencias, el deber frente a las complicaciones inevitables de nuestra medicina que aún sigue siendo primitiva. Tales obligaciones no están prescritas por comités de supervisión o juntas de especialidades, sino que se disciernen, con el tiempo, a través de una vida vivida humildemente en torno a la enfermedad y a las consecuencias de intentar intervenir en ella. Sin rendirse ni al nihilismo ni al engaño, los médicos de mi servicio cumplieron los deberes éticos que se derivan de su conocimiento, de su lealtad hacia su joven ciencia y de su constancia en el cuidado de los pacientes individuales.

A lo largo del mes, nos volvimos más capaces de contemplar lo singular, el misterio, la maravilla. ¿Por qué se despertó el señor A.? Nunca lo sabremos. Y, sin embargo, podemos celebrar, como un milagro, su resurrección. Podemos aprender de su evolución cómo hacerlo aún mejor con el próximo caso de insuficiencia hepática terminal, mientras podemos permitirnos *preguntarnos* qué ocurrió mientras despertaba lentamente, desde qué distancia viajó para abrir los ojos y luego guiñar uno de ellos. "Tuve un tipo —dirá mi interno dentro de unos años— que estuvo encefalopático incluso más tiempo que tu tipo, pero se despertó. Sigue dándole lactulosa; dale diuréticos suavemente, no te rindas". Todos aprendimos acerca de la salvaje contingencia implícita en nuestro trabajo: en la aparición de un cáncer de mama agresivo, en el éxito o el fracaso de la diuresis o la punción del alcohólico, en las formas en que nosotros y nuestros pacientes respondíamos a la enfermedad que nos rodeaba. Mientras me contaban historias en las rondas de asistencia —"este es el cuarto ingreso en el CPM* de este alcohólico crónico de 54 años con antecedentes de DT,* * antecedentes familiares positivos de alcoholismo y múltiples intentos fallidos de desintoxicación"—, tratando de entender a nuestro modo los acontecimientos de las vidas de los demás, comprendimos la naturaleza caprichosa de nuestro entramado y reconocimos el proceso artificial por el cual, sólo por nuestro bien, imponemos a lo contingente nuestras tramas de creación de sentido, dándonos perfecta cuenta de que a medida que nuevas explicaciones fisiopatológicas sustituyan a las defectuosas con las que vivimos ahora, las historias con las que contamos lo que les ocurre a nuestros pacientes cambiarán junto con ellas.

En 6 Garden South, no abordamos la eticidad de nuestras situaciones clínicas separadamente de su temporalidad o causalidad o contingencia o singularidad o intersubjetividad. *Todo ocurre al mismo tiempo.* La dimensión ética es una faceta de una medicina narrativamente competente que tiene lugar *mientras* los participantes vinculados intersubjetivamente (algunos sanos, otros enfermos) contemplan la singularidad de unos y otros y de sus situaciones, mientras se preguntan en qué punto del arco que va del nacimiento a la muerte podrían estar ahora, mientras buscan causas en medio de lo aleatorio y lo injusto. Lo que los seres humanos se deben los unos a los otros no se puede separar, como un asunto aislado, de toda la textura de cómo se relacionan los unos con los otros, de cómo se sitúan en el tiempo, de cómo entraman los acontecimientos que les ocurren, de cómo toleran la ambigüedad o la incertidumbre, o cómo reconocen la unicidad absoluta de unos y otros (y, como reflejo, también de sí mismos), cómo se escuchan unos a otros. Como resultado de todas estas cosas, realizan actos

---

*   CPMC: sigla de una institución médica. [N. de T.]

**   DT: *delirium tremens.* [N. de T.]

de bondad los unos para los otros; su benevolencia es el pleno ejercicio de su ciencia, de su justicia, de su arte.

Empezamos, pues, a contemplar las consecuencias de elegir una nueva trama dentro de la cual considerar la medicina y su ética. Si la ética reconoce la medicina, no como un proceso de confrontación, sino más bien como un compromiso intersubjetivo permanente frente a la vulnerabilidad y la confianza, ¿qué ocurre con su práctica?

La práctica de la bioética narrativa

Practicar esta ética exige que los que la practiquen, sean o no profesionales de la salud, estén dispuestos a ofrecer su yo como instrumento terapéutico. El eticista debe entrar en la situación clínica, dispuesto a sufrir en el proceso. Si otro tipo de eticista pudiera cumplir con su deber escuchando, en la seguridad de una sala de conferencias, el informe de la difícil situación de un paciente y, de algún modo, emitiendo juicios desde lejos sobre la acción adecuada a seguir, el bioeticista narrativo debe sentarse junto al paciente, inclinarse hacia la persona que sufre y ofrecer el yo como una ocasión para que el otro cuente y, por tanto, comprenda los acontecimientos de la enfermedad. Este especialista en ética realiza su trabajo absorbiendo y comprendiendo la difícil situación del paciente, solicitando las perspectivas de otros sobre la situación y siendo el recipiente en el que estos diferentes puntos de vista pueden mezclarse para alcanzar el equilibrio. No todas las cosas se resuelven, por lo que las soluciones no son el único fin que persigue esta ética. En cambio, elegimos vivir con las tensiones de que todo sea dicho, todo sea escuchado, que sedimente hacia la quietud. Lo que la persona que practica la bioética narrativa sabe con certeza es que él o ella se transformarán al contribuir con benevolencia y valor a la difícil situación de otra persona. Una vez más, la narrativa revolucionaria y consecuente demuestra su verdad: que nada queda inmutable ante la historia.

Permítanme terminar reproduciendo para ustedes un relato escrito por una estudiante de medicina en su Historia Clínica Paralela durante su tercer año en la facultad de medicina.

> Altagracia. Estoy obsesionada con su primer nombre. [...] Le adjudico a su nombre matices espirituales, románticos y misteriosos.
> "Yo sé que yo voy a morir en el hospital". * Agarrándose la cara arrugada, que se le cae a la izquierda, con sus manos tendinosas, gastadas, de piel

---

* En español en el original. [N. de T.]

morada, seca como el papel, me mira a través de sus dedos como garras. Es infantil, está escondida.

Síndrome astenia-caxequia. No quiere comer. Da patadas, golpea, agarra y dobla tus dedos. No, no puedes abrir sus ojos para alumbrarla, y no puedes abrir su boca. Se esconde de mí, en lo más profundo de su cuerpo.

Lentamente, se está muriendo. [...] Su cerebro tiene 79 años, infartado, probablemente demenciado, pero quiero creer que hay una tristeza complicada y digna en su mente que ella está ocultando al mundo. Está en la cama lamentándose, sufriendo, agachada de lado, lamentando misteriosas y no tan misteriosas pérdidas de su vida.

Todos entramos en su habitación y la miramos. "Hola, hola", le digo en voz baja. Se golpea los brazos y se tapa la cara. Sigo pensando en su premonición: "Yo sé que yo voy a morir en el hospital". ¿De verdad la oí decir eso? ¿Me imaginé que podía hablar? Habló el adjunto. "Tenemos que colocarle una sonda para alimentación y derivarla".

Altagracia, agraciada y aparentemente ajena, hace como si no estuviéramos allí.

Este bello acto clínico de contemplar el misterio humano de esta mujer con humildad y gracia absorbente *significa* algo —para la estudiante/escritora y también, quizás, para la paciente—. Al escribir esta descripción de Altagracia, mi estudiante da la medida de su aprecio, su lealtad a la paciente y sus esperanzas para su propio futuro y el de su paciente. Expone sus propios deseos: creer en la dignidad de la paciente, concederle su misterio, distinguirse del insensible médico tratante, el único de la historia relegado al tiempo pasado. La vigorosa imaginación de la autora "rellena" lo que la demencia ha borrado, permitiéndole tratar a su paciente con reverencia. Mi alumna no se engaña a sí misma pensando que ahora sabe más de lo que sabía sobre esta paciente que está virtualmente fuera de su alcance; en su lugar, ha llevado a cabo la modesta tarea de permitir la posibilidad de que haya una coherencia en esta vida humana que se va apagando.

Al buscar (o estar abierta a) y elegir las palabras, las imágenes, la línea temporal y la trama de esta historia, la autora da a luz a una forma particular de comprender los acontecimientos de esta hospitalización. Esta paciente, cuyo médico que la atiende descarta el traslado a una residencia de ancianos una vez colocada una sonda estomacal, emerge en virtud de la escritura como una mujer misteriosa, poderosa y complicada, cuyo comportamiento difícil puede interpretarse como complejo, decidido y con connotaciones. Ella, de la más alta gracia, es la heroína, y no la víctima, de su historia, sabiendo lo que otros no saben, escondiendo en su cáscara consumida una vida de gran ambición. Al haber aprehendido tal visión de la paciente, la estudiante puede atenderla más naturalmente con benevolencia y, por tanto, eficacia.

Esta ética que se puede enseñar a través de la formación narrativa es una ética dentro de la medicina, no una bioética fuera de la medicina. No se trata de una ética que uno pueda "tercerizar", que uno pueda entregar a otro para que la lleve a cabo. Tampoco se aplica sólo cuando surgen determinados temas: la utilidad del tratamiento, por ejemplo, o la protección de los sujetos humanos frente a la investigación. Al regir las acciones clínicas en todo momento, la bioética de la medicina narrativa dota al profesional de una conciencia duradera de la vulnerabilidad y la confianza en uno mismo y en los demás. Una bioética de la medicina narrativa impregna al médico, enfermero, trabajador social o especialista en ética con la sensibilidad y la habilidad necesarias para reconocer y cumplir los deberes derivados de la proximidad intersubjetiva, la singularidad mutua, el conocimiento de las causas y la contingencia y la sensación de que el tiempo, por naturaleza, se agota. Si la enfermedad invoca historias, la curación invoca una voluntad benevolente de someterse a ellas, de ser sujeto de ellas y su poder transformador.

11
Una visión narrativa
de la asistencia sanitaria

La narrativa, por naturaleza, es disruptiva. A diferencia de las listas o las fórmulas, la narrativa no es limpia, predecible ni obediente. La narrativa abre sus propios caminos, rompe sus propias limitaciones, socava sus propios patrones. Como ocurre en los sueños o en Beckett, la narrativa puede crear algo nuevo a partir de lo viejo, crear el caos a partir de la linealidad y, subversivamente, exponer nuevas conexiones subyacentes entre lo aparentemente no relacionado. No sólo a través de sus impulsos ordenadores, sino también a través de sus impulsos *desordenadores,* la narrativa puede ayudarnos a ver de nuevo y por primera vez algo oculto, algo superpuesto, algo enterrado en código.

El efecto de la narrativa en la atención sanitaria es el mismo que en cualquier otro ámbito. Las brechas en la atención sanitaria que hemos estado considerando son como otras innumerables brechas: en la educación, la política, la religión, los matrimonios, superables en virtud de los poderes narrativos de contar, escuchar, reunirse en torno a cualquier tipo de fogata para escucharse unos a otros. A lo largo de nuestro trabajo en la medicina narrativa, hemos ido aprendiendo cómo los actos narrativos compartidos construyen comunidad. El movimiento de *vinculación* de la tríada de la medicina narrativa ha ido apareciendo poco a poco como el objetivo último de la espiral puesta en marcha por la atención y la representación. La vinculación puede unir al clínico individual y al paciente individual. También puede dar cabida a agrupaciones igualitarias de profesionales de la salud y enfermos, juntos en el terreno creado por la enfermedad. Por lo tanto, el movimiento vinculativo tendiente a la creación de comunidades que examinamos en este capítulo tiene un gran significado práctico y político en la consecución de una asistencia equitativa, accesible y digna para todos.[1]

---

[1] Véanse Paul Farmer, *Pathologies of Power: Health, Human Rights, and the New War on the Poor,* Berkeley, University of California Press, 2003; Howard Waitzkin, *At the Front Lines of Medicine: How the Health Care System Alienates Doctors and Mistreats Patients and What We Can Do about It,* Lanham, Md., Rowman and Littlefield, 2001, y Richard Horton, *Health Wars: On the Global Front Lines of Modern Medicine,* Nueva York, New York Review of Books, 2003, para revisiones recientes de las injusticias sociales y desigualdades desmedidas de la atención sanitaria.

En un capítulo titulado "Liminalidad y *communitas*", en *El proceso ritual*, el antropólogo Victor Turner describe muchos fenómenos sociales —entre las tribus de África, las sociedades nativas americanas, los monjes franciscanos y los hippies de finales de los años sesenta— como ritos de paso liminales, o de cruce de fronteras, que borran los signos de estatus social mientras las personas están "en tránsito" entre una etapa y otra, ya sea de la infancia a la edad adulta, de novicio a fraile o de estudiante universitario a activista pacifista comprometido. Al elegir el latín *communitas* en lugar del inglés *"community"* [comunidad] (esta última palabra le parece a Turner que connota agrupaciones sociales o políticas en lugar de las agrupaciones humanas elementales de las que quiere hablar), Turner señala la comunión que puede existir entre los seres humanos debido a su condición común, simplemente la de ser seres humanos. No fragmentada, liberada de restricciones temporales, más allá del Estado, indiferenciada, esta *communitas* da "reconocimiento a un vínculo humano esencial y genérico, sin el cual *no* podría haber sociedad".[2] No muy diferente de la formulación de Martin Buber, que refiere a la relación humana como "el ser ya no más uno al lado del otro [...] sino unos *con* otros de una multitud de personas [...] un flujo del yo al tú".[3] Los fenómenos de *communitas* liminales de Turner "son productos", como él escribe, "de 'hombres en su totalidad con total atención'", en virtud de los cuales la totalidad de la humanidad queda plenamente expuesta.[4]

Los enfermos graves a los que atendemos en la práctica clínica están atrapados entre estados estables. Ya no están definidos por su papel en el trabajo, en la familia o en el Estado, y aún no se los considera simplemente a la espera de la muerte, sino que están desdiferenciados por batas de algodón de hospital y muñequeras de plástico para estar codo con codo con otros que también se encuentran en las regiones del limbo de la enfermedad. Y aquellos de nosotros que hemos elegido vivir nuestras vidas con los enfermos debemos "asistirlos totalmente", debemos estar *con* ellos, debemos abrirnos al tránsito poroso en sus viajes mientras construimos colectivos propios que ayuden a hacer el trabajo. Frente a la inestabilidad

---

[2] Victor Turner, *The Ritual Process: Structure and Anti-Structure,* Chicago, Aldine Books, 1995, p. 97.

[3] Martin Buber, *Between Man and Man,* trad. de Ronald Gregor Smith, Londres, Routledge and Kegan Paul, 1949, p. 51 (citado por Victor Turner, *The Ritual Process, op. cit.,* p. 127).

[4] Victor Turner, *The Ritual Process, op. cit.,* p. 128.

de la enfermedad y la rigidez de la jerarquía de los cuidados de salud que se ha desarrollado, quizá como defensa contra la inestabilidad, la *communitas* que se nos abre a través de un trabajo narrativo riguroso puede cumplir tareas muy prácticas. Al nivelar las diferencias de poder y revelar nuestras misiones colectivas —anteriores a los nichos profesionales específicos y previas a las especificidades de la especialidad— como profesionales de la salud, nuestro trabajo narrativo compartido ha empezado a ayudar a reconocernos como iguales y a hacer explícito nuestro compromiso con el cuidado eficaz de unos a otros y de nuestros pacientes.

Oncología narrativa

Las prácticas narrativas que han unido a los profesionales de la salud con sus pacientes y estudiantes están resultando útiles en los esfuerzos por mejorar el profesionalismo en cada una de las disciplinas sanitarias, reforzar la eficacia de los equipos profesionales y abordar las desigualdades e injusticias sistémicas dentro de nuestros sistemas sanitarios. Hace algún tiempo, la doctora Gwen Nichols, que dirige el Programa de Tumores Hematológicos Malignos de Columbia, me pidió ayuda. En la unidad de hospitalización de oncología de adultos, se había producido una muerte devastadora: una mujer embarazada había fallecido de un tumor cerebral, y el feto también. La médica residente que estaba rotando por oncología ese mes amenazó con dejar la medicina. "No puedo hacer esto —dijo—. Esto no es algo que yo pueda hacer". La doctora Nichols se dio cuenta de lo pobre que era el apoyo para o el reconocimiento de la derrota y el sufrimiento padecidos por los miembros del equipo de oncología y pensó que el tipo de escritura reflexiva que yo enseñaba podría ayudar.

Empezamos la oncología narrativa, un seminario electivo de escritura dos veces al mes durante el almuerzo, como un esfuerzo para disminuir el agotamiento del personal, para desarrollar medios para hacer frente a la tristeza y los fracasos de nuestro trabajo y para construir apoyo colegiado entre los miembros de nuestro equipo interdisciplinario. Entregamos sándwiches y galletas, y los participantes aportaron narraciones o poemas breves que habían escrito sobre pacientes de su unidad. (Nos reunimos con el asesor jurídico del hospital antes de comenzar el seminario y, siguiendo su consejo, les dijimos a nuestros participantes que no usaran los nombres de los pacientes, los números de habitación ni ningún dato de identificación. Cualquier cosa que un clínico escriba sobre pacientes identificables, advirtió el asesor, se puede potencialmente descubrir. Los materiales no deben conservarse si no van a ser convenientes si se presentan ante un tribunal). Asistieron enfermeras, trabajadores sociales, oncólogos, becarios, residentes y estudiantes, entre cuatro y veinte cada vez. Se invitó a cada escritor a leer su texto en voz alta utilizando el formato de la historia clínica paralela. Discutimos el género, la situación narrativa, el lenguaje figurativo y la dicción de cada texto, y luego ampliamos el debate a sus implicaciones emocionales, clínicas y profesionales.

Desde el principio, los escritores aportaron al seminario materiales contundentes y conmovedores. A estas alturas, ya no me sorprendía la fuerza de la escritura generada en estos entornos. La calidad de la oncología narrativa de los poemas y la prosa respaldó mi hipótesis cada vez más fuerte de que incluso los escritores sin experiencia pueden lograr un estilo serio y elevado con estructuras literarias complejas cuando intentan representar los eventos trascendentales de la enfermedad que presencian en su trabajo. Los participantes pudieron escucharse unos a otros con generosidad y profunda comprensión, y los oyentes *añadieron* nuevos conocimientos a lo que el escritor descubrió a través de la escritura.

Enfermeras, trabajadores sociales y médicos que se conocían y trabajaban juntos desde hacía años descubrieron nuevos aspectos de cada uno. Hubo momentos de descubrimiento a todo nivel: desde "¿las enfermeras de quimioterapia hacen *eso*?" hasta "quiero que seas mi enfermera cuando me esté muriendo". Cualquiera que haya trabajado en hospitales conoce las irritantes jerarquías que suele haber allí, cómo médicos y enfermeros tienden a discrepar crónicamente, cómo los trabajadores sociales a menudo se sienten solos en su defensa de las necesidades y deseos personales del paciente. En una oportunidad, una oncóloga con mucha antigüedad leyó en voz alta en una de nuestras sesiones sobre cómo, en una guardia que había cubierto un fin de semana, internó en el hospital a una paciente de un colega un sábado. El lunes, cuando el médico de la paciente ya estaba de vuelta, esta siguió buscando el apoyo y el asesoramiento clínico de la escritora. "No estaba contenta con la situación, porque no quería la responsabilidad sin la autoridad". Dijo la enfermera jefe: "Ahora ya sabes cómo se sienten las enfermeras todo el tiempo". Qué momento tan electrizante de verdad para todos nosotros.

He aquí un texto escrito y leído en oncología narrativa por una trabajadora social sobre una mujer moribunda de cáncer de mama en estadio 4:

> Pareces surgir de este entorno frío y austero como un azafrán a principios de la primavera. Engañosamente frágil en apariencia, pero, oh, tan fuerte. Tu delicada belleza es evidente, incluso con una bata de hospital y con las vías intravenosas funcionando. Te desmoronas cuando profundizo —"sí,

este cáncer ha sido muy duro"—. Te balanceas, respiras hondo y vuelves a enraizarte. Te secas las lágrimas y sonríes. "No lloro mucho", dices, pero sin duda esta pena es inevitable. Tu presencia sugiere un núcleo interno que es, en esencia, inquebrantable. Pero ¿cómo puede ser? Esta enfermedad es tan fea y poderosa... o quizá no. Tal vez tu espíritu particular nunca pueda ser vencido. Me despido y me guiñas un ojo, como si conocieras mis pensamientos.

Hablamos de la metáfora que eligió esta escritora: el azafrán, la declaración de la primavera, el milagro resistente tras la nieve y la tierra helada, un principio de fecundidad. Al haber reconocido esa imagen, una imagen que la visitó sin su voluntad, pero a la que fue receptiva, esta escritora pudo expresar el significado de su encuentro, utilizando los dos significados de James de "expresar" simultáneamente. En virtud de esta metáfora, la escritora reconoció lo *potencial* en esta paciente, la promesa y la vida en ella —aunque la estación de crecimiento que sobreviniera fuera corta— y la frialdad y muerte del entorno hospitalario en contraste con su fuerza floreciente.

También analizamos juntos la situación narrativa. ¿Quién relata los pensamientos de quién? ¿Quién habla? ¿Quién es el *yo*? La paciente se desmorona cuando la trabajadora social indaga, pero el párrafo también muestra cómo se desmorona la escritora/trabajadora social. ¿Quién se balancea y respira hondo? Supuestamente la paciente, por supuesto, pero hay un viaje liminal entre el narrador de las palabras y el narrador de la historia. ¿Para quién es inevitable la pena? La línea final —"como si conocieras mis pensamientos"— es una ventriloquia deslumbrante, ¡pues la escritora conoce los pensamientos de la paciente que conoce *sus* pensamientos! Prestar atención a esta confusión fronteriza ayudó a la autora a subrayar la evidente identificación en el trabajo, lo que significa que ella se ha "convertido" emocionalmente en esta paciente y que sufre su propia pena mientras está en presencia de la paciente.

Una enfermera embarazada escribió sobre una joven que moría de cáncer de ovario:

> Su perímetro abdominal la hace parecer de cuarenta semanas. GI va a punzarla hoy. Siete litros malsanos nacerían más tarde esa noche.
>
> Cuando entro para planificar su alta, me siento consciente de mi panza de 26 semanas, que ya no está oculta. Ella sonríe y me dice que parece que tengo buenas noticias: ya está dicho, podemos seguir adelante. Le doy las gracias en silencio por haberme tranquilizado.

Antes de hablar del contenido afectivo o clínico de este texto, hablamos de su forma. Nunca se utiliza la palabra embarazo. Llamadas *aporías* en estudios literarios, tales ausencias dentro de los textos suelen significar algo de mayor importancia y carga. Era demasiado peligroso incluso utilizar la palabra. El embarazo sólo aparece como el "eso"* de la historia. Notamos la rareza y especificidad del tiempo y modo de los verbos. "Su perímetro abdominal la hace parecer de cuarenta semanas" y "siete litros nacerían más tarde esa noche" sitúan estos acontecimientos, aunque conocidos en el momento de la escritura, en un tiempo futuro condicional. Por supuesto, el embarazo y la muerte *son* acontecimientos futuros condicionales, predecibles, dentro de unos límites, conocidos provisionalmente. Esta paciente estaba, en efecto, embarazada de su propia muerte. Inspeccionar algo tan concreto como las formas verbales nos permitió reconocer hasta qué punto esta joven enfermera embarazada estaba orientada hacia el futuro —el futuro biológico, emocional y familiar— y hasta qué punto, por necesidad, esta triste joven estaba orientada hacia un futuro terminal a la vista de su final. Era el choque entre sus futuros ya vividos lo que era inexpresable y lo que requería el reconocimiento indulgente de la paciente.

Esta enfermera experta, embarazada por primera vez, se sintió sola en su confusión sobre si su estado fecundo sería visto como una agresión por su joven paciente moribunda. Al leer este texto en voz alta al grupo, consiguió la ayuda de las enfermeras más experimentadas, incluida su supervisora, para enseñarle sobre esta intersección de su vida con la vida y la muerte de su paciente.

La oncología narrativa nos reúne como iguales para considerar a nuestros pacientes y nuestro trabajo. Me sentí aliviada al leer la descripción de Victor Turner de las *communitas* liminares, porque nos recuerda el potencial de unión que ofrecen las situaciones en las que el estatus social se ve socavado, o al menos inestable. El grupo es capaz de considerar el costo humano de lo que hace y el significado a largo plazo de lo que experimenta en la práctica gracias a la oportunidad de trabajar juntos sin verse obstaculizados por el rango social. Estos beneficios se derivan también del riguroso desarrollo de las habilidades de atención y representación del trabajo clínico. No se trata sólo de un grupo de apoyo psicológicamente reconfortante. De hecho, puede que sea experimentado como psicológicamente reconfortante, pero debido a que desarrolla habilidades de atención y representación, dando a los participantes una nueva precisión con la que ver

---

* El embarazo aparece referido con el pronombre impersonal *it,* que en inglés se usa para reemplazar objetos o situaciones. [N. de T.]

y comprender sus realidades diarias, los reúne como *más capaces* de lo que eran antes de la formación para medir los costos, reconocer las realidades y unirse unos a otros para ofrecer la atención que se puede dar.

Nuestro trabajo narrativo no sólo profundiza los lazos entre el personal de esta unidad de oncología en particular en este hospital en particular, sino que también revela nuestra *communitas* con un colectivo ampliamente disperso de profesionales de la salud que, por lo general en silencio, sufren las cargas y los costos de su práctica. A lo largo de nuestro proyecto, hemos recibido visitas e invitados: estudiantes de medicina en prácticas de otras facultades, becarios visitantes en programas de intercambio con otras instituciones, investigadores y educadores interesados en conocer estos nuevos métodos pedagógicos. El siguiente texto fue escrito por un becario visitante.[5] Lamento no recordar de qué institución venía. Estuvo con nosotros durante un mes y aprovechó la oportunidad para leer y escribir seriamente con sus colegas.

Frannie tenía 27 años cuando la conocí. Le diagnosticaron leucemia mieloide crónica a los 21 años. Hacía tiempo que no respondía al interferón. En aquel momento no había ningún otro tratamiento eficaz. La ingresé una vez por anemia sintomática y otra por falta de aire cuando era interno. En ambas ocasiones, la tratamos y la mandamos de vuelta. Las dos veces fue dada de alta y no fue consistente con el seguimiento ambulatorio. Estaba triste, resignada, cansada, pero era una chica encantadora. Agradecida por nuestra ayuda, harta de estar enferma, agotada de enfrentarse a la muerte.

Cuando la ingresé como residente junior, ella llevaba unas semanas sin seguimiento. Estaba destrozada: caquéctica [esqueléticamente delgada] por encima de la cintura, masivamente edematosa [hinchada] por debajo. Ya no podía razonar. Estaba en crisis blástica.* Esta crisis ocurrió durante una inducción. El médico privado nunca había discutido la decisión de asignarla como para no reanimar. Le apliqué un código** un par de semanas después. La hermana me maldijo y alabó a Dios mientras yo rompía las costillas de Frannie y le daba una descarga para que su corazón volviera a un ritmo

---

5 Por el bien de los lectores no clínicos, he alterado ligeramente su texto sustituyendo las abreviaturas y siglas que salpicaban sus párrafos por palabras completas y algunas definiciones entre corchetes.

* Crisis blástica en la leucemia refiere a un momento muy activo de la enfermedad cuando más del 20% de las células que se observan en sangre o por punción son "blastos", células tumorales. [N. de T.]

** En este caso, se refiere al código azul, que se activa en salud cuando el paciente no está en condiciones de decidir por su cuenta. [N. de T.]

normal. La envié a la unidad de cuidados intensivos, donde murió unas horas después con extraños golpeando en su frágil pecho.

Narrado en primera persona, este breve relato de la enfermedad y muerte de una joven cuenta su historia con frases simples y objetivas que parecen ocultar sentimientos profundos, pero no expresados. El destino de la mujer moribunda parece estar entrelazado con el propio proceso de maduración del joven doctor, cada etapa de su desarrollo profesional está acompañada por el deterioro del estado clínico de su paciente. En el último ingreso hospitalario, la estructura de la frase se simplifica. "Ya no podía razonar. Estaba en crisis blástica. Esta crisis ocurrió durante una inducción". Incluso un lector que no sepa qué es la inducción puede darse cuenta, por las frases declarativas telegráficamente ordenadas y sin adornos, de que no hay tiempo que perder.

El médico privado de Frannie nunca le había planteado la cuestión de las decisiones sobre el final de la vida, por lo que el escritor se ve obligado a realizar un esfuerzo de reanimación (un "código") a su paciente cuando su corazón se detiene, a pesar de que comprende que seguir tratándola es inútil. Nos pareció, mientras lo escuchábamos, que lamentaba profundamente esta acción clínica y que seguía angustiándose por sucesos que habían ocurrido hacía tres o cuatro años como si estuvieran frescos. En el transcurso del escrito, el médico es capaz de cambiar su punto de vista del suyo propio al de su paciente y su hermana. Describe los acontecimientos desde la perspectiva de esta joven enferma y de su devota hermana, captando su dolor y su rabia ante el inútil tratamiento del paro cardíaco que es percibido por la hermana como una agresión. Este movimiento cognitivo e imaginativo, representado en la propia escritura, permite al joven y triste médico aceptar las perspectivas y, por tanto, el juicio de la hermana de su paciente moribunda. Su propia culpa y remordimiento son finalmente revelados en virtud de su capacidad para maldecirse a sí mismo, al fundirse con la voz de la hermana de Frannie. Se rinde a su juicio, describiendo sus acciones clínicas durante el paro cardíaco no como cuidados intensivos, sino como agresión. Sin ponerse a la defensiva, parece pedir perdón por su acto.

No ofrecimos la absolución a este médico lloroso. Lloramos con él, por supuesto, y le demostramos que comprendíamos lo que había hecho con sus palabras, ayudándolo quizá a ver aún más claramente lo que había conseguido con su relato. Observamos que no será el mismo médico la próxima vez que se enfrente a una situación similar. Frannie seguirá viva, dentro de su yo médico, dando consuelo al próximo paciente que necesite, a pesar de sus deseos, morir.

El grupo de oncología narrativa se reúne dos veces al mes desde hace casi tres años. Nuevos miembros del personal se unen, mientras que algunos de los miembros fundadores me han ayudado a dirigir seminarios de formación narrativa en otras unidades del hospital. El personal de oncología pediátrica nos pidió ayuda para poner en marcha un programa de oncología narrativa en el Hospital Pediátrico, tras enterarse por sus colegas de oncología de adultos de la utilidad de las sesiones. Actualmente, estamos buscando financiamiento para documentar los resultados de esta intervención narrativa, con la hipótesis de que estas sesiones pueden aumentar el bienestar profesional individual, mejorar la cohesión del equipo y aumentar la satisfacción del paciente con la atención profesional.

Profesar es un acto narrativo

Nuestro trabajo en oncología narrativa comenzó a revelarnos los beneficios potenciales de la medicina narrativa en círculos concéntricos cada vez más amplios. No sólo estábamos desarrollando medios para enseñar competencia narrativa a estudiantes de medicina o a colegas médicos. Estos caminos narrativos hacia la competencia clínica eran también un medio práctico para superar las considerables brechas que separan y *limitan la efectividad de* los miembros de un vasto conjunto de profesionales de la salud. Al poner en práctica la medicina narrativa en el marco de un equipo sanitario interdisciplinario, descubrimos poco a poco que leer y escribir juntos sobre nuestra práctica genera relaciones vinculares fuertes y *duraderas* entre nosotros, médicos, enfermeros y trabajadores sociales.

Al mismo tiempo que los profesionales de la salud desarrollaban una comprensión profunda de su propia práctica y reforzaban sus habilidades específicas de atención y representación, nosotros también crecíamos en honestidad, altruismo, espíritu colaborativo y del deber, las señas de identidad del profesionalismo sanitario.[6] A medida que inspeccionamos e intentamos comprender mejor nuestro propio trabajo clínico utilizando nuestras nuevas prácticas narrativas, nos encontramos cada vez más profundamente vinculados a nuestros colegas profesionales de la salud —y

---

[6] No voy a repetir aquí la considerable y creciente literatura sobre el profesionalismo en medicina, salvo para dirigir al principiante a la monografía de Thomas Inui, *A Flag in the Wind: Educating for Professionalism in Medicine,* Washington DC, Association of American Medical Colleges, 2003, y a Michael Whitcomb (ed.), "Cultural Competency in Medical Education", número especial de *Academic Medicine,* núm. 77, 2002, pp. 191-228, dedicado al tema.

no importa cuál sea, precisamente, su disciplina profesional— que, como nosotros, luchan en los límites de la enfermedad y la salud, el trabajo y la vida, el otro y el yo. Lo que me interesa es que alcanzamos estos objetivos de profesionalismo, si se quiere, por la puerta de atrás o, quizás más exactamente, por la puerta abierta. En lugar de esfuerzos rígidos, serios y explícitos por ser veraces, obedientes y menos codiciosos, estas exploraciones narrativas conducen a la colaboración, la autenticidad, la sintonía con los mejores intereses de los pacientes y la alegría propia de nuestro trabajo como beneficios naturales de nuestra creciente competencia narrativa y las vinculaciones que esta competencia nos proporciona. Este proceso confirma aún más el hecho de que el profesionalismo *requiere* comunidad. No sólo los profesionales de la salud solitarios deben actuar con altruismo o responsabilidad. Estos rasgos se desarrollan, valoran y practican como miembros de comunidades colaborativas.

Nuestro programa ha colaborado en el desarrollo de varios proyectos clínicos en nuestros hospitales universitarios con diversos departamentos clínicos y profesionales de la salud de muchas disciplinas. En todos los casos, descubrimos que los métodos de formación narrativa que consisten en escribir sobre la experiencia clínica y compartir de algún modo con los colegas lo que se ha escrito aumentan tanto la atención como la representación y producen, a menudo, nuevos y sorprendentes lazos vinculares que mejoran la atención sanitaria que prestamos.

El programa de residencia en medicina de familia celebra rondas de ética narrativa dos veces al mes para los residentes de medicina de familia en las salas del Allen Pavilion, el hospital comunitario afiliado de Columbia. Los médicos internos y residentes escriben sobre pacientes cuyos cuidados les plantean problemas complejos tanto desde el punto de vista ético como emocional y luego se leen unos a otros lo que han escrito, exponiendo así múltiples perspectivas sobre problemas compartidos. En el mismo hospital, los terapeutas ocupacionales, las enfermeras geriátricas y los cardiólogos capacitan a los residentes de medicina interna sobre cómo obtener relatos de la historia vital de los pacientes como parte de su rotación obligatoria en geriatría.[7] Se reúnen con pacientes mayores sanos para

---

[7] Patricia Miller (ed.), "Cultural Competency in Medical Education", número especial de *Academic Medicine, op. cit.* Véase también N. R. Kleinfield, "Old Patients: Making Doctors Better: Myths Explode as Physicians Get to Know the Elderly", en *New York Times*, 17 de julio de 2004. Véanse las Rondas de Medicina Narrativa presentadas por los doctores Miller y Maurer en 2004. El video de su presentación está disponible en los archivos de <http://www.narrativemedicine.org>.

hablar extensamente sobre su salud y enfermedades en el contexto completo de su vida. Al igual que los historiadores orales, los residentes comparten el informe escrito de la sesión narrativa con el paciente, tanto para comprobar su exactitud como para devolver el testimonio a su fuente.[8] En el Hospital Pediátrico, los profesores del programa [de medicina narrativa] se han reunido con trabajadores sociales, muchos de los cuales trabajan con niños maltratados, en seminarios intensivos de escritura narrativa. El servicio de vih/sida nos pidió ayuda para organizar un taller de escritura. En este caso, varios médicos, enfermeras y trabajadores sociales buscaban una clase estructurada para trabajar en proyectos de escritura en curso, no necesariamente relacionados con su trabajo con personas con sida. Un grupo de estudiantes de primer año de medicina, la escuela de trabajo social y la unidad de cuidados intensivos neonatales nos han pedido ayuda para poner en marcha proyectos de formación en medicina narrativa.

Además de los talleres de escritura, ofrecemos seminarios continuados de literatura en lectura atenta. Literature@Work es un seminario bimensual de posgrado sobre ficción y poesía, abierto a todo el profesorado y el personal del centro médico. Nuestro programa de escritores-residentes ha acogido a autores de la talla de Michael Ondaatje y Susan Sontag en seminarios intensivos de literatura de un semestre de duración que han reunido a grupos de profesores y estudiantes de toda la universidad para un estudio textual interdisciplinario serio. Lo que distingue a estas clases de los seminarios sobre textos similares del Departamento de Inglés es nuestra voluntad de examinar las consecuencias personales de la lectura, interrogar las fuentes interiores de las interpretaciones y considerar los "mensajes" profundamente personales que aceptamos de cada texto. Nos damos cuenta de que nuestro trabajo en un centro médico confiere gravedad a nuestras propias búsquedas personales de sentido en nuestras vidas. Nos *identificamos* con nuestro lugar de trabajo no sólo como el que paga nuestro salario, sino también como un lugar que nos ayuda a entender quiénes somos.

El programa de medicina narrativa es contactado por otros hospitales y facultades de medicina de Nueva York, de todo el país y del extranjero para solicitar asesoramiento y colaboración en el diseño y la ejecución de

---

[8] Ver Robert Perks y Alistair Thomson (eds.), *The Oral History Reader,* Londres y Nueva York, Routledge, 1998, para una colección de ensayos sobre los métodos del historiador oral. Véase especialmente Charles T. Morrissey, "On Oral History Interviewing", en Robert Perks y Alistair Thomson (eds.), *The Oral History Reader, op. cit.,* pp. 107-113, para las guías de los métodos que requieren que el historiador oral devuelva la transcripción de la entrevista al entrevistado para que la edite, la elabore y compruebe su exactitud.

programas de medicina narrativa. Hemos tenido que crear un Servicio de Consultas de Medicina Narrativa para atender el creciente volumen de solicitudes. Estamos diseñando Talleres de Formación en Medicina Narrativa para ofrecer formación intensiva a quienes deseen desarrollar estas habilidades narrativas o encabezar cursos para sus colegas. Este respaldo nos ayuda a valorar la utilidad de los modelos que hemos impulsado en Columbia.

Estas iniciativas docentes —en Columbia y en lugares tan diversos como Denver, Montreal, Nashville y Filadelfia— no son intentos esporádicos de aplicar un barniz civilizador a la medicina. Creo que las lecciones de Columbia son aplicables a otros entornos. Nos hemos asegurado de implicar a profesores y ejecutivos de alto nivel y autoridad en nuestros seminarios, de identificar al Departamento de Medicina como patrocinador de nuestros cursos y de ajustar el nivel del discurso a un rigor desafiante. Gracias a estas precauciones, los seminarios y proyectos de medicina narrativa no se consideran triviales sino serios, no son un juego sino un trabajo, no son un recreo sino algo real. Aunque, en efecto, la lectura y la escritura pueden, en el entorno de un centro médico, ser experimentadas como profundamente restauradoras y refrescantes, presentamos estas actividades como parte integral de la formación clínica, y no como una diversión. Como resultado, creemos que las iniciativas de medicina narrativa tienen la capacidad de cambiar profundos patrones culturales e intelectuales de nuestro entorno. A través del contenido de la docencia en las humanidades y de los métodos interdisciplinarios y de descubrimiento de nuestra enseñanza, estos esfuerzos pueden ejercer una presión sostenida que direccione hacia el igualitarismo, la apertura y el respeto por las perspectivas de los demás, la humildad y una apreciación profunda y duradera de los privilegios que nos confiere nuestra práctica clínica: ser testigo del sufrimiento de los demás y, en virtud de nuestra presencia, aliviarlo.

Más allá de las profesiones

Las lecciones aprendidas en el centro médico nos llevaron a tender puentes aún más amplios. Al principio, el programa iba dirigido al cuerpo docente profesional, al personal y a los estudiantes. Cuanto más veíamos los resultados de la formación narrativa, más reconocíamos su poder. No sólo los médicos, los enfermeros y los trabajadores sociales pueden beneficiarse de esta formación. Como me recordaba el historial del paciente con cáncer gástrico metastásico, los miembros del personal no profesional, como el auxiliar de enfermería, están probablemente más cerca de las experiencias de los pacientes que nosotros, los médicos y los enfermeros, y como tales tienen mucho que aportar a la eficacia clínica de todos nosotros.[9] ¿Por qué nuestros grupos narrativos no podrían incluir a administrativos de enfermería, camilleros y auxiliares de alimentación junto a médicos, enfermeras y trabajadores sociales? Todos estamos inmersos en el "entorno brutalmente mortal de la salud humana", como lo describe el editor de *Lancet*, Richard Horton, en su amplia acusación a la medicina contemporánea.[10] Todos estamos unidos en el esfuerzo de tratar a los pacientes, sin importar cuáles sean nuestras habilidades y responsabilidades específicas. Juntos tenemos la capacidad de conferir dignidad a la vida de los enfermos y, se podría argumentar, *requerimos* que todos nos unamos en el compromiso de una atención dignificada.

Los pacientes no sufren menos por el trato despectivo del recepcionista de la clínica que por el del cirujano jefe, y pueden sentirse muy reconfortados por los actos de benevolencia de la mucama y de la enfermera jefe. Esta escena de *Difficulty Swallowing* [Dificultad para tragar], el relato de Matthew Geller sobre la muerte de su amada a causa de una leucemia mieloide aguda en 1979, está grabada en mi mente. Elley está a punto de morir tras una valiente lucha: "A primera hora de la noche apagué las luces y encendí una vela. Más tarde, cuando estaba sentada junto a Elley mientras dormía, entró en la habitación una anciana negra y pesada que vestía un uniforme azul de conserje. Entró en silencio, sin llamar, y se quedó en el extremo de la habitación observando a Elley. Al principio no me gustó que estuviera allí mirando a Elley. Le pregunté si podía ayudarla, y me dijo: 'Trabajo aquí y quería ver a la joven'. Estas palabras hicieron que su entrada pareciera un gesto apropiado en lo que ahora se sentía como un santuario".[11]

Nuestros proyectos narrativos en desarrollo han empezado a cruzarse con la planificación institucional del hospital. Un vicepresidente *senior* de asuntos clínicos de nuestro hospital reconoció el potencial de nuestros métodos para el desarrollo del personal a gran escala. No sólo la formación profesional, sino también el crecimiento en la identificación laboral y la

---

[9] Esta constatación es la base de las recomendaciones políticas de Howard Brody sobre cuestiones de ética institucional como la composición ideal del comité de ética. Véase Howard Brody, "Narrative Ethics and Institutional Impact", en Rita Charon y Martha Montello (eds.), *Stories Matter: The Role of Narrative in Medical Ethics*, Nueva York, Routledge, 2003, pp. 149-153.

[10] Richard Horton, *Health Wars, op. cit.*, p. 501.

[11] Matthew Geller, *Difficulty Swallowing: A Medical Chronicle*, Nueva York, Works Press, 1981, sin paginar, en página fechada el 16 de abril de 1979.

lealtad a nivel institucional podrían ser posibles a través de talleres narrativos. De hecho, la investigación reciente sobre la mejora de la calidad de la atención sanitaria —por ejemplo, en el Institute for Healthcare Improvement de Harvard, dirigido por Donald Berwick, y el nuevo Institute for Improving Clinical Care de la Association of American Medical Colleges, dirigido por David Stevens— sitúa nuestra labor en el universo de la mejora de la calidad en el lugar de trabajo.[12] Movimientos recientes en el campo del desarrollo del personal, como los enfoques narrativos de la historia de vida, los métodos de *coaching* profesional y los usos corporativos de la formación creativa, reflejan las conexiones entre la reflexión narrativa y la identidad y eficacia laborales y nos ayudan a visionar una participación más amplia de los trabajadores hospitalarios en nuestros esfuerzos.[13]

Las recientes publicaciones *To Err Is Human* y *Crossing the Quality Chasm*, * del Comité de Calidad de la Atención Sanitaria en América del Institute of Medicine, articulan de forma contundente la necesidad que tiene la atención sanitaria de replantearse sus procesos y principios para reducir los errores, gestionar el despilfarro y mejorar la eficacia en todos los aspectos. El comité propone seis objetivos generales que deberían regir los esfuerzos por mejorar el sistema sanitario: "La atención sanitaria debe ser segura, eficaz, centrada en el paciente, oportuna, eficiente y equitativa".[14] *Crossing the Quality Chasm* describe exhaustivamente los métodos que pueden emplear las instituciones sanitarias, los organismos federales y los profesionales de la salud y pacientes para alcanzar estos ideales. Ambos informes hacen hincapié en la naturaleza sistémica de los problemas examinados y de las soluciones propuestas y exigen que movilicemos a

---

[12] Véanse Donald M. Berwick, A. Blanton Godfrey y Jane Roessner, *Curing Health Care: New Strategies for Quality Improvement,* San Francisco, Jossey-Bass, 2002; Donald M. Berwick, *Escape Fire: Designs for the Future of Health Care,* San Francisco, Jossey-Bass, 2003; Molla S. Donaldson y Julie J. Mohr, *Exploring Innovation and Quality Improvement in Health Care Micro-Systems: A Cross-Case Analysis,* Washington DC, Institute of Medicine, National Academy Press, 2000, para algunas introducciones a la adaptación de la mejora de la calidad al entorno sanitario.

[13] Michael P. Sipiora y Frank Lehner, *Work, Identity, Coaching: Welcome to Your Success Story!,* Pittsburgh, PsychoGuys, 2004. Véase también <http://www.psychoguys.com> para más información sobre los métodos narrativos de desarrollo del personal.

* Las publicaciones pueden traducirse como "errar es humano" y "atravesando el abismo de la calidad". [N. de T.]

[14] Committee on Quality of Health Care in America, Institute of Medicine. *Crossing the Quality Chasm: A New Health System for the 21st Century,* Washington DC, National Academy Press, 2001, p. 6.

todos los que trabajan en nuestras instituciones sanitarias con el objetivo de mejorar su eficacia. Por supuesto, no está nada claro si más informes y más documentos *harán* lo que hay que hacer en nuestros hospitales y centros. Lo que sí vemos, sin embargo, es una creciente experiencia en cómo evaluar la calidad, cómo motivar para el cambio y cómo reorientar sistemas arraigados hacia una mayor eficacia.

Creemos que la formación en medicina narrativa, al igual que la oncología narrativa y las historias clínicas paralelas, puede contribuir a una atención sanitaria oportuna y centrada en el paciente, al proporcionar métodos de inspección y valoración del trabajo de los profesionales de la salud que son rentables, integrados y que pueden ir más allá de sus límites, dentro de climas de confianza y colaboración. Al contribuir al bienestar de los profesionales de la salud, a la cohesión de los equipos, al reconocimiento sostenido y disciplinado de las perspectivas de los pacientes y sus familias, y a la circulación del conocimiento y la información fuera de los silos tradicionales de los sistemas sanitarios, la formación en narrativa puede proporcionar al personal del hospital nuevas habilidades clínicas, recompensas personales, un mayor compromiso con la misión y la consolidación de la confianza en que su trabajo importa. Al mismo tiempo, el trabajo narrativo puede ayudar a nivelar la jerarquía estratificada del entorno sanitario. Nuestro crecimiento en capacidades narrativas puede permitirnos reconocer relaciones de poder perjudiciales dentro de nuestro hospital y ayudarnos a elegir trabajar hacia una colaboración profesional justa y equitativa en el cuidado de los enfermos.

La oncología narrativa, las rondas de ética narrativa, el programa de ancianos sanos y nuestros seminarios de literatura tienen lugar en la relativa homogeneidad del entorno hospitalario de cuidado de pacientes agudos. Estamos aprendiendo que los métodos de la medicina narrativa tienen la capacidad de superar brechas aún más profundas: las brechas culturales entre el personal del centro médico y los residentes de nuestro barrio urbano. Un grupo de lectura creado por la pediatra Sayantani DasGupta en un centro de salud de un barrio ayudó a unir a jóvenes pediatras con trabajadores sanitarios de la comunidad que trabajaban en un programa de prevención del abuso infantil.[15] Los médicos internos y residentes de medicina interna de Columbia han estado haciendo visitas a domicilio en el barrio a sus pacientes especialmente frágiles. Al escribir descripciones naturalistas de sus

---

[15] Sayantani DasGupta, Dodi Meyer, Ayexa Calero-Breckheimer, Alex Costley, Sobeida Guillen, "Teaching Cultural Competency through Narrative Medicine: Community as Classroom, Classroom as Community", manuscrito en preparación.

visitas a domicilio, estos médicos están aprovechando al máximo el cambio de enfoque hacia el hogar como lugar de atención.[16] Estos proyectos funcionan como una combinación entre la medicina narrativa y la formación para la competencia cultural, aprovechando los beneficios vinculares de la formación narrativa para alcanzar objetivos como la atención culturalmente sensible y la reducción de las disparidades sanitarias en las poblaciones minoritarias.[17]

En la atención sanitaria, hay innumerables oportunidades para tender esos puentes entre los profesionales de la salud, los pacientes y las comunidades y reducir las brechas que inevitablemente existen en la atención sanitaria. Al fin y al cabo, la enfermedad afecta a todo el mundo, y no debemos renunciar a los posibles beneficios igualadores de las pérdidas irreparables que trae consigo. Al identificar los métodos narrativos como especialmente eficaces para salvar las diferencias entre grupos divergentes, esperamos contribuir a la creciente fuerza que avanza hacia una asistencia sanitaria equitativa y eficaz.

Caminos narrativos hacia la justicia social

Las vinculaciones que se hacen posibles dentro de la atención sanitaria a través de medios narrativos nunca terminan. Las comuniones íntimas y privadas que pueden darse entre médico y paciente o enfermero y paciente se repiten y recapitulan en las relaciones colaborativas entre profesional y estudiante, entre médico y enfermero, y en la aún más amplia *communitas* reflexiva entre los pacientes en sus barrios y los profesionales de la salud que los atienden. En todos los niveles de la atención sanitaria, desde los encuentros clínicos individuales hasta los esfuerzos globales de salud pública, un despliegue hábil de la narrativa puede generar un conocimiento auténtico de las necesidades, los deseos, los sufrimientos y los puntos fuertes de los demás. En lugar de someterse a lo estrecho y a lo dado, una atención sanitaria informada narrativamente puede *re-orientar* los objetivos de la

---

[16] Eileen Moroney, "Home Is Where the Residents Visit", en *P & S Journal,* vol. 22, núm. 2, 2002, pp. 23-26.

[17] Para definiciones y marcos conceptuales de competencia cultural, véase Terry Cross y M. Isaacs, *Toward a Culturally Competent System of Care,* Washington DC, Georgetown University Child Development Center, 1989; Melissa Walsh, *Teaching Diversity and Cross-Cultural Competence in Health Care: A Trainer's Guide,* San Francisco, Perspectives of Differences Diversity Training and Consultation for Health Professionals (PODSDT), 2003; Michael Whitcomb (ed.), "Cultural Competency in Medical Education", *op. cit.*

medicina para abrazar un entusiasmo por la salud, así como por la unidad y la justicia. La práctica narrativa de ninguna manera es una panacea para un sistema sanitario peligrosamente complicado. Es un conjunto de habilidades y métodos que pueden aplicarse a cualquier tarea, por cualquier motivo, y tiene sus propios riesgos y beneficios en la práctica. Y, sin embargo, sus métodos pueden ayudarnos a cruzar fronteras, a adoptar las perspectivas de los demás y a avanzar hacia una atención eficaz para todos.

Los métodos narrativos se unen a otros movimientos para mejorar la atención sanitaria —grupos de defensa del paciente, organizaciones de activistas sanitarios, organismos sanitarios internacionales, organizaciones de salud pública— para conceptualizar la salud y la atención sanitaria en marcos cada vez más amplios. En la última década, organismos como la Organización de las Naciones Unidas (ONU) y la Organización Mundial de la Salud (OMS) han conceptualizado los objetivos de la atención sanitaria en términos de justicia social o, mejor dicho, han medido los logros y requisitos de una en función de la otra. Así, por ejemplo, la Comisión de Macroeconomía y Salud de la OMS estableció normas para la gobernanza de los Estados —libres de corrupción, violencia y represión étnica y de género— como requisitos para cumplir las misiones de la atención sanitaria.[18] Es decir, una razón para desterrar la corrupción, la violencia y la represión es que estas condiciones impiden la prestación de una atención sanitaria decente y la consecución de los objetivos sanitarios. El economista y premio Nobel indio Amartya Sen afirma en su influyente obra *Desarrollo y libertad* que el objetivo primordial y general del desarrollo es la libertad —no la riqueza, ni siquiera la autosuficiencia, sino la libertad— incluida la libertad frente a la pobreza y la enfermedad.[19] "Si consideramos la pobreza como una privación básica de la calidad de vida y de las libertades elementales, la mala salud es un aspecto de la pobreza. La mala salud es *constitutiva* de la pobreza. La mortalidad prematura, la morbilidad evitable, la desnutrición son manifestaciones de la pobreza. Creo que la *privación de la salud es realmente el aspecto principal de la pobreza*".[20] La libertad respecto de la

---

[18] Véase Richard Horton, *Health Wars, op. cit.,* especialmente el capítulo 17, "The Health of Peoples", para un análisis convincente de estas tendencias recientes en el desarrollo internacional.

[19] Amartya Sen, *Development as Freedom,* Nueva York, Oxford University Press, 1999.

[20] Adrea Mach, "Amartya Sen on Development and Health", en *To Our Health—The Internal Newsletter of the World Health Organisation,* 1997, p. 1, disponible en <http://www.who.int/infwhat52/ to_our_health/amartya.html>.

mala salud escapa así de ser estrechamente encapsulada como un "interés especial" para fusionarse con las libertades de todas las demás represiones similares, como el racismo, la misoginia, la pobreza, la explotación y la represión religiosa.

Desde los proyectos radicales de salud comunitaria inspirados en la teología de la liberación en América Latina hasta los innovadores programas de salud en las cárceles de Estados Unidos, cada vez se insiste más en que los activistas de la salud se comprometan con la equidad social y política y que *el logro de los objetivos de la salud lo seguirá*. Es decir, los objetivos de lograr una atención sanitaria justa y decente quedan subsumidos en los objetivos de justicia social. Para garantizar una asistencia sanitaria equitativa para todos, debemos trabajar por la libertad y contra la explotación. El médico-antropólogo y activista político Paul Farmer dedica su experiencia como especialista en enfermedades infecciosas a la atención de enfermos tuberculosos y de sida indigentes en Haití, Europa del Este y África. Farmer afirma que "las experiencias de los que están enfermos y son pobres —y, a menudo, están enfermos porque son pobres— nos recuerdan que las desigualdades de acceso y de resultados constituyen el principal drama de la medicina moderna".[21] No podemos ignorar nuestra responsabilidad, como profesionales de la salud estadounidenses, de hacer frente a la injusticia, ya que la injusticia trasciende *e incluye* a la enfermedad biológica. Farmer continúa: "Del mismo modo que los pobres tienen más probabilidades de enfermar y de que se les niegue el acceso a la atención sanitaria, también tienen más probabilidades de ser víctimas de abusos de los derechos humanos, independientemente de cómo se definan".[22]

La mala salud se produce por enfermedades biológicas que ocurren de forma aleatoria, comportamientos nocivos personales, accidentes, riesgos medioambientales, falta de acceso a alimentos, vivienda y atención sanitaria, desastres naturales, actos de violencia personal, guerras, represión y traumas patrocinados por el Estado. En todas las categorías, excepto en la primera, los pobres tienen más probabilidades de sufrir problemas de salud que las personas con mayores recursos.[23] Si comparamos la magnitud del

---

[21] Paul Farmer, *Pathologies of Power, op. cit.*, p. 164.

[22] *Ibid.*, p. 138.

[23] Véase Michael Marmot, *The Status Syndrome: How Social Standing Affects Our Health and Longevity,* Nueva York, Times Books/Henry Holt, 2004, para recopilaciones de datos que sugieren correlaciones entre la salud y la posición social/económica/política en la sociedad.

esfuerzo sanitario estadounidense dedicado a las enfermedades biológicas de ocurrencia aleatoria con todas las dolencias de las demás categorías combinadas, vemos que la mayor parte de nuestros esfuerzos para mantener la salud —investigación del NIH,* cuidado de salud personal, producción académica de los centros de salud, la mayoría de los productos farmacéuticos, la mayoría de las intervenciones quirúrgicas y médicas— no se dirigen a las secuelas de la pobreza, sino a las enfermedades que afectan tanto a los ricos como a los pobres.

La "violencia estructural", según Farmer, es lo que sufren los pobres. Sobre sus pacientes de la meseta central de Haití, escribe: "Las fuerzas políticas y económicas han estructurado el riesgo de sida, tuberculosis y, de hecho, la mayoría de las enfermedades infecciosas y parasitarias. Las fuerzas sociales que actúan allí también han estructurado el riesgo de la mayoría de las formas de sufrimiento extremo, desde el hambre hasta la tortura y la violación". Después de describir los sufrimientos de una mujer haitiana que muere de sida y de un hombre golpeado hasta la muerte por soldados haitianos debido a sus inclinaciones a favor de Aristide, Farmer escribe: "Millones de personas que viven en circunstancias similares pueden esperar destinos similares. Lo que estas víctimas, pasadas y presentes, comparten no son atributos personales o psicológicos. No comparten cultura, lengua o raza. Lo que comparten, más bien, es la experiencia de ocupar el último peldaño de la escala social en sociedades no igualitarias".[24]

No es casualidad que Farmer sea antropólogo, formado en métodos etnográficos cualitativos. Sabe lo que sabe sobre la pobreza y la enfermedad, en parte, por su uso sistemático y disciplinado de la entrevista personal y la inmersión en trabajo de campo para conocer la vida de sus pacientes. Combina lo que sabe a través de los relatos personales de cada paciente con lo que denomina un conocimiento *"históricamente profundo"* y *"geográficamente amplio"* de las realidades políticas, las fuerzas sociales y las condiciones económicas mundiales.[25] Enmarca la difícil situación de sus pacientes haitianos en contextos que incluyen la esclavitud del siglo XVIII y el deseo de azúcar del mundo occidental. Respeta el desarrollo temporal de las fuerzas que conducen a las desigualdades actuales. Atiende a las causas de las cosas, buscando la forma más probable de ordenar los acontecimientos en

---

* NIH: sigla del National Institutes of Health, entidad que promueve y financia investigaciones científicas en temas de salud. [N. de T.]

[24] Paul Farmer, *Pathologies of Power, op. cit.,* pp. 30-31.

[25] *Ibid.,* p. 158.

una trama con sentido. Y anhela registrar los deseos de sus pacientes, de sus amados países, de sus compatriotas en su lucha por una sanidad justa, y su propio anhelo de que las cosas mejoren para los pobres. Utilizando todas las herramientas de la narrativa —desde ser testigo de los traumas de pacientes individuales hasta encuadrar el amplio curso de la historia desde los puntos de vista de los oprimidos—, Farmer genera y ejemplifica las formas de conocimiento disponibles sólo a través de formas narrativas de conocer. Las estadísticas, la epidemiología, las declaraciones políticas y las pruebas científicas no sólo no pueden proporcionar sino que además descartan estructuralmente lo que aquellos como Farmer pueden llegar a saber sobre la salud, la enfermedad y la justicia.

Las afiliaciones establecidas por Farmer son ricas y convincentes, con los oprimidos que sufren, con compañeros trabajadores de la salud y con activistas de la salud pública en comunidades globales. A través de su forma narrativa de conocer, no sólo *encuentra* lo que debe saber para ayudar a los pacientes individuales, sino que también, mediante la práctica de esta forma de conocer, se une a una comunidad que sufre y ayuda. En virtud de esta comunidad, su poder como agente de cambio se amplifica.

En otro ejemplo, bastante diferente, del poder de la narrativa para vincularse con la comunidad y, por lo tanto, amplificar el poder en nombre de los que sufren, el literato y experto en cuidados paliativos David Morris investiga el sufrimiento desproporcionado de los pacientes pobres en Estados Unidos. En un ensayo titulado "Narrative, Ethics and Pain", Morris presenta el caso de la señora Chávez, una mujer mexicana-estadounidense embarazada a la que se negó un bloqueo epidural durante el parto porque su Medicaid no lo pagaba. La señora Chávez dice: "El anestesista ni siquiera quiso entrar en la habitación hasta que le dieran su dinero. [...] Estaba tumbada con contracciones y no me querían poner la epidural. Me sentía como un animal".[26] Morris concluye lo siguiente: "Una bioética que aborde el fracaso internacional a la hora de proporcionar un alivio adecuado del dolor requiere algo parecido a los recursos de la narrativa para revelar tanto el sufrimiento que las estadísticas siempre ocultan como la textura complejamente entrelazada de la responsabilidad que hace tan difícil obtener un alivio adecuado del dolor. Tendría que enfrentarse al reconocimiento de

---

[26] Robert Pear, "Mother on Medicaid Overcharged for Pain Relief", en *New York Times,* citado por David Morris, "Narrative, Ethics, and Pain: Thinking with Stories", en Rita Charon y Martha Montello (eds.), *Stories Matter: The Role of Narrative in Medical Ethics,* Nueva York, Routledge, 2002, p. 205.

que el dolor no es sólo un problema médico o neurológico, sino también implacablemente biocultural".[27]

El trabajo de Farmer y Morris demuestra que el conocimiento del otro obtenido narrativamente, en especial del otro que ha sufrido dolor o trauma, puede servir para mejorar la salud en el marco más amplio y global al aprovechar la narrativa como fuerza de libertad, como hizo Azar Nafizi con sus estudiantes en Irán. Esta utilización extensiva del poder de la narrativa puede evocar en la atención sanitaria una apreciación única de la realidad necesaria frente a las complejidades de la enfermedad y la salud. Debido a los deberes éticos en los que incurre el oyente por haber escuchado reportes personales de trauma o dolor, las comunidades resultantes de tales formas de conocimiento son comunidades morales y clínicas. Nuestros colegas de los estudios sobre el trauma nos han enseñado la responsabilidad que se acepta al ser testigo del sufrimiento ajeno. Cathy Caruth, especialista en estudios literarios y de trauma, plantea el reto al oyente: "¿Cómo se escucha lo que es imposible? Sin duda, un desafío de esta escucha es que ya no puede ser simplemente una elección: es decir, ser capaz de escuchar lo imposible es también haber sido *elegido* por ello, *antes* de la posibilidad de dominarlo con el conocimiento. Este es su peligro: el peligro, como algunos han dicho, del 'contagio' del trauma, de la traumatización de los que escuchan. Pero también es su única posibilidad de transmisión".[28]

Esa escucha se produce a diario en las rutinas de la prestación asistencial, aunque no todos los que trabajamos como profesionales de la salud reconocemos su importancia. Tanto si el oyente es Paul Farmer, visitando a un enfermo de tuberculosis en su cabaña en la Meseta Central, como si es David Morris, leyendo desde lejos el informe de las indignidades del inadecuado alivio del dolor para los pobres, o el historiador oral, entrevistando y aceptando el testimonio de un sobreviviente del Holocausto, ese oyente está realizando simultáneamente una tarea moral y social. (George Mead observa que "nuestra moralidad gira en torno a nuestra conducta social. Es por la condición de seres sociales que somos seres morales").[29] El oyente realiza esa tarea en nombre de otros, incluidos los hablantes y

---

[27] David Morris, "Narrative, Ethics, and Pain: Thinking with Stories", *op. cit.,* p. 206.

[28] Cathy Caruth, "Trauma and Experience; Introduction", en Cathy Caruth (ed.), *Trauma: Explorations in Memory,* Baltimore, Johns Hopkins University Press, 1995, p. 10.

[29] George Mead, *Mind, Self, and Society,* ed. de Charles W. Morris, Chicago, University of Chicago Press, 1962, p. 386, cit. en Micah Hester, *Community as Healing,* Landham, Md., Rowman and Littlefield, 2001, p. 50.

la comunidad vinculada que los rodea, alterando no sólo la experiencia individual que se relata, sino también a todos los agentes humanos que la acompañan.

Curiosamente, al examinar las secuelas de las prácticas narrativas clínicas, observamos una congruencia, una curiosa resonancia entre las actuaciones privadas y públicas de la medicina narrativa. Lo que fue cierto cuando Bruno Morales me contó su terrible experiencia del 11 de septiembre de 2001 es cierto en las audiencias públicas sobre la epidemia de tuberculosis multirresistente en Haití o en los juicios por la reconciliación en Ruanda.[30] Si nos encontramos yendo y viniendo en escala o alcance —desde un enfoque cerrado en una relación médico-paciente hasta visiones de gran angular de asuntos de salud global— es porque los principios y las prácticas son compartidos. Este carácter común en todas las escalas refuerza el carácter fundamental de las lecciones de la medicina narrativa: *que la sanación ocurre a través de contar, escuchar y cumplir los deberes que ello implica.*

El trauma privado contribuye a la desigualdad pública, y el trauma a gran escala confiere dolor privado. Ningún individuo privado deja de ser parte de grupos sociales, y lo que perjudica al individuo perjudicará a la familia, al vecindario y al pueblo. Como corolario, todo lo que altera la socialidad no puede sino tener ramificaciones a nivel individual. El modelo biopsicosocial de George Engel y el modelo biocultural de David Morris nos ayudan a comprender la vívida y dinámica interacción entre lo muy pequeño y lo muy grande, cada uno contribuyendo a los males y la salud del otro. Para influir en la salud, hay que trabajar en todos los niveles a la vez.

Hay mucho en juego en los movimientos vinculares de la medicina narrativa. Dado que estas vinculaciones tienen lugar en las esferas de la enfermedad y la mortalidad, las *acciones* que nuestras comunidades emprenden juntas no son triviales ni desechables. Imprimen a las comunidades así creadas huellas de conciencia, de declaraciones de valores, con aspectos de justicia. A la luz de las posibles contribuciones de la narrativa a la justicia, debemos prestar atención a los posibles peligros que encierra la vulnerabilidad de contar el sufrimiento. En un ensayo titulado "Narrating, Attending and Emphathizing", Roy Schafer nos advierte de que no debemos pasar por alto la fuerza de las relaciones de poder en el trabajo narrativo: "La

---

[30] Phuong N. Pham, Harvey M. Weinstein y Timothy Longman, "Trauma and ptsd Symptoms in Rwanda: Implications for Attitudes toward Justice and Reconciliation", en *Journal of the American Medical Association*, núm. 292, 2004, pp. 602-612.

tríada [narración-atención-empatía] puede verse en términos de sometimiento a, incorporación de, o rebelión contra las relaciones de poder imperantes".[31] Quien escucha, desde el relativo refugio de la salud, al orador enfermo o traumatizado tiene la profunda responsabilidad de no explotar, no expropiar, no utilizar al otro para sus propios fines.

También debemos recordar que nuestras comunidades morales, es decir, las comunidades en las que intentamos articular nuestras responsabilidades morales, pueden excluir tanto como incluir. David Morris advierte que las comunidades morales "siempre comparten una dependencia de la exclusión"; por ejemplo, muchas comunidades morales excluyen de sus filas a los animales o a ciertos criminales o a aquellos, como los dementes o psicóticos, que no son considerados agentes morales autónomos. Zaner pregunta indignado: "¿Y son estos agentes racionales los que tienen el trabajo de, en parte, voltear y definir lo que cuenta como 'moral' y, por tanto, quienes logran ser incluidos y tienen una posición moral en esa comunidad? [...] ¿Los dementes cuentan menos que el resto de nosotros, los no dementes? ¿O es ese sentimiento generalizado y profundamente arraigado de ya no contar, de ya no necesitar ser tomado en cuenta, expresa más bien un profundo malestar dentro de la sociedad contemporánea?".[32] Si el sufrimiento se produce fuera de la propia comunidad moral, continúa Morris, puede pasarse por alto o afrontarse con distanciamiento, pero los textos narrativos y la habilidad pueden contrarrestar este impulso de apartarse. "Una función importante de la literatura es desafiar y ampliar —incluso transgredir— los límites de una comunidad moral [...] obligarnos a reconocer el sufrimiento allí donde normalmente no lo vemos".[33]

Los oyentes que son testigos del sufrimiento de otros pueden prestar un servicio significativo y obtener importantes beneficios para sí mismos. Zaner describe el hallazgo de que un paciente hospitalizado gravemente enfermo *evoca un sentido moral"* en el que aclara su papel no sólo como profesional sanitario, sino también como agente moral. "El mismo desbalance estructural de la relación ayudador/persona ayudada parece,

---

[31] Roy Schafer, "Narrating, Attending, and Empathizing", en *Literature and Medicine,* núm. 23, 2004, p. 248.

[32] Richard Zaner, *Conversations on the Edge: Narratives of Ethics and Illness,* Washington DC, Georgetown University Press, 2004, pp. 80-81.

[33] David Morris, "Voice, Genre, and Moral Community", en Arthur Kleinman, Veena Das y Margaret Lock (eds.), *Social Suffering,* Berkeley, University of California Press, 1997, pp. 39-40.

paradójicamente, puesto patas arriba. Una conciencia moral elemental que conduce a un imperioso sentido de responsabilidad está enterrada dentro de esta experiencia".[34] Los estados de atención descritos por Gabriel Marcel e Iris Murdoch, que he citado en capítulos anteriores, se utilizan aquí no sólo para su trabajo clínico, sino también para su trabajo moral y su profundo y poderoso trabajo de vinculación. Paul Farmer señala que "en un mundo desgarrado por la desigualdad, la medicina podría considerarse un trabajo de justicia social. De hecho, los médicos somos mucho más afortunados que la mayoría de los profesionales modernos: aún nos queda un resquicio de esperanza para prestar un servicio significativo y digno a los oprimidos".[35] ¿Sabíamos de los beneficios de nuestras profesiones cuando las elegimos, no sólo que nos abrirían a hacer un buen trabajo para los enfermos, sino también que nos llenarían, nos transformarían, nos darían dones cuyo valor nunca podríamos estimar?

Tras el 11 de septiembre de 2001, el psicoanalista neoyorquino Donald Moss fue testigo de cómo sus numerosos pacientes se veían afectados por los atentados del World Trade Center mientras experimentaba su propia angustia ante unos hechos que amenazaban con silenciar a sus pacientes y a él mismo. "Me sentí a la vez silenciado y representado. Parecía que se habían dictado sentencias definitivas. Los pactos de la civilización parecían debilitados. […] No me sentía menos desamparado que esos pacientes".[36] Y, sin embargo, su deber clínico lo llevó a intentar cumplir los objetivos de la práctica: "La teoría psicoanalítica promete estructura y coherencia, pertinencia y resistencia. Y lo que es más ambicioso, promete un medio íntimo, protector y no deformante de contacto con el amplio abanico de posibilidades humanas. […] ¿Podemos, debemos, tiene sentido intentar estar en contacto con lo que sea que los terroristas hayan querido decir, y así intentar estar en contacto con el funcionamiento del deseo y la rabia entre lo que algunos han empezado a llamar 'los condenados de la tierra'?".[37]

Esta meditación muestra ambos aspectos de lo que hemos estado considerando: la capacidad privada de ser testigo de una persona que sufre y una

---

[34] Richard Zaner, "Power and Hope in the Clinical Encounter: A Meditation on Vulnerability", en *Medicine, Health Care, and Philosophy*, núm. 3, 2000, p. 270.

[35] Paul Farmer, *Pathologies of Power, op. cit.*, pp. 157-158.

[36] Donald Moss, "Does It Matter What the Terrorists Meant?", en Donald Moss (ed.), *Hating in the First Person Plural: Psychoanalytic Essays on Racism, Homophobia, Misogyny, and Terror*, Nueva York, Other Press, 2003, p. 327.

[37] *Ibid.*, p. 328.

apertura, sin exclusión, a todos dentro de una comunidad moral ampliada —aquí, aun incluyendo a los terroristas responsables de los atentados— para lograr una estimación *completa*, una generosidad global de interpretación. No todos pueden alcanzar esa amplitud y, sin embargo, este ejemplo se erige en modelo e ideal para todos los que ejercemos la práctica clínica. Uno atiende a las necesidades privadas de la persona sufriente que está a cargo nuestro, al tiempo que reconoce todo lo que esa persona *es* —un padre, un hermano, un agente de bolsa de Cantor Fitzgerald, un neoyorquino, un estadounidense, un ciudadano de una democracia— y todo lo que influye en el destino y la felicidad potencial de ese individuo. Al *escuchar* a una persona en primer plano, se oyen detrás de él o ella las voces crecientes de otros, en armonía y en conflicto, que dan testimonio de su propio sufrimiento. Los murmullos se expanden, forman armonías y discordancias. "No es la completitud", como dijo E. M. Forster sobre la sinfonía, que comparó con la novela. "No completándose sino abriéndose. Cuando la sinfonía termina, sentimos que las notas y melodías que la componen han sido liberadas, han encontrado en el ritmo del conjunto su libertad individual. ¿No hay algo de esto en *La guerra y la paz*? [...] Mientras la leemos, ¿no empiezan a sonar grandes acordes detrás de nosotros, y cuando hemos terminado, cada elemento [...] no adquiere una existencia más grande de la que era posible en ese momento?".[38] Al igual que la nieve que cubre toda Irlanda en "Los muertos", de James Joyce, que representa una muerte universal, todo lo que sufrimos nos une, y cuanto más profundamente sufrimos, más irrevocablemente unidos estamos. Sentimos que la totalidad de Turner nos envuelve a todos, representando el "flujo del *yo* al *tú*" a medida que nos acercamos unos a otros con autenticidad y generosidad. Como testigos del dolor de los demás, nos exponemos al sufrimiento, y así sufrimos nosotros mismos. Estar a la altura de esta grave tarea es nuestra humilde esperanza.

Coda

Heredamos una tarea inacabable, una práctica que se abre a responsabilidades imprevistas y no anunciadas, que acoge a pacientes cuyos números de historia no figuran en nuestros listados y a los que, sin embargo, debemos lealtad. A medida que desarrollamos habilidades narrativas para atender de verdad el sufrimiento de los demás y representar su difícil situación con exactitud, entramos en las comunidades de vinculación capaces de y *requeridas para* ejercer influencia en favor de los enfermos.

---

[38] E. M. Forster, *Aspects of the Novel*, San Diego, Harcourt Brace Jovanovich, 1985, p. 169.

Una práctica narrativa, idealmente concebida, podría incluir una comunidad moral muy expandida que abarque deberes hacia pacientes individuales, compañeros profesionales y estudiantes, instituciones, localidades, Estados y naciones. Lo que hago en mi consultorio de medicina interna de Washington Heights, en Manhattan, me capacita para participar, como ciudadana, en los debates sobre un seguro nacional de enfermedad, las responsabilidades de las empresas farmacéuticas y aseguradoras y el rediseño del sistema sanitario. De hecho, podemos comprometernos con sistemas sanitarios que proporcionen una atención segura, eficaz, centrada en el paciente, oportuna, eficiente y equitativa para todos. Podemos optar por incluir en nuestras comunidades clínico-morales a los afectados por accidentes laborales en plantas poco reguladas de Estados Unidos, a los infectados por el sida en el África subsahariana o a cualquier afectado por enfermedades innecesarias o subtratadas.

Dado que las habilidades narrativas fomentan una comunicación seria incluso de los miedos más profundos y las esperanzas más descabelladas, los profesionales de la salud formados en habilidades narrativas podrían respaldar las conversaciones profundas y significativas sobre asistencia sanitaria, misericordia y justicia que este país necesita tan desesperadamente. No podemos seguir apoyando un sistema en el que las conversaciones sobre el sentido propio comienzan cuando un paciente está casi muerto y se insta a la familia que le retire el tratamiento. No podemos seguir apoyando un sistema en el que el contenido de la conversación médica esté limitado por los códigos CIE-9, en el que se considere labor del trabajador social indagar sobre las emociones y del experto en ética indagar sobre los valores. No podemos seguir apoyando un sistema que absorbe los costos burocráticos de los seguros privatizados y se somete al control corporativo sobre el gasto sanitario mientras aumenta el número de personas sin seguro y disminuyen el poder y la capacidad de elección de los pacientes.

La medicina narrativa puede ayudarnos a activar a médicos, enfermeros, trabajadores sociales y pacientes para que colaboren en la creación de un sistema sanitario equitativo, humano y eficaz. Para ello, afirma Amartya Sen, "requiere una discusión pública activa sobre la prestación de la atención médica; requiere vigilancia constante sobre la calidad de los servicios hospitalarios, médicos y de enfermería. Este incentivo tiene que ser proporcionado a través del medio del debate y la crítica pública".[39] Los médicos, los enfermeros y los trabajadores sociales podemos facilitar ese debate

---

[39] Adrea Mach, "Amartya Sen on Development and Health", *op. cit.*, p. 2.

público; podemos ser su chispa. El hecho de que aún no lo hayamos hecho no significa necesariamente que los profesionales de la salud carezcan de valor, compromiso, sabiduría o determinación. Habla de una falta de voz, de una subestimación de la urgencia con la que el público espera saber de nosotros. Habla de una ignorancia de la justificación por la cual podemos hablar y, tal vez, debemos hablar.

¿Con qué justificación hablamos? Nuestra justificación es que hemos visto el dolor y la muerte. Nuestra justificación es que hemos sido testigos de la angustia de ser pobre y enfermo, de estar enfermo y desesperado, de estar cerca de la muerte y solo. Nuestra justificación es que hemos vivido una cercanía a la enfermedad tan profunda, tan intensa que lo impregna todo, que tememos a diario por nuestra salud y la de los que amamos. Nuestra justificación son las horas no dormidas, las cenas familiares perdidas, las noches de guardia que son tortura, no por lo que nos ha costado a nosotros mismos (el primer año de residencia, por apocalíptica que sea, es sólo un año), sino por lo que nos ha hecho ver sobre la difícil situación de los enfermos.

Al dotarnos de competencia narrativa, podemos utilizar el yo como instrumento terapéutico: no sólo nuestra comprensión cognitiva de la biología humana, sino también nuestra imaginación, nuestro respeto por el valor de los demás, nuestra conciencia de nuestra propia fragilidad y nuestra voluntad de perdonar y ser perdonados. Con nuestra sintonía narrativa con la temporalidad, marcamos el paso del tiempo, proporcionando a quienes viven en medio de la enfermedad la urgencia y la paciencia necesarias para reclamar sus días contados y ver hacia adelante y hacia atrás en busca de su significado, dejando espacio en nuestras vidas y en las vidas de nuestros pacientes para la inevitable mortalidad que nos hace humanos. Con las herramientas narrativas de la descripción y la dicción y la metáfora, podemos representar —y por tanto reconocer y admirar— a individuos singulares en situaciones contextualizadas, no como instancias de fenómenos generales, sino como particulares irreductibles y, por tanto, inestimables. Mediante el esfuerzo narrativo, alcanzamos primero la posición de sujeto y luego, con suerte, el vínculo intersubjetivo entre nosotros y los demás, inaugurando y enmarcando así la relación terapéutica. Con la trama narrativa, intentamos —a menudo contra viento y marea— dar sentido causal a sucesos aleatorios o reconocer humildemente la naturaleza contingente de sucesos que no tienen causa, lo que nos permite tanto diagnosticar la enfermedad como tolerar la incertidumbre que satura su vivencia. Con actos y habilidades narrativas, reconocemos y cumplimos los deberes éticos contraídos por habernos escuchado unos a otros y la deuda que mantenemos por haber sido escuchados por otros. En lugar de agotarnos, estos cuidados nos revitalizan, ya que nuestro sufrimiento ayuda a nuestros pacientes a soportar el suyo. Como su propia recompensa, este cuidado nos envuelve a todos con significado, con elegancia, con coraje y con alegría.

Bibliografía

Abbott, H. Porter. *The Cambridge Introduction to Narrative.* Cambridge: Cambridge University Press, 2002.

Alcorn, M. W., and M. Bracher. "Literature, Psychoanalysis, and the Re-formation of the Self: A New Direction for Reader-Response Theory." *PMLA* 100 (1985): 342-54.

Allen, Guy. "The 'Good-Enough' Teacher and the Authentic Student." In *A Pedagogy of Becoming,* editado por Jon Mills, 141-76. Amsterdam: Rodopi Press, 2002.

Anderson, Charles, ed. "Writing and Healing." Special issue of *Literature and Medicine* 19 (2000): 1-132.

Anderson, Charles, and Martha Montello. "The Reader's Response and Why It Matters in Biomedical Ethics." In *Stories Matter: The Role of Narrative in Medical Ethics,* editado por Rita Charon y Martha Montello, 85-94. New York: Routledge, 2003.

Aring, Charles. "Sympathy and Empathy." *Journal of the American Medical Association* 167 (1958): 448-52.

Aristotle. *Poetics.* In *Aristotle's Poetics: A Translation and Commentary for Students of Literature,* traducido por Leon Golden and O. B. Hardison Jr. Englewood Cliffs, N.J.: Prentice-Hall, 1968.

Arras, John D., and Bonnie Steinbock, eds. *Ethical Issues in Modern Medicine.* 5th edition. London: Mayfield, 1999.

Ashley, Kathleen, Leigh Gilmore, and Gerald Peters, eds. *Autobiography and Postmodernism.* Amherst: University of Massachusetts Press, 1994.

Bal, Mieke. *Narratology: Introduction to the Theory of Narrative,* 2nd edition. Toronto: University of Toronto Press, 1997.

Balint, Michael. *The Doctor, His Patient, and the Illness.* London: Tavistock, 1957.

Banks, Joanne Trautmann, and Anne Hunsaker Hawkins, eds. "The Art of the Case History." Special issue of *Literature and Medicine* 13 (1992): 1-180.

Barker, Pat. *Regeneration.* New York: Penguin, 1993.

Barondess, Jeremiah. "Medicine and Professionalism." *Archives of Internal Medicine* 163 (2003): 145-49.

Barr, Marleen S., and Carl Freedman, eds. Special topic: "Science Fiction and Literary Studies: The Next Millennium." *PMLA* 119 (2004): 429-546.

Barry, Michael, Floyd Fowler, Albert G. Mulley Jr., *et al.* "Patient Reactions to a Program Designed to Facilitate Patient Participation in Treatment Decisions for Benign Prostatic Hyperplasia." *Medical Care* 33 (1995): 771-82.

Barthes, Roland. *Camera Lucida,* traducido por Richard Howard. New York: Hill and Wang, 1981.

—. *Image-Music-Text*, traducido por Stephen Heath. New York: Hill and Wang, 1988.

—. *The Pleasures of the Text*, traducido por Richard Miller. New York: Hill and Wang, 1975.

—. *S/Z*, traducido por Richard Miller. New York: Hill and Wang, 1974.

Bauby, Jean-Dominique. *The Diving Bell and the Butterfly: A Memoir of Life in Death.* New York: Vintage, 1998.

Bayliss, Richard. "Pain Narratives." In *Narrative Based Medicine: Dialogue and Discourse in Clinical Practice*, editado por Trisha Greenhalgh y Brian Hurwitz, 75-82. London: BMJ Books, 1998.

Beauchamp, Tom L., and James F. Childress. *The Principles of Biomedical Ethics*. 4th edition. New York: Oxford University Press, 1994.

Beauchamp, Tom L., and LeRoy Walter. *Contemporary Issues in Bioethics*. Belmont, Calif.: Wadsworth, 2003.

Beauvoir, Simone de. *The Second Sex,* traducido por H. M. Parshley. New York: Alfred A. Knopf, 1975.

—. *A Very Easy Death*, traducido por Patrick O'Brian. New York: Pantheon Books, 1965.

Beckman, Howard, and Richard Frankel. "The Effect of Physician Behavior on the Collection of Data." *Annals of Internal Medicine* 101 (1984): 692-96.

Beecher, Henry. "Ethics and Clinical Research." *New England Journal of Medicine* 74 (1966): 1354-60.

Beels, C. Christian. *"A Different Story...": The Rise of Narrative in Psychotherapy.* Phoenix, Ariz.: Zeig, Tucker and Theisen, 2001.

Benjamin, Walter. *Illuminations*, traducido por Harry Zohn, editado por Hannah Arendt. New York: Schocken Books, 1988.

Benner, Patricia, and J. Wrubel. *The Primacy of Caring*. Menlo Park, Calif.: AddisonWesley, 1989.

Berger, John. *Ways of Seeing*. London: Penguin Books and British Broadcasting Corporation, 1972.

Berger, John, and Jean Mohr. *A Fortunate Man*. New York: Pantheon Books, 1967. Bergson, Henri. *Time and Free Will: An Essay on the Immediate Data of Consciousness*. London: G. Allen, 1913.

Berland, Lauren, ed. *Compassion: The Culture and Politics of an Emotion*. New York: Routledge, 2004.

Berlinger, Nancy. "Broken Stories: Patients, Families, and Clinicians after Medical Error." *Literature and Medicine* 22 (2003): 230-40.

Berwick, Donald. *Escape Fire: Designs for the Future of Health Care*. San Francisco: Jossey-Bass, 2003.

Berwick, Donald M., A. Blanton Godfrey, and Jane Roessner. *Curing Health Care: New Strategies for Quality Improvement*. San Francisco: Jossey-Bass, 2002.

Bloom, Harold. *The Anxiety of Influence: A Theory of Poetry*. New York: Oxford University Press, 1997.

Bolton, Gillie. *The Therapeutic Potential of Creative Writing*. London: Jessica Kingsley, 2000.

Bonebakker, Virginia. "Literature and Medicine: Humanities at the Heart of Health Care: A Hospital-Based Reading and Discussion Program Developed by the Maine Humanities Council." *Academic Medicine* 78 (2003): 963-67.

Booth, Wayne. *The Company We Keep: An Ethics of Fiction*. Berkeley: University of California Press, 1988.

—. "The Ethics of Medicine, as Revealed in Literature." In *Stories Matter: The Role of Narrative in Medical Ethics*, editado por Rita Charon y Martha Montello, 10-20. New York: Routledge, 2002.

—. *The Rhetoric of Fiction*, 2nd edition. Chicago: University of Chicago Press, 1983. Borkan, Jeffrey M., Shmuel Reis, D. Steinmetz, and Jack H. Medalie, eds. *Patients and Doctors: Life-Changing Stories from Primary Care*. Madison: University of Wisconsin Press, 1999.

Bosk, Charles. *Forgive and Remember: Managing Medical Failure*. 2nd edition. Chicago: University of Chicago Press, 2003.

Brady, D. W., G. Corbie-Smith, William T. Branch. "'What's Important to You?' The Use of Narratives to Promote Self-Reflection and to

Understand the Experiences of Medical Residents." *Annals of Internal Medicine* 137 (2002): 220-23.

Branch, William T. *Office Practice of Medicine*. 3rd edition. Philadelphia: Saunders, 1994. Branch, William T., R. J. Pels, Robert Lawrence, and Ronald Arky. "Becoming a Doctor: Critical-Incident Reports from Third-Year Medical Students." *New England Journal of Medicine* 329 (1993): 1130-32.

Brock, Dan. "The Ideal of Shared Decision-Making between Physicians and Patients." *Kennedy Institute Ethics Journal* 1 (1991): 28-47.

Brody, Howard. "Narrative Ethics and Institutional Impact." In *Stories Matter: The Role of Narrative in Medical Ethics*, editado por Rita Charon y Martha Montello, 149-53. New York: Routledge: 2003.

—. *Stories of Sickness*. New Haven: Yale University Press, 1987.

Brooches, Joseph. "Black Autobiography in Africa and America." *Black Academy Review* 2 (1971): 61-70.

Brooks, Cleanth. *The Well-Wrought Urn*. New York: Harcourt and Brace, 1947. Brooks, Peter. *Psychoanalysis and Storytelling*. Oxford, UK: Blackwell, 1994.

—. *Reading for the Plot: Design and Intention in Narrative*. New York: Vintage Books, 1984.

Brown, Phil. *Perspectives in Medical Sociology*, 3rd edition. Long Grove, Ill.: Waveland Press, 2000.

Broyard, Anatole. *Intoxicated by My Illness, and Other Writings on Life and Death,* editado por Alexandra Broyard. New York: Clarkson and Potter, 1992.

Bruner, Jerome. *Acts of Meaning*. Cambridge: Harvard University Press, 1990.

—. *Actual Minds, Possible Worlds*. Cambridge: Harvard University Press, 1986.

—. *Making Stories: Law, Literature, Life*. New York: Farrar, Straus and Giroux, 2002. Bruss, Elizabeth. *Autobiographical Acts: The Changing Situation of a Literary Genre*. Baltimore: Johns Hopkins University Press, 1976.

Buber, Martin. *Between Man and Man*, traducido por Ronald Gregor Smith. London: Routledge and Kegan Paul, 1949.

—. *I and Thou*. 2nd edition, traducido por Ronald Gregor Smith. New York: Charles Scribner's Sons, 1958.

Burrell, David, and Stanley Hauerwas. "From System to Story: An Alternative Pattern for Rationality in Ethics." In *Knowledge, Value, and Belief*, editado por H. T. Engelhardt Jr. and Daniel Callahan, 125. Hastings-on-Hudson, N.Y.: Hastings Center, 1977.

Butler, Judith. *Bodies That Matter: On the Discursive Limits of "Sex."* New York: Routledge, 1993.

Butterfield, Stephen. *Black Autobiography in America*. Amherst: University of Massachusetts Press, 1974.

Cadava, Eduardo, Peter Connor, and Jean-Luc Nancy, eds. *Who Comes after the Subject?* New York: Routledge, 1991.

Cameron, Sharon. *Beautiful Work: A Meditation on Pain*. Durham: Duke University Press, 2000.

—. "The Practice of Attention: Simone Weil's Performance of Impersonality." *Critical Inquiry* 29 (2003): 216-52.

Campo, Rafael. *The Desire to Heal: A Doctor's Education in Empathy, Identity, and Poetry*. New York: W. W. Norton, 1997.

Carson, Ronald A, Chester R. Burns, and Thomas R. Cole, eds. *Practicing the Medical Humanities*. Hagerstown, Md.: University Publishing Group, 2003.

Caruth, Cathy. *Unclaimed Experience: Trauma, Narrative, and History*. Baltimore: Johns Hopkins University Press, 1996.

—, ed. *Trauma: Explorations in Memory*. Baltimore: Johns Hopkins University Press, 1995.

Cassell, Eric. *Doctoring: The Nature of Primary Care Medicine*. New York: Oxford and Milbank Memorial Fund, 1997.

—. "The Nature of Suffering and the Goals of Medicine." *New England Journal of Medicine* 306 (1982): 639-45.

—. *The Nature of Suffering and the Goals of Medicine*. 2nd edition. New York: Oxford University Press, 2004.

Chambers, Ross. *Story and Situation: Narrative Seduction and the Power of Fiction*. Minneapolis: University of Minnesota Press, 1984.

Chambers, Tod. *The Fiction of Bioethics: Cases as Literary Texts*. New York: Routledge, 1999.

Chambers, Tod, and Kathryn Montgomery. "Plot: Framing Contingency and Choice in Bioethics." In *Stories Matter: The Role of Narrative in Medical Ethics*, editado por Rita Charon y Martha Montello, 77-84. New York: Routledge, 2002.

Charon, Rita. "The Life-Long Error, or John Marcher the Proleptic." In *Margin of Error: Mistakes in Ethics Practice and Clinical Medicine*, editado por Laurie Zoloth y Susan B. Rubin, 37-57. Hagerstown, Md.: University Publishing Group, 2000.

—. "Medical Interpretation: Implications of Literary Theory of Narrative for Clinical Work." *Journal of Narrative and Life History* 3 (1993): 79-97.

—. "Medicine, the Novel, and the Passage of Time." *Annals of Internal Medicine* 132 (2000): 63-68.

—. "Narrative and Medicine." *New England Journal of Medicine* 350 (2004): 862-64.

—. "Narrative Medicine: A Model for Empathy, Reflection, Profession, and Trust." *Journal of the American Medical Association* 286 (2001): 1897-902.

—. "The Narrative Road to Empathy." In *Empathy and the Practice of Medicine: Beyond Pills and the Scalpel,* editado por Howard Spiro *et al.,* 147-59. New Haven: Yale University Press, 1993.

—. "The Seasons of the Patient-Physician Relationship." *Clinics in Geriatric Medicine* 16 (2000): 37-50.

—. "To Build a Case: Medical Histories as Traditions in Conflict." *Literature and Medicine* 11 (1992): 115-32.

Charon, Rita, and Joanne Trautmann Banks, Julia Connelly, Anne Hunsaker Hawkins, Kathryn Montgomery Hunter, Anne Hudson Jones, Martha Montello, and Suzanne Poirier. "Literature and Medicine: Contributions to Clinical Practice." *Annals of Internal Medicine* 122 (1995): 599-606.

Charon, Rita, and Martha Montello, eds. *Stories Matter: The Role of Narrative in Medical Ethics.* New York: Routledge, 2002.

Chatman, Seymour. *Story and Discourse: Narrative Structure in Fiction and Film.* Ithaca: Cornell University Press, 1978.

Childress, Marcia Day. "Of Symbols and Silence: Using Narrative and Its Interpretation to Foster Physician Understanding." In *Stories Matter: The Role of Narrative in Medical Ethics,* editado por Rita Charon y Martha Montello , 119-25. New York: Routledge, 2002.

Close, William T. *A Doctor's Life: Unique Stories.* Marbleton, Wyo.: Meadowlark Springs Productions, 2001.

Cohn, Dorrit. *The Distinction of Fiction*. Baltimore: Johns Hopkins University Press, 1999. Coles, Robert. *The Call of Stories: Teaching and the Moral Imagination*. Boston: Houghton Mifflin, 1989.

—. "Medical Ethics and Living a Life." *New England Journal of Medicine* 301 (1979): 444-46.

Committee on Quality of Health Care in America, Institute of Medicine. *Crossing the Quality Chasm: A New Health System for the 21st Century*. Washington, D.C.: National Academy Press, 2001.

—. *To Err Is Human: Building a Safer Health System*. Washington, D.C.: National Academy Press, 2000.

Connelly, Julia E. "Being in the Present Moment: Developing the Capacity for Mindfulness in Medicine." *Academic Medicine* 74 (1999): 420-24.

—. "In the Absence of Narrative." In *Stories Matter: The Role of Narrative in Medical Ethics*, editado por Rita Charon y Martha Montello , 138-40. New York: Routledge, 2002.

Conrad, Joseph. *Great Short Works of Joseph Conrad*. New York: Harper and Row, 1966. Conway, Kathlyn. *Ordinary Life: A Memoir of Illness*. New York: W. H. Freeman, 1996. Cooper-Patrick, Lisa, Joseph J. Gallo, Junius J. Gonzales, Hong Thi Vu, Neil R. Powe, Christine Nelson, and Daniel E. Ford. "Race, Gender, and Partnership in the Patient-Physician Relationship." *Journal of the American Medical Association* 282 (1999): 583-89.

Coulehan, Jack. "Empathy." In *Teaching Literature and Medicine*, editado por V. Gilchrist y Delese Wear, 128-44. Kansas City, Mo.: Society of Teachers of Family Medicine, 1995.

—. "The First Patient: Reflections and Stories about the Anatomy Cadaver." *Teaching and Learning in Medicine* 7 (1995): 61-66.

Coulehan, Jack, and Marian Block. *The Medical Interview: A Primer for Students of the Art*. Philadelphia: F. A. Davis, 1987.

Coulter, Harris L. *Divided Legacy: A History of the Schism in Medical Thought*, vol. 1. Washington, D.C.: Weehawken, 1975.

Couser, G. Thomas. *Recovering Bodies: Illness, Disability, and Life Writing*. Madison: University of Wisconsin Press, 1997.

—. *Vulnerable Subjects: Ethics and Life-Writing*. Ithaca: Cornell University Press, 2004.

Couser, Thomas G., and Joseph Fichtelberg, eds. *True Relations: Essays on Autobiography and the Postmodern.* Westport, Conn.: Greenwood Press, 1998.

Cousins, Norman. *Anatomy of an Illness as Perceived by the Patient: Reflections on Healing and Regeneration.* Toronto and New York: Bantam, 1979.

Crawford, T. Hugh. "The Politics of Narrative Form." *Literature and Medicine* 11 (1992): 147-62.

Crookshank, F. G. "The Importance of a Theory of Signs and a Critique of Language in the Study of Medicine." In *The Meaning of Meaning,* C. K. Odgen and I. A. Richards, Supplement 2, 337-55. New York: Harcourt, Brace and World, 1923.

Cross, Terry, and M. Isaacs. *Toward a Culturally Competent System of Care.* Washington, D.C.: Georgetown University Child Development Center, 1989.

Culler, Jonathan. "Omniscience." *Narrative* 12 (2004): 22-34.

—. *Structuralist Poetics: Structuralism, Linguistics, and the Study of Literature.* Ithaca: Cornell University Press, 1975.

Currie, Mark. *Postmodern Narrative Theory.* New York: St. Martin's Press, 1998.

Damasio, Antonio R. *Descartes' Error: Emotion, Reason, and the Human Brain.* New York: G. P. Putnam, 1994.

—. *The Feeling of What Happens: Body and Emotion in the Making of Consciousness.* New York: Harcourt Brace, 1999.

—. *Looking for Spinoza: Joy, Sorrow, and the Feeling Brain.* Orlando, Fla.: Harcourt, 2003.

Dan, B. B., and Rosemary Young. *A Piece of My Mind: A Collection of Essays from the Journal of the American Medical Association.* New York: Ballantine, 1990.

Danto, Arthur. *Narration and Knowledge.* New York: Columbia University Press, 1985. DasGupta, Sayantani, and Rita Charon. "Personal Illness Narratives: Using Reflective Writing to Teach Empathy." *Academic Medicine* 79 (2004): 351-56.

Davis, Cortney, and Judy Schaeffer, eds. *Between the Heartbeats: Poetry and Prose by Nurses.* Iowa City: University of Iowa Press, 1995.

—, eds. *Intensive Care: More Poetry and Prose by Nurses.* Iowa City: University of Iowa Press, 2003.

De Lauretis, Teresa. "Statement Due." *Critical Inquiry* 30 (2004): 365-68.

Delbanco, Thomas L. "Enriching the Doctor-Patient Relationship by Inviting the Patient's Perspective." *Annals of Internal Medicine* 116 (1992): 414-18.

Deleuze, Gilles. *Negotiations*, traducido por Martin Joughin. New York: Columbia University Press, 1990.

De Man, Paul. *Allegories of Reading: Figural Language in Rousseau, Nietzsche, Rilke, and Proust*. New Haven: Yale University Press, 1979.

—. "Autobiography as De-Facement." *MLN* 94 (1979): 919-30.

—. *Blindness and Insight: Essays in the Rhetoric of Contemporary Criticism*. Minneapolis: University of Minnesota Press, 1983.

De Moor, Katrien. "The Doctor's Role of Witness and Companion: Medical and Literary Ethics of Care in AIDS Physicians' Memoirs." *Literature and Medicine* 22 (2003): 208-29. Dennett, Daniel. *Kinds of Minds: Toward an Understanding of Consciousness*. New York: Basic Books, 1996.

Derrida, Jacques. "La différance." In *Théorie d'Ensemble*. Paris: Seuil, 1968.

—. *Of Grammatology*, traducido por Gayatri Chakravorty Spivak. Baltimore: Johns Hopkins University Press, 1997.

—. *Writing and Difference*, traducido por Alan Bass. Chicago: University of Chicago Press, 1978.

DeSalvo, Louise. *Breathless: An Asthma Journal*. Boston: Beacon Press, 1997.

Donaldson, Molla S., and Julie J. Mohr. *Exploring Innovation and Quality Improvement in Health Care Micro-Systems: A Cross-Case Analysis*. Washington, D.C.: Institute of Medicine, National Academy Press, 2000.

Donne, John. *Devotions upon Emergent Occasions*. Ann Arbor: University of Michigan Press, 1959.

Downing, Christine. "Re-Visioning Autobiography: The Bequest of Freud and Jung." *Soundings* 60 (1977): 210-28.

Dubler, Nancy N., and Carol B. Liebman. *Bioethics Mediation: A Guide to Shaping Shared Solutions*. New York: United Hospital Fund of New York, 2004.

Dubose, Edwin R., Ronald P. Hamel, Laurence J. O'Connell, eds. *A Matter of Principles? Ferment in U.S. Bioethics*. Valley Forge, Penn.: Trinity Press International, 1994.

Duplessis, Rachel Blau. *Writing beyond the Ending: Narrative Strategies of TwentiethCentury Women Writers*. Bloomington: Indiana University Press, 1985.

Eakin, Paul John. *Fictions in Autobiography: Studies in the Art of Self-Invention*. Princeton: Princeton University Press, 1985.

—. *How Our Lives Become Stories: Making Selves*. Ithaca: Cornell University Press, 1999.

—. *Touching the World: Reference in Autobiography*. Princeton: Princeton University Press, 1992.

Edelman, Gerald M. *Bright Air, Brilliant Fire: On the Matter of the Mind*. New York: Basic Books, 1992.

Edson, Margaret. *Wit*. New York: Faber and Faber, 1993.

Ehrenreich, Barbara, and Deirdre English. *Witches, Midwives, and Nurses: A History of Women Healers*. 2nd edition. Old Westbury, N.Y.: Feminist Press, 1973.

Eliot, T. S. *Four Quartets*. London: Faber and Faber, 1959.

Elliott, Carl. *Better than Well: American Medicine Meets the American Dream*. New York: W. W. Norton, 2003.

Emanuel, Ezekiel, and Linda Emanuel. "Four Models of the Physician-Patient Relationship." *Journal of the American Medical Association* 2267 (1992): 2221-26.

Empson, William. *Seven Types of Ambiguity*. Harmondsworth, UK: Penguin, 1961.

Engel, George. "The Need for a New Medical Model: A Challenge for Biomedicine." *Science* 196 (1977): 129-36.

Engelhardt, H. Tristam, Jr. *The Foundations of Bioethics*. 2nd edition. New York: Oxford University Press, 1996.

Epstein, Ronald M. "Mindful Practice." *Journal of the American Medical Association* 282 (1999): 833-39.

Epston, David, and Michael White. *Experience, Contradiction, Narrative, and Imagination: Selected Papers of David Epston and Michael White, 1989-1991*. Adelaide, South Australia: Dulwich Centre, 1992.

Ernaux, Annie. *I Remain in Darkness*, traducido por Tanya Leslie. New York: Seven Stories Press, 1999.

Fadiman, Anne. *The Spirit Catches You and You Fall Down: A Hmong Child, Her American Doctors, and the Collision of Two Cultures*. New York: Farrar, Straus and Giroux, 1997. Farber, Neil. "Love, Boundaries, and the Patient-Physician Relationship." *Archives of Internal Medicine* 157 (1997): 2291-94.

Farmer, Paul. *Pathologies of Power: Health, Human Rights, and the New War on the Poor.* Berkeley: University of California Press, 2003.

Felman, Shoshana, ed. *Literature and Psychoanalysis: The Question of Reading, Otherwise.* Baltimore: Johns Hopkins University Press, 1982.

Felman, Shoshana, and Dori Laub. *Testimony: Crises of Witnessing in Literature, Psychoanalysis, and History.* New York: Routledge, 1992.

Felski, Rita. *Literature after Feminism.* Chicago: University of Chicago, 2003.

Fireman, Gary D., Ted E. McVay Jr., and Owen J. Flanagan, eds. *Narrative and Consciousness: Literature, Psychology, and the Brain.* New York: Oxford University Press, 2003.

Fish, Stanley. *Is There a Text in This Class? The Authority of Interpretive Communities.* Cambridge: Harvard University Press, 1980.

Fleischman, Avrom. *Figures of Autobiography: The Language of Self-Writing in Victorian and Modern England.* Berkeley: University of California Press, 1983.

Fludernik, Monika. "The Diachronization of Narratology." *Narrative* 11 (2003): 331-48. Forster, E. M. *Aspects of the Novel.* San Diego: Harcourt Brace Jovanovich, 1985.

Foucault, Michel. "What Is an Author?" In *Textual Strategies: Perspectives in Post-Structuralist Criticism*, editado y traducido por Josue Harari, 141-60. Ithaca: Cornell University Press, 1979.

Frank, Arthur W. "Asking the Right Question about Pain: Narrative and Phronesis." *Literature and Medicine* 23 (2004): 209-25.

—. *The Renewal of Generosity: Illness, Medicine, and How to Live.* Chicago: University of Chicago Press, 2004.

—. *The Wounded Storyteller: Body, Illness, and Ethics.* Chicago: University of Chicago Press, 1995.

Frankel, Richard M., Timothy E. Quill, and Susan H. McDaniel, eds. *The Biopsychosocial Approach: Past, Present, Future.* Rochester, N.Y.: University of Rochester Press, 2003.

Freedman, Benjamin. *Duty and Healing: Foundations of a Jewish Bioethic.* New York: Routledge, 1999.

Freud, Sigmund. "Creative Writers and Daydreaming." In *Standard Edition of the Complete Psychological Works of Sigmund Freud*, vol.

9, editado por James Strachey, 141-53. London: Hogarth Press, 1959.

—. "The Ego and the Id." In *Standard Edition of the Complete Psychological Works of Sigmund Freud*, vol. 19, editado por James Strachey, 3-66. London: Hogarth Press, 1961.

—. "Mourning and Melancholia." In *Standard Edition of the Complete Psychological Works of Sigmund Freud*, vol. 14, editado por James Strachey, 237-58. London: Hogarth Press, 1957.

—. "The Unconscious." In *Standard Edition of the Complete Psychological Works of Sigmund Freud*, vol. 14, editado por James Strachey, 161-215. London: Hogarth Press, 1957.

Gawande, Atul. *Complications: A Surgeon's Notes on an Imperfect Science.* New York: Picador, 2003.

Geller, Matthew. *Difficulty Swallowing: A Medical Chronicle.* New York: Works Press, 1981.

Genette, Gérard. *Narrative Discourse: An Essay in Method*, traducido por Jane Levin. Ithaca: Cornell University Press, 1980.

Gerrig, Richard. *Experiencing Narrative Worlds: On the Psychological Activities of Reading.* New Haven: Yale University Press, 1993.

Giglio, Richard, B. Spears, David Rumpf, and Nancy Eddy. "Encouraging Behavior Changes by Use of Client-Held Health Records." *Medical Care* 16 (1978): 757-64.

Gilbert, Pamela K. *Disease, Desire, and the Body in Victorian Women's Popular Novels.* Cambridge: Cambridge University Press, 1997.

Gilbert, Sandra. *Wrongful Death: A Medical Tragedy.* New York: W. W. Norton, 1995.

Gilbert, Sandra, and Susan Gubar. *The Madwoman in the Attic: The Woman Writer and the Nineteenth-Century Literary Imagination.* 2nd edition. New Haven: Yale University Press, 2000.

Gilman, Sander. "Collaboration, the Economy, and the Future of the Humanities." *Critical Inquiry* 30 (2004): 384-90.

Goleman, Daniel. *The Meditative Mind: The Varieties of Meditative Experience.* New York: G. P. Putnam's Sons, 1988.

Golodetz, Arnold, Johanna Ruess, and Raymond L. Milhous. "The Right to Know: Giving the Patient His Medical Record." *Archives of Physical Medicine and Rehabilitation* 57 (1976): 78-81.

Good, Byron. *Medicine, Rationality, and Experience: An Anthropological Perspective*. Cambridge: Cambridge University Press, 1994.

Good, Byron, and Mary-Jo DelVecchio Good. "In the Subjunctive Mood: Epilepsy Narratives in Turkey." *Social Science and Medicine* 38 (1994): 835-42.

Grealy, Lucy. *Autobiography of a Face*. New York: HarperCollins, 1994.

Greenhalgh, Trisha, and Brian Hurwitz, eds. *Narrative Based Medicine: Dialogue and Discourse in Clinical Practice*. London: BMJ Books, 1998.

Gregory, Marshall. "Ethical Engagements over Time: Reading and Rereading *David Copperfield* and *Wuthering Heights*." *Narrative* 12 (2004): 281-305.

Griffin, Fred L. "The Fortunate Physician: Learning from Our Patients." *Literature and Medicine* 23 (2004): 280-303.

Groopman, Jerome. *The Measure of Our Days: A Spiritual Exploration of Illness*. New York: Penguin, 1998.

Grosz, Elizabeth. *Volatile Bodies: Toward a Corporeal Feminism*. Bloomington: Indiana University Press, 1994.

Gusdorf, Georges. "Conditions and Limits of Autobiography." In *Autobiography: Essays Theoretical and Critical*, traducido y editado por James Olney, 28-48. Princeton: Princeton University Press, 1980. Originally published as "Conditions et limites de l'autobiographie." In *Formen der Selbstdarstellung: Analekten zu einer Geschichte des literarishcen Selbstportraits*, editado por Gunther Reichenkron and Erich Haase. Berlin: Duncker and Humblot, 1956.

Guyot, Felix. *Yoga: The Silence of Health*. Berlin: Schocken Books, 1937.

Hafferty, Fred. "Beyond Curriculum Reform: Confronting Medicine's Hidden Curriculum." *Academic Medicine* 73 (1998): 403-7.

Halpern, Jodi. *From Detached Concern to Empathy: Humanizing Medical Practice*. New York: Oxford University Press, 2001.

Harper, Ralph. *On Presence: Variations and Reflections*. Philadelphia: Trinity Press International, 1991.

Hartman, Geoffrey H. *A Critic's Journey: Literary Reflections, 1958-1998*. New Haven: Yale University Press, 1999.

—. "Judging Paul de Man." In *Minor Prophesies: The Literary Essay in the Culture Wars*. Cambridge: Harvard University Press, 1991.

—. "Narrative and Beyond." *Literature and Medicine* 23 (2004): 334-45.

—. "On Traumatic Knowledge and Literary Studies." *New Literary History* 26 (1995): 537-63.

—. *Scars of the Spirit: The Struggle against Inauthenticity.* New York: Palgrave/ Macmillan, 2002.

Hatem, David, and Emily Ferrara. "Becoming a Doctor: Fostering Humane Caregivers through Creative Writing." *Patient Education and Counseling* 45 (2001): 13-22.

Hauerwas, Stanley, and L. Gregory Jones, eds. *Why Narrative? Readings in Narrative Theology.* Eugene, Oreg.: Wipf and Stock, 1997.

Hawkins, Anne Hunsaker. *Reconstructing Illness: Studies in Pathography.* 2nd edition. West Lafayette, Ind.: Purdue University Press, 1999.

Hawkins, Anne Hunsaker, and Marilyn Chandler McEntyre, eds. *Teaching Literature and Medicine.* New York: Modern Language Association, 2000.

Heller, Jean. "Syphilis Victims in US Study Went Untreated for 40 Years." *New York Times*, July 26, 1972, A1, A8.

Heller, Joseph. *Catch-22.* New York: Dell, 1970.

Henderson, Cary Smith, Ruth D. Henderson, Jackie Henderson Main, and Nancy Andrews. *Partial View: An Alzheimer's Journal.* Dallas: Southern Methodist University Press, 1998.

Herman, David. *Narratologies: New Perspectives in Narrative Analysis.* Columbus: Ohio State University Press, 1999.

—. "Story Logic in Conversational and Literary Narratives." *Narrative* 9 (2001): 130-37.

—. *Story Logic: Problems and Possibilities of Narrative.* Lincoln: University of Nebraska Press, 2002.

Hester, Micah. *Community as Healing.* Landham, Md.: Rowman and Littlefield, 2001. Hilfiker, David. "Facing Our Mistakes." *New England Journal of Medicine* 310 (1984): 118-22.

—. *Healing Our Wounds: A Physician Looks at His Work.* New York: Pantheon, 1985. Hirsch, E. D. *Validity in Interpretation.* New Haven: Yale University Press, 1967.

Holland, Norman. *The Dynamics of Literary Response.* New York: Columbia University Press, 1989.

—. *5 Readers Reading.* New Haven: Yale University Press, 1975.

Holman, Halsted, and Kate Lorig. "Patients as Partners in Managing Chronic Disease: Partnership Is a Prerequisite for Effective and Efficient Health Care." *BMJ* 7234 (2000): 526-27.

Holmes, Helen B., and Laura M. Purdy, eds. *Feminist Perspectives in Medical Ethics.* Bloomington: Indiana University Press, 1992.

Horace. *Ars Poetica,* traducido por Burton Raffel. Albany: State University of New York Press, 1974.

Horowitz, C. R., Anthony Suchman, William T. Branch, and Richard M. Frankel. "What Do Doctors Find Meaningful about Their Work?" *Annals of Internal Medicine* 138 (2003): 772-75.

Horton, Richard. *Health Wars: On the Global Front Lines of Modern Medicine.* New York: New York Review of Books, 2003.

Hudson, Robert. *Disease and Its Control: The Shaping of Modern Thought.* Westport, Conn.: Greenwood Press, 1983.

Hull, John. *Touching the Rock: An Experience of Blindness.* New York: Vintage Books, 1990.

Hunter, Kathryn Montgomery. *Doctors' Stories: The Narrative Structure of Medical Knowledge.* Princeton: Princeton University Press, 1991.

Hunter, Kathryn Montgomery, Rita Charon, and John L. Coulehan. "The Study of Literature in Medical Education." *Academic Medicine* 70 (1995): 787-94.

Hurwitz, Brian, Trisha Greenhalgh, and Vieda Skultans, eds. *Narrative Research in Health and Illness.* London: BMJ Books, 2004.

Husserl, Edmund. *Cartesian Meditations: An Introduction to Phenomenology,* traducido por Dorion Cairns. The Hague: Martinus Nijhoff, 1929.

Inui, Thomas S. *A Flag in the Wind: Educating for Professionalism in Medicine.* Washington D.C.: Association of American Medical Colleges, 2003.

—. "What Are the Sciences of Relationship-Centered Primary Care?" *Journal of Family Practice* 42 (1996): 171-77.

Iser, Wolfgang. *The Implied Reader: Patterns of Communication in Prose Fiction from Bunyan to Beckett.* Baltimore: Johns Hopkins University Press, 1974.

—. *The Range of Interpretation.* New York: Columbia University Press, 2000.

James, Henry. "The Art of Fiction." In *Selected Literary Criticism*, editado por Morris Shapira, 49-67. Cambridge: Cambridge University Press, 1981.

—. *The Art of the Novel: Critical Prefaces*. Boston: Northeastern University Press, 1984.

—. *Autobiography*, editado por Frederick Dupee. Princeton: Princeton University Press, 1983.

—. "The New Novel." In *Selected Literary Criticism*, editado por Morris Shapira, 49-67. Cambridge: Cambridge University Press, 1981.

—. *The New York Edition: The Novels and Tales of Henry James*. New York: Charles Scribner's Sons, 1909.

—. "The Novels of George Eliot." First printed in *Atlantic Monthly*, 1866. Reprinted in *Discussions of George Eliot*, editado por R. Stang. Boston: D. C. Heath, 1960.

Jameson, Fredric. "The End of Temporality." *Critical Inquiry* 29 (2003): 695-718.

Jay, Paul. *Being in the Text: Self-Representation from Wordsworth to Roland Barthes*. Ithaca: Cornell University Press, 1984.

Johnson, Barbara. *The Critical Difference: Essays in the Contemporary Rhetoric of Reading*. Baltimore: Johns Hopkins University Press, 1980.

Jones, Anne Hudson. "Literary Value: The Lesson of Medical Ethics." *Neohelicon* 14 (1987): 383-92.

—. "Literature and Medicine: Traditions and Innovations." In *The Body and the Text: Comparative Essays in Literature and Medicine,* editado por Bruce Clarke y Wendell Aycock , 11-23. Lubbock: Texas Tech University Press, 1990.

Jonsen, Albert R. *The Birth of Bioethics*. New York: Oxford University Press, 1998. Jonsen, Albert R., and Stephen Toulmin. *The Abuse of Casuistry: A History of Moral Reasoning*. Los Angeles: University of California Press, 1988.

Joyce, James. "The Dead." In *Dubliners*, 175-224. New York: Viking Press, 1961.

Kafka, Franz. "A Country Doctor." In *The Complete Stories*, editado por Nahum N. Glatzer. New York: Schocken Books, 1976.

Kearney, Michael. *Mortally Wounded: Stories of Soul Pain, Death, and Healing*. New York: Simon and Schuster, 1996.

Kearns, Michael. *Rhetorical Narratology*. Lincoln: University of Nebraska Press, 1999. Kerby, Anthony Paul. *Narrative and the Self*. Bloomington: Indiana University Press, 1991.

Kermode, Frank. *The Genesis of Secrecy: On the Interpretation of Narrative*. Cambridge: Harvard University Press, 1979.

—. *The Sense of an Ending: Studies in the Theory of Fiction*. London: Oxford University Press, 1968.

Klass, Perri. *A Not Entirely Benign Procedure: Four Years as a Medical Student*. New York: Putnam, 1987.

Klein, Joan. "Narrative Oncology: Medicine's Untold Stories." *Oncology Times*, February 25, 2003, 10,13.

Kleinfield, N. R. "Old Patients: Making Doctors Better: Myths Explode as Physicians Get to Know the Elderly." *New York Times*, July 17, 2004.

Kleinman, Arthur. *The Illness Narratives: Suffering, Healing, and the Human Condition*. New York: Basic Books, 1988.

Kleinman, Arthur, Veena Das, and Margaret Lock, eds. *Social Suffering*. Berkeley: University of California Press, 1997.

Konner, Melvin. *Medicine at the Crossroads: The Crisis in Health Care*. New York: Pantheon, 1993.

Koopman, Richelle J., Arch G. Mainous, Richard Baker, James M. Gill, and Gregory E. Gilbert. "Continuity of Care and Recognition of Diabetes, Hypertension, and Hypercholesterolemia." *Archives in Internal Medicine* 163 (2003): 1357-61.

Kreiswirth, Martin. "Trusting the Tale: The Narrativist Turn in the Human Sciences." *New Literary History* 23 (1992): 629-57.

Kroenke, Kurt. "Studying Symptoms: Sampling and Measurement Issues." *Annals of Internal Medicine* 134 (2001): 844-53.

LaCapra, Dominick. *Representing the Holocaust: History, Theory, Trauma*. Ithaca: Cornell University Press, 1994.

—. *Writing History, Writing Trauma*. Baltimore: Johns Hopkins University Press, 2000.

Laine, Christine, and Frank Davidoff. "Patient-Centered Medicine: A Professional Evolution." *Journal of the American Medical Association* 275 (1996): 152-56.

Lakoff, George, and Mark Johnson. *Metaphors We Live By*. Chicago: University of Chicago Press, 2003.

Lantos, John. "Reconsidereing Action: Day-to-Day Ethics in the Work of Medicine." In *Stories Matter: The Role of Narrative in Medical Ethics*, editado por Rita Charon y Martha Montello , 154-59. New York: Routledge, 2002.

Lanzmann, Claude. *Shoah: An Oral History of the Holocaust*. New York: Pantheon, 1985. Laqueur, Thomas W. "Bodies, Details, and the Humanitarian Narrative." In *The New Cultural History*, editado por Lynn Hunt, 176-204. Berkeley: University of California Press, 1989.

Latour, Bruno. "Why Has Critique Run out of Steam? From Matters of Fact to Matters of Concern." *Critical Inquiry* 30 (2004): 225-48.

Laub, Dori. "Bearing Witness, or the Vicissitudes of Learning." In *Testimony: Crises of Witnessing in Literature, Psychoanalysis, and History*, editado por Shoshana Felman y Dori Laub, 57-74. New York: Routledge, 1992.

—. "An Event without a Witness: Truth, Testimony, and Survival." In *Testimony: Crises of Witnessing in Literature, Psychoanalysis, and History*, editado por Shoshana Felman y Dori Laub, 75-92. New York: Routledge, 1992.

Lazare, Aaron. "Shame and Humiliation in the Medical Encounter." *Archives of Internal Medicine* 147 (1987): 1653-58.

LeBaron, Charles. *Gentle Vengeance: An Account of the First Years at Harvard Medical School*. New York: Marek, 1981.

Leder, Drew. *The Absent Body*. Chicago: University of Chicago Press, 1990. Lejeune, Philippe. *Le pacte autobiographique*. Paris: Seuil, 1975.

—. *On Autobiography*. In *Theory and History of Literature*, vol. 52, editado por Paul John Eakin, traducido por Katherine Leary. Minneapolis: University of Minnesota Press, 1989.

Lentricchia, Frank, and Andrew DuBois, eds. *Close Reading: The Reader*. Durham: Duke University Press, 2003.

Lerner, Barron. *The Breast Cancer Wars: Hope, Fear, and the Pursuit of a Cure in TwentiethCentury America*. New York: Oxford University Press, 2001.

Lévinas, Emmanuel. *Time and the Other*, traducido por Richard A. Cohen. Pittsburgh: Duquesne University Press, 1987.

—. *Totality and Infinity*, traducido por Alphonso Lingis. Boston: M. Nijhoff, 1979.

Levinson, Wendy, Debra Roter, J. P. Mulhooly, V. T. Dull, and Richard M. Frankel. "Physician-Patient Communication: The Relationship with Malpractice Claims among Primary Care Physicians and Surgeons." *Journal of the American Medical Association* 227 (1997): 553-59.

Lewis, R. W. B. *The American Adam: Innocence, Tragedy, and Tradition in the Nineteenth Century*. Chicago: University of Chicago Press, 1955.

Lifton, Robert J. *The Genocidal Mentality: Nazi Holocaust and Nuclear Threat*. New York: Basic Books, 1990.

—. *The Nazi Doctors: Medical Killing and the Psychology of Genocide*. New York: Basic Books, 1986.

Lipkin, Mack, Jr., Samuel Putnam, and Aaron Lazare, eds. *The Medical Interview: Clinical Care, Education, and Research*. New York: Springer-Verlag, 1995.

Lorde, Audre. *The Cancer Journals*, special ed. San Francisco: Aunt Lute Books, 1997. Lovrod, Marie. "'Art/i/fact' Rereading Culture and Subjectivity through Sexual Abuse Survivor Narratives." In *True Relations: Essays on Autobiography and the Postmodern*, editado por G. Thomas Couser and Joseph Fichtelberg, 23-32. Westport, Conn.: Greenwood Press, 1998.

Lown, Bernard. *The Lost Art of Healing: Practicing Compassion in Medicine*. New York: Ballantine, 1996.

Lubbock, Percy. *The Craft of Fiction*. New York: Jonathan Cape and Harrison Smith, 1931. Ludmerer, Kenneth. *Time to Heal: American Medical Education from the Turn of the Century to the Era of Managed Care*. New York: Oxford University Press, 1999.

Lukács, Georg. *The Theory of the Novel: A Historico-Philosophical Essay on the Forms of Great Epic Literature*. Cambridge: MIT Press, 1971.

Mach, Adrea. "Amartya Sen on Development and Health." *To Our Health—The Internal Newsletter of the World Health Organisation*. (1997): http://www.who.int/infwhat52/ to_our_health/amartya. html.

MacIntyre, Alasdair. *After Virtue: A Study in Moral Theory*, 2nd edition. Notre Dame, Ind.: Notre Dame University Press, 1984.

Mairs, Nancy. *Waist-High in the World: A Life among the Nondisabled*. Boston: Beacon, 1996.

Mancuso, James C., and Theodore Sarbin. "The Self-Narrative in the Enactment of Roles." In *Studies in Social Identity*, editado por Theodore Sarbin y Karl E. Scheibe, 233-53. New York: Praeger, 1983.

Mann, Thomas. *The Magic Mountain*, traducido por H. T. Lowe-Porter. New York: Vintage Books, 1969.

Marcel, Gabriel. *Mystery of Being*, 2 vols. South Bend, Ind.: Gateway Editions, 1978.

—. *The Philosophy of Existence*. London: Harvill Press, 1948.

Marmot, Michael. *The Status Syndrome: How Social Standing Affects Our Health and Longevity*. New York: Times Books/Henry Holt, 2004.

Marshall, Patricia, and John O'Keefe. "Medical Students' First-Person Narratives of a Patient's Story of AIDS." *Social Science and Medicine* 40 (1995): 67-76.

Martensen, Robert. "Thought Styles among the Medical Humanities: Past, Present, and Near-Term Future." In *Practicing the Medical Humanities: Engaging Physicians and Patients*, editado por Ronald Carson, Chester Burns, y Thomas Cole, 99-122. Hagerstown, Md.: University Publishing Group, 2003.

Martin, Wallace. *Recent Theories of Narrative*. Ithaca: Cornell University Press, 1986. Mates, Susan. *The Good Doctor*. Iowa City: University of Iowa Press, 1994.

Mattingly, Cheryl. *Healing Dramas and Clinical Plots: The Narrative Structure of Experience*. Cambridge: Cambridge University Press, 1998.

Mattingly, Cheryl, and Linda C. Garro. *Narrative and the Cultural Construction of Illness and Healing*. Berkeley: University of California Press, 2000.

Mayfield, James F. "Memory and Imagination in William Maxwell's *So Long, See You Tomorrow*." *Critique* 24, no. 1 (1982): 21-37.

McCann, Richard. "The Resurrectionist." In *The Best American Essays of 2000*, editado por Alan Lightman, 101-9. Boston: Houghton Mifflin, 2002.

Mead, George. *Mind, Self, and Society*, editado por Charles W. Morris. Chicago: University of Chicago Press, 1962.

Mechanic, David. *Medical Sociology*, 2nd edition. New York: Free Press, 1978.

Mehlman, Jeffrey. *A Structural Study of Autobiography: Proust, Leiris, Sartre, LéviStrauss*. Ithaca: Cornell University Press, 1974.

Meier, Diane, and Anthony Beck. "The Inner Life of Physicians and the Care of the Seriously Ill." *Journal of the American Medical Association* 286 (2001): 3007-14.

Metzl, Jonathan. *Prozac on the Couch: Prescribing Gender in the Era of Wonder Drugs.* Durham, N.C.: Duke University Press, 2003.

Michaels, Walter Benn. *The Shape of the Signifier: 1967 to the End of History.* Princeton: Princeton University Press, 2004.

Middlebrook, Christina. *Seeing the Crab: A Memoir of Dying.* New York: Basic Books, 1996.

Miller, J. Hillis. *The Ethics of Reading: Kant, de Man, Eliot, Trollope, James, and Benjamin.* New York: Columbia University Press, 1987.

Miller, Patricia A., Sigrid McCabe, Shelly Dubin, Barry Gurland, and Mathew Maurer. "Infusing a Geriatric Intern Program with Narrative Medicine: The Columbia Cooperative Aging Program." *Journal of the American Geriatrics Society*, Supplement, Annual Scientific Meeting Abstract Book, 52 (2004): 115.

Mishler, Elliot G. *The Discourse of Medicine: Dialectics of Medical Interviews.* Norwood, N.J.: Ablex Press, 1984.

—. *Research Interviewing: Context and Narrative.* Cambridge: Harvard University Press, 1986.

Mitchell, W. J. T. "The Commitment to Form; or, Still Crazy after All These Years." *PMLA* 118 (2003): 321-25.

—. The Future of Criticism—A Critical Inquiry Symposium. *Critical Inquiry* 30 (2004): 324-479.

—, ed. *On Narrative.* Chicago: University of Chicago Press, 1981.

—, ed. *The Politics of Interpretation.* Chicago: University of Chicago Press, 1983. Moi, Toril. *Sexual/Textual Politics: Feminist Literary Theory.* 2nd edition. New York: Routledge, 2002.

—, ed. *What Is a Woman? and Other Essays.* New York: Oxford University Press, 2001.

Montello, Martha. "Narrative Competence." In *Stories and Their Limits*, editado por Hilde Nelson, 185-97. New York: Routledge, 1997.

Morantz-Sanchez, Regina. *Sympathy and Science: Women Physicians in American Medicine.* New York: Oxford University Press, 1985.

Moroney, Eileen. "Home Is Where the Residents Visit." *P & S Journal* 22, no.2 (2002): 23-26.

Morris, David. "How to Speak Postmodern: Medicine, Illness, and Cultural Change." *Hastings Center Report* 30 (2000): 7-17.

—. *Illness and Culture in the Postmodern Age.* Berkeley: University of California Press, 1998.

—. "Narrative, Ethics, and Pain: Thinking with Stories." In *Stories Matter: The Role of Narrative in Medical Ethics*, editado por Rita Charon y Martha Montello , 196-218. New York: Routledge, 2002.

—. "Voice, Genre, and Moral Community." In *Social Suffering*, editado por Arthur Kleinman, Veena Das, and Margaret Lock. Berkeley: University of California Press, 1997.

Morrissey, Charles T. "On Oral History Interviewing." In *The Oral History Reader*, editado por Robert Perks y Alistair Thomson, 107-13. London and New York: Routledge, 1998.

Moss, Donald. *Hating in the First Person Plural: Psychoanalytic Essays on Racism, Homophobia, Misogyny, and Terror.* New York: Other Press, 2003.

Mullan, Fitzhugh. *White Coat, Clenched Fist: The Political Education of an American Physician.* New York: Macmillan, 1976.

Murdoch, Iris. *The Sovereignty of Good.* London and New York: Routledge, 2001. Murphy, Robert F. *The Body Silent: The Different World of the Disabled.* New York: W. W. Norton, 1990.

Nafisi, Azar. *Reading Lolita in Tehran: A Memoir in Books.* New York: Random House, 2003.

Nalbantian, Suzanne. *Aesthetic Autobiography: From Life to Art in Marcel Proust, James Joyce, Virginia Woolf, and Anaïs Nin.* New York: St. Martin's Press, 1994.

Nelson, Hilde Lindemann, ed. *Stories and Their Limits: Narrative Approaches to Bioethics.* New York: Routledge, 1997.

Nelson, Katherine. "Narrative and the Emergence of a Consciousness of Self." In *Narrative and Consciousness: Literature, Psychology, and the Brain*, editado por Gary D. Fireman, Ted E. McVay Jr., and Owen J. Flanagan. New York: Oxford University Press, 2003.

—. *Narratives from the Crib.* Cambridge: Harvard University Press, 1989. Neugeboren, Jay. *Open Heart: A Patient's Story of Life-Saving Medicine and Life-Giving Friendships.* New York: Houghton Mifflin, 2003.

Neuman, Shirley. "'An appearance walking in a forest the sexes burn': Autobiography and the Construction of the Feminine Body." In

Autobiography and Postmodernism, editado por Kathleen Ashley, Leigh Gilmore, and Gerald Peters, 293-316. Amherst: University of Massachusetts Press, 1994.

Newton, Adam Zachary. *Narrative Ethics*. Cambridge: Harvard University Press, 1999. Noddings, Nel. *Caring: A Feminist Approach to Ethics and Moral Education*. Berkeley: University of California Press, 1984.

Novack, Dennis, Anthony Suchman, William Clark, Ronald Epstein, Edith Najberg, and Craig Kaplan. "Calibrating the Physician: Personal Awareness and Effective Patient Care." *Journal of the American Medical Association* 278 (1997): 502-9.

Nuland, Sherwin. *How We Die: Reflections on Life's Final Chapter*. New York: Knopf, 1994.

Nussbaum, Martha. *Love's Knowledge: Essays on Philosophy and Literature*. New York: Oxford University Press, 1990.

O'Farrell, Mary Ann. "Self-Consciousness and the Psoriatic Personality: Considering Updike and Potter." *Literature and Medicine* 20 (2001): 133-50.

Olney, James. *Memory and Narrative: The Weave of Life-Writing*. Chicago: University of Chicago Press, 1998.

—. *Metaphors of Self: The Meaning of Autobiography*. Princeton: Princeton University Press, 1972.

—, ed. *Autobiography: Essays Theoretical and Critical*. Princeton: Princeton University Press, 1980.

—, ed. *Studies in Autobiography*. New York: Oxford University Press, 1988. Ozick, Cynthia. *Metaphor and Memory: Essays*. New York: Knopf, 1989.

Pascal, Roy. *Design and Truth in Autobiography*. Cambridge: Harvard University Press, 1960.

Paulos, John Allen. *Once upon a Number: The Hidden Mathematical Logic of Stories*. New York: Basic Books, 1998.

Pellegrino, Edmund, and David Thomasma. *For the Patient's Good: The Restoration of Beneficence in Health Care*. New York: Oxford University Press, 1988.

Perks, Robert, and Alistair Thomson, eds. *The Oral History Reader*. London and New York: Routledge, 1998.

Pham, Phuong N., Harvey M. Weinstein, and Timothy Longman. "Trauma and PTSD Symptoms in Rwanda: Implications for Attitudes toward Justice and Reconciliation." *Journal of the American Medical Association* 292 (2004): 602-12.

Phelan, James. "Dual Focalization, Retrospective Fictional Autobiography, and the Ethics of *Lolita*." In *Narrative and Consciousness: Literature, Psychology, and the Brain*, editado por Gary D. Fireman, Ted E. McVay Jr., and Owen J. Flanagan. New York: Oxford University Press, 2003.

—. *Living to Tell about It: A Rhetoric and Ethics of Character Narration.* Ithaca: Cornell University Press, 2005.

—. *Narrative as Rhetoric: Technique, Audiences, Ethics, Ideology.* Columbus: Ohio State University Press, 1996.

Phillips, Susan S., and Patricia Benner, eds. *The Crisis of Care: Affirming and Restoring Caring Practices in the Helping Professions.* Washington, D.C.: Georgetown University Press, 1994.

Poirier, Suzanne, William Ahrens, and Daniel Brauner. "Songs of Innocence and Experience: Students' Poems about their Medical Education." *Academic Medicine* 73 (1998): 473-78.

Poirier, Suzanne, and Daniel J. Brauner. "The Voices of the Medical Record." *Theoretical Medicine* 11 (1990): 29-39.

Poses, Roy M., and A. M. Isen. "Qualitative Research in Medicine and Health Care: Questions and Controversy." *Journal of General Internal Medicine* 13 (1998): 32-38.

Poulet, Georges. "Criticism and the Experience of Interiority." In *Reader-Response Criticism: From Formalism to Post-Structuralism*, editado por Jane Tompkins. Baltimore: Johns Hopkins University Press, 1980.

—. "Phenomenology of Reading." *New Literary History* 1 (1969): 53-67.

Price, Reynolds. *A Whole New Life: An Illness and a Healing.* New York: Atheneum, 1994. Prince, Gerald. *A Dictionary of Narratology*, rev. ed. Lincoln: University of Nebraska Press, 2003.

Proust, Marcel. *A la recherce du temps perdu.* 3 vols. Paris: R. Laffont, 1987.

Quill, Timothy. *Death and Dignity: Making Choices and Taking Charge.* New York: W. W. Norton, 1993.

Reifler, Douglas "'I Actually Don't Mind the Bone Saw': Narratives of Gross Anatomy." *Literature and Medicine* 15 (1996): 183-99.

Reiser, Stanley Joel. "Creating Form out of Mass: The Development of the Medical Record." In *Transformation and Tradition in the Sciences: Essays in Honor of I. Bernard Cohen*, editado por Everett Mendelsohn, 303-16. Cambridge: Cambridge University Press, 1984.

Remen, Rachel. *Kitchen Table Wisdom: Stories That Heal*. New York: Berkley, 1997.

—. *My Grandfather's Blessings: Stories of Strength, Refuge, and Belonging*. New York: Riverhead Books, 2000.

Renza, Louis. "The Veto of the Imagination: A Theory of Autobiography." In *Autobiography: Essays Theoretical and Critical*, traducido y editado por James Olney, 268-95. Princeton: Princeton University Press, 1980.

Reverby, Susan. *Ordered to Care: The Dilemma of American Nursing, 1850-1945*. New York: Cambridge University Press, 1987.

Reynolds, P. P. "Reaffirming Professionalism through the Education Community." *Annals of Internal Medicine* 120 (1994): 609-14.

Richards, I. A., and C. K. Ogden. *The Meaning of Meaning: A Study of the Influence of Language upon Thought and of the Science of Symbolism*. New York: Harcourt, Brace and World, 1923.

Richardson, Brian. *Narrative Dynamics*. Columbus: Ohio State University Press, 2002. Ricoeur, Paul. *Time and Narrative*. 3 vols, traducido por Kathleen McLaughlin and David

Pellauer. Chicago: University of Chicago Press, 1984-88.

Rimmon-Kenan, Shlomith. *Narrative Fiction: Contemporary Poetics*. 2nd edition. London: Routledge, 2002.

—. "The Story of 'I': Illness and Narrative Identity." *Narrative* 10 (2002): 9-27.

—, ed. *Discourse in Psychoanalysis and Literature*. London: Methuen, 1987.

Risdon, Cathy, and Laura Edey. "Human Doctoring: Bringing Authenticity to Our Care." *Academic Medicine* 74 (1999): 896-99.

Rosenblatt, Louise M. *Literature as Exploration*. New York: Modern Language Association, 1995.

Rothman, David. *Strangers at the Bedside: A History of How Law and Bioethics Transformed Medical Decision-Making*. New York: Basic Books, 1991.

Rothman, Sheila, and David Rothman. *The Pursuit of Perfection: The Promise and Perils of Medical Enhancement*. New York: Pantheon, 2003.

Royle, Nicholas. *The Uncanny*. New York: Routledge, 2003.

Russell, Diana. *The Secret Trauma: Incest in the Lives of Girls and Women*. New York: Basic Books, 1986.

Ryan, Marie-Laure. *Narrative as Virtual Reality: Immersion and Interactivity in Literature and Electronic Media*. Baltimore: Johns Hopkins University Press, 2004.

Sacks, Oliver. *The Man Who Mistook His Wife for a Hat and Other Clinical Tales*. New York: Summit Books, 1985.

Sarbin, Theodore R., ed. *Narrative Psychology: The Storied Nature of Human Conduct*. New York: Praeger, 1986.

Sarbin, Theodore R., and Karl E. Scheibe, eds. *Studies in Social Identity*. New York: Praeger, 1983.

Sartre, Jean Paul. *What Is Literature? and Other Essays*, traducido por Bernard Frechtman. Cambridge: Harvard University Press, 1988.

Savett, Laurence A. *The Human Side of Medicine: Learning What It's Like to Be a Patient and What It's Like to Be a Physician*. Westport, Conn.: Auburn House, 2002.

Schafer, Roy. *The Analytic Attitude*. New York: Basic Books, 1983.

—. "Generative Empathy in the Treatment Situation." *Psychoanalytic Quarterly* 28 (1959): 343-73.

—. "Narrating, Attending, and Empathizing." *Literature and Medicine* 23 (2004): 241-51.

—. *Retelling a Life: Narration and Dialogue in Psychoanalysis*. New York: Basic Books, 1992.

Scheier, Michael F., and Charles S. Carver. "Effects of Optimism on Psychological and Physical Well-Being: Theoretical Overview and Empirical Update." *Cognitive Therapy and Research* 16 (1992): 201-28.

Scheier, Michael F., Karen A. Matthews, June F. Owens, Richard Schulz, Michael W. Bridges, George J. Magovern, and Charles S. Carver. "Optimism and Rehospitalization after Coronary Artery Bypass Graft Surgery." *Archives of Internal Medicine* 159 (1999): 829-35.

Schnell, Lisa. "Learning How to Tell." *Literature and Medicine* 23 (2004): 265-79. Schön, Donald. *The Reflective Practitioner.* Boston: MIT Press, 1986.

Schweickart, Patricinio. "Reading Ourselves: Toward a Feminist Theory of Reading." In *Speaking of Gender*, editado por Elaine Showalter, 17-44. New York: Routledge, 1989.

Searles, John. *Strange but True.* New York: Morrow, 2004.

Seeley, Karen M. *Cultural Psychotherapy: Working with Culture in the Clinical Encounter.* Northvale, N.J.: Jason Aronson, 2000.

Selwyn, Peter. *Surviving the Fall: The Personal Journey of an AIDS Doctor.* New Haven: Yale University Press, 1998.

Sen, Amartya. *Development as Freedom.* New York: Oxford University Press, 1999. Shelley, Percy Bysshe. "Defence of Poetry." In *The Critical Tradition: Classic Texts and Contemporary Trends*, editado por David H. Richter, 323-40. New York: Bedford Books, 1989.

Shem, Sam. *The House of God.* New York: Dell, 1978.

Sidney, Philip. "An Apology for Poetry" In *The Critical Tradition: Classic Texts and Contemporary Trends*, editado por David H. Richter, 134-59. New York: Bedford Books, 1989.

Siebers, Tobin. *The Ethics of Criticism.* Ithaca: Cornell University Press, 1988.

Sipiora, Michael P., and Frank Lehner. *Work, Identity, Coaching: Welcome to Your Success Story!* Pittsburgh: PsychoGuys, 2004.

Sisson, Larry. "The Art and Illusion of Spiritual Autobiography." In *True Relations: Essays on Autobiography and the Postmodern*, editado por G. Thomas Couser and Joseph Fichtelberg. Westport, Conn.: Greenwood Press, 1998.

Skott, C. "Caring Narratives and the Strategy of Presence: Narrative Communication in Nursing Practice and Research." *Nursing Science Quarterly* 14 (2001): 249-54.

Skura, Meredith. *The Literary Use of the Psychoanalytic Process.* New Haven: Yale University Press, 1981.

Smith, Barbara Herrnstein. "Narrative Versions, Narrative Theories." In *On Narrative*, editado por W. J. T. Mitchell, 209-32. Chicago: University of Chicago Press, 1981.

Smith, Paul. *Discerning the Subject.* In *Theory and History of Literature*, vol. 55, editado por Wald Godzich and Jochen Schulte-Sasse. Minneapolis: University of Minnesota Press, 1988.

Smith, Robert C. *The Patient's Story: Integrated Patient-Doctor Interviewing.* Boston: Little, Brown, 1996.

Smith, Sidonie. *Subjectivity, Identity, and the Body: Women's Autobiographical Practices in the Twentieth Century.* Bloomington: Indiana University Press, 1993.

Smith, Sidonie, and Julia Watson. *Reading Autobiography: A Guide for Interpreting Life Narratives.* Minneapolis: University of Minnesota Press, 2001.

Solomon, Andrew. *The Noonday Demon: An Atlas of Depression.* New York: Touchstone, 2001.

Sontag, Susan. *Illness as Metaphor.* New York: Vintage, 1979.

—. *On Photography.* New York: Picador, 2001.

—. *Regarding the Pain of Others.* New York: Farrar Straus and Giroux, 2002. Spacks, Patricia Meyer. "Reflecting Women." *Yale Review* 63 (1973): 26-42.

—. "Women's Stories, Women's Selves." *Hudson Review* 30 (1977): 29-46. Spengemann, William. *The Forms of Autobiography: Episodes in the History of a Literary Genre.* New Haven: Yale University Press, 1980.

Sprinker, Michael. "Fictions of the Self: The End of Autobiography." In *Autobiography: Essays Theoretical and Critical,* traducido y editado por James Olney, 321-42. Princeton: Princeton University Press, 1980.

Stafford, Jean. "The Interior Castle." In *The Interior Castle*, 194-217. New York: Harcourt, Brace, 1953.

Stanley, Patricia. "The Patient's Voice: A Cry in Solitude or a Call for Community." *Literature and Medicine* 23 (2004): 346-63.

Stewart, Moira. "Towards a Global Definition of Patient Centred Care." *BMJ* 322 (2001): 444.

Stewart, Moira, Judith B. Brown, Wayne W. Weston, Ian R. McWhinney, Carol L. McWilliams, and Thomas Freeman. *Patient-Centered Medicine: Transforming the Clinical Method.* Abingdon, UK: Radcliffe Medical Press, 2003.

Stewart, Moira, and Debra Roter, eds. *Communicating with Medical Patients*. Newbury Park, Calif.: Sage, 1989.

Stoeckle, John, ed. *Encounters between Patients and Doctors—An Anthology*. Cambridge: MIT Press, 1987.

Stone, John. *In the Country of Hearts: Journeys in the Art of Medicine*. New York: Delacorte Press, 1990.

Sturrock, John. "The New Model Autobiographer." *New Literary History* 9 (1977): 51-63. Styron, William. *Darkness Visible: A Memoir of Madness*. New York: Vintage, 1992.

Suchman, Anthony L., Penelope R. Williamson, Debra K. Litzelman, Richard M. Frankel, David L. Mossbanger, Thomas S. Inui, and the Relationship-Centered Care Initiative Discovery Team. "Toward an Informal Curriculum That Teaches Professionalism: Transforming the Social Environment of a Medical School." *Journal of General Internal Medicine* 19 (2004): 501-4.

Sullivan, Mark D. "Pain in Language: From Sentience to Sapience." *Pain Forum* 4 (1995): 3014.

Swenson, Melinda M., and Sharon L. Sims. "Toward a Narrative-Centered Curriculum for Nurse Practitioners." *Journal of Nursing Education* 39 (2000): 109-15.

Taylor, Charles. *Sources of the Self: The Making of the Modern Identity*. Cambridge: Harvard University Press, 1989.

Todorov, Tzvetan. *Littérature et Signification*. Paris: Larousse, 1967.

Tolstoy, Leo. "The Death of Ivan Ilych." In *The Death of Ivan Ilych and Other Stories,* traducido por Aylmer Maude, 95-156. New York: Signet, 1960.

Tompkins, Jane, ed. *Reader-Response Criticism: From Formalism to Post-Structuralism*. Baltimore: Johns Hopkins University Press, 1980.

Trautmann, Joanne. *Healing Arts in Dialogue: Medicine and Literature*. Carbondale: Southern Illinois University Press, 1981.

Tresolini, C. P., and the Pew-Fetzer Task Force. *Health Professions Education and Relationship-Centered Care*. San Francisco: Pew Health Professions Commission, 1994.

Trillin, Alice. "Of Dragons and Garden Peas: A Cancer Patient Talks to Doctors." *New England Journal of Medicine* 304 (1981): 699-701.

Trilling, Lionel. *The Liberal Imagination: Essays on Literature and Society.* New York: Viking Press, 1950.

—. "On the Teaching of Modern Literature." In *Beyond Culture: Essays on Literature and Learning.* New York: Harcourt Brace Jovanovich, 1965.

—. Preface to the *Experience of Literature.* New York: Harcourt Brace Jovanovich, 1967. Tronto, Joan. *Moral Boundaries: A Political Argument for an Ethic of Care.* New York: Routledge, 1993.

Turner, Victor. *The Ritual Process: Structure and Anti-Structure.* Chicago: Aldine Books, 1995.

Updike, John. *Self-Consciousness: Memoirs.* New York: Knopf, 1989.

Verghese, Abraham. *My Own Country: A Doctor's Story.* New York: Vintage/Random House, 1995.

Vidal, Fernando. "Brains, Bodies, Selves, and Science: Anthropologies of Identity and the Resurrection of the Body." *Critical Inquiry* 28 (2002): 930-74.

Waitzkin, Howard. *At the Front Lines of Medicine: How the Health Care System Alienates Doctors and Mistreats Patients and What We Can Do about It.* Lanham, Md.: Rowman and Littlefield, 2001.

Walker, Mary Urban. *Moral Understandings: A Feminist Study in Ethics.* New York: Routledge, 1998.

Walsh, Melissa. *Teaching Diversity and Cross-Cultural Competence in Health Care: A Trainer's Guide.* San Francisco: Perspectives of Differences Diversity Training and Consultation for Health Professionals (PODSDT), 2003.

Wear, Delese, Martin Kohn, and Susan Stocker, eds. *Literature and Medicine: A Claim for a Discipline.* McLean, Va.: Society for Health and Human Values, 1987.

Weil, Simone. *Gravity and Grace,* traducido por Arthur Wills. New York: Putnam, 1952.

—. *Waiting for God,* traducido por Emma Craufurd. New York: Perennial Classics, 2001.

Weine, Stefan M. "The Witnessing Imagination: Social Trauma, Creative Artists, and Witnessing Professionals." *Literature and Medicine* 15 (1996): 167-82.

Weinstein, Arnold, ed. "Contagion and Infection." Special issue of *Literature and Medicine* 22 (2003): 1-115.

Welty, Eudora. *One Writer's Beginnings*. Cambridge: Harvard University Press, 1984. Whitcomb, Michael, ed. "Cultural Competency in Medical Education." Special issue of *Academic Medicine* 77 (2002): 191-228.

White, Hayden. *Tropics of Discourse: Essays in Cultural Criticism*. Baltimore: Johns Hopkins University Press, 1978.

White, James Boyd. *When Words Lose Their Meaning: Constitutions and Reconstitutions of Language, Character, and Community*. Chicago: University of Chicago Press, 1984.

White, Michael, and David Epston. *Narrative Means to Therapeutic Ends*. New York: Norton, 1990.

Williams, Bernard. *Moral Luck: Philosophical Papers, 1973-1980*. Cambridge: Cambridge University Press, 1981.

Williams, William Carlos. *The Autobiography of William Carlos Williams*. New York: New Directions Books, 1967.

—. "Old Doc Rivers." In *Make Light of It: Collected Stories*, 77-105. New York, Random House, 1950.

Winckler, Martin. *The Case of Dr. Sachs*, traducido por Linda Asher. New York: Seven Stories Press, 2000.

Winnicott, D. W. *Playing and Reality*. London: Tavistock, 1971.

Woolf, Virginia. *The Second Common Reader*. New York: Harcourt Brace Jovanovich, 1932.

Zaner, Richard M. *Conversations on the Edge: Narratives of Ethics and Illness*. Washington, D.C.: Georgetown University Press, 2004.

—. *Ethics and the Clinical Encounter*. Englewood Cliffs, N.J.: Prentice Hall, 1988.

—. "Power and Hope in the Clinical Encounter: A Meditation on Vulnerability." *Medicine, Health Care, and Philosophy* 3 (2000): 265-75.

—. "Sisyphus without Knees: Exploring Self-Other Relationships through Illness and Disability." *Literature and Medicine* 22 (2003): 188-207.

Žižek, Slavoj. "The Ongoing 'Soft Revolution.'" *Critical Inquiry* 30 (2004): 292-323.

Glosario

W

Y

Z